KB134796

스트레스, 과학으로 풀다

더 이상 스트레스에 반응하지 않는 방법

스트레스, 과학으로 풀다

더 이상 스트레스에 반응하지 않는 방법

지은이 그리고리 L. 프리키온, 애너 이브코비치, 앨버트 S. 융
옮긴이 **서정아**   감수 **유승호**

한솔아카데미
H/A/N/S/O/L/J/A/C/A/D/E/M/Y

The Science of Stress : Living Under Pressure
Copyright © The Ivy Press Limited 2016
Korean translation rights © 2017 HANSOL ACADEMY
Co.,Ltd.
All rights reserved.
published by arrangement with The Ivy Press
Limited,210 High Street, Lewes, East Sussex, BN7 2NS,
United Kingdom through AMO AGENCY
이 책의 한국어판 저작권은 AMO 에이전시를 통해 저작권자와
독점계약한 (주)한솔아카데미에 있습니다.
신저작권법에 의하여 한국 내에서 보호를 받는 저작물이므로
무단전재와 무단복제를 금합니다.

스트레스, 과학으로 풀다

초판 1쇄 발행일 2017년 4월 10일

지은이 그리고리 L. 프리키온, 애너 이브코비치, 앨버트 S. 융
옮긴이 서정아
감수 유승호

펴낸이 한병천
펴낸곳 (주)한솔아카데미
출판등록 1998년 2월 19일 제 16-1608호
주소 서울시 서초구 마방로 10길 25 트윈타워 A동 2002호
전화 02-575-6144
팩스 02-529-1130
기획·편집 이종권, 장지연
이메일 inup02006@goodinup.cafe24.com
ISBN 979-11-5656-405-8 (03510)

※ 이 책은 (주)한솔아카데미가 저작권자와의 계약에 따라
발행한 것이므로 본사의 서면 허락 없이는 어떠한 형태나
수단으로도 이 책의 내용을 이용하지 못합니다.

※ 잘못 만들어진 책은 구입하신 서점에서 바꾸어드립니다.

지은이

그리고리 L. 프리키온(의학박사) 세계 최고의 스트레스 전문가
로 꼽히며 하버드 의대 정신건강의학과 정교수이자 매사
추세츠 종합병원 정신건강의학 자문센터장이다.

애너 이브코비치(의학박사) 하버드 의대 메사추세츠 종합병
원의 정신건강의학과 의사이며 영양 분야 전문가다.

앨버트 S. 융(의학박사/과학박사) 하버드 의대 매사추세츠 종
합병원 정신과 전공의다.

옮긴이

서정아 이화여대 영어영문학과를 졸업한 후 Credit Suisse
등 외국계 금융기관에서 수년 간 근무했으며 이화여대
통역번역대학원에서 석사학위를 받았다. 옮긴 책으로는『
좌뇌와 우뇌 사이』,『글로벌 불평등』,『정면돌파』,『너를
놓아줄게』,『화성-마션 지오그래피』,『고프로』,『세계사를
품은 영어이야기』,『그림으로 보는 세계의 음악』,『
브레이크아웃 네이션』,『레드캐피탈리즘』등이 있다.

감수자

유승호 고려대학교 의과대학을 졸업하고 동 대학원에서 의
학박사 학위를 받았으며 런던대 유니버시티칼리지(UCL)
의 '노화정신건강의학 센터'에서 연수했다. 현재 건국대
학교병원 정신건강의학과 주임교수 및 과장이며 성북구
치매지원센터장과 대한신경정신의학회 임상진료지침위
원회 이사로 활동하고 있다. 2013년 교과서개정위원회위
원장을 역임했으며 역서『좌뇌와 우뇌 사이』를 감수했다.

차례

서문

스트레스의 위험은 어느 정도일까?

21세기에 전 세계가 당면한 가장 심각한 보건 문제는 스트레스가 개인과 공동체에 미치는 영향에서 시작된다. 에볼라, 사스, 유행성 독감과 같은 급성 감염성 전염병을 제외하면 스트레스에서 비롯되는 만성 비감염성 질환Non-Communicable Disease, 이하 NCD 이야말로 오늘날 인류의 생존, 보건 전반, 경제에 가장 큰 위협을 끼치는 요인이라는 사실이 밝혀졌다.

NCD로는 심혈관계 질환, 만성 폐질환, 당뇨병, 관절성 질환, 신경정신 질환 등이 있다. 스트레스 문제에 적절히 대응하고 그 영향에서 벗어나려면 우리 모두 각자가 맡은 역할을 수행해야 한다. 왜냐하면 스트레스가 유발하는 보건 문제는 외과 수술로 제거하거나 항생제를 처방한다고 해서 해결되지 않기 때문이다. 의사, 간호사, 건강 심리학자, 사회복지사, 목회 상담사Pastoral Counselor뿐 아니라 건강한 사람, 발병 가능성이 있는 사람, 이미 발병한 사람 등 모두가 인류의 건강을 지속적으로 해치는 스트레스성 병인을 없애는 데 공동 노력을 기울여야 한다. 스트레스는 대사적 예비력Metabolic Reserve으로도 불리는 인체의 예비 능력을 감소시키고 '대사증후군'의 위험을 증가시킨다. 대사증후군으로는 비만, 고지혈증, 고혈압, 당뇨병뿐만 아니라 만성 스트레스에서 비롯되며 만성 NCD를 유발하는 면역 활성화Immunoactivation가 있다.

우리는 공동 노력을 이끌어내기 위해 공공교육부터 시행해야 한다. 이 책을 내는 것도 그러한 이유에서다. 우리는 이 책을 통해 독자에게 스트레스 생리학 분야의 최신 연구 성과를 소개하고 해설하여 스트레스가 어떠한 질병을 유발할 수 있는지 전달하고자 한다. 또한 스트레스 해독제라 해도 과언이 아닌 회복력Resilience의 강화에 관한 견해를 소개할 것이다. 회복력은 인체의 다양한 영역에서 뛰어난 조절 기능을 발휘하여 심각한 위험에 처한 건강을 보호하는 것으로 알려졌다.

제1장에서는 스트레스의 개념과 스트레스 이론의 역사를 살펴보고 좋은 스트레스와 나쁜 스트레스가 마음과 몸에 어떠한 영향을 끼치는지 알아볼 것이다. 제2장에서는 스트레스가 뇌에 미치는 영향에 대해 상세하게 탐구한다. 특히 인체 외부와 내부의 환경적 스트레스 요인이 인간의 뇌에서 어떠한 과정을 거쳐 처리되는지 심층적으로 살펴보고 뇌가 바깥세상과 인체 내부에서 일어나는 일을 어떻게 감지하고 분석하는지, 뇌의 화학전달물질이 스트레스와 관련된 활동에 어떻게 반응하고 활성화되는지도 점검할 것이다.

제3장에서는 전 세계인의 건강에 반드시 필요한 심장과 뇌의 연관성을 다룬다. 알다시피 관상동맥 질환은 사망 원인과 장애 원인을 통틀어 1위를 차지한다. 2위는 만성 스트레스 질환인 우울증이다. 그뿐만 아니라 관상동맥 질환과 우울증은 함께 발병할 가능성이 크다. 둘 중 하나가 발병하면 나머지 질환까지 발병할 위험이 커질 수 있다. 그리고 제4장에서는 스트레스가 어떻게 해서 면역계에 변화를 일으키는지 알

아본다. 면역계는 외부 전염병으로부터 우리 몸을 보호하는 메커니즘으로 이것이 스트레스의 공격을 받으면 면역계가 스트레스성 NCD를 앓을 가능성이 커진다. 다음으로 제5장에서는 이제까지 중요하게 다루어지지 않았던 주제인 수면 위생에 관해 알아본다. 스트레스가 회복 수면Restorative Sleep을 방해하는 요인이라는 사실이 점점 더 뚜렷해지고 있으며 회복 수면을 취하지 못하는 사람은 하루 중 스트레스 반응이 급증하는 경향을 보였다. 제6장과 제7장에서는 스트레스 연구 가운데서도 여성 보건과 영양이라는 전문 분야를 소개할 것이다. 복잡한 특성이 있는 스트레스 생리 작용과 여성의 호르몬 주기는 여성의 스트레스 반응을 연구할 때 반드시 감안해야 할 요인이다. 또한 뇌와 장기의 연관성과 미생물총Microbiota의 중요성에 관해 새로운 사실이 밝혀질 때마다 우리는 식품과 스트레스 유발 요인 간의 관계에 주목하게 된다. 따라서 제7장에서는 둘 사이에 어떠한 관계가 있는지 살펴볼 것이다.

제8장에서는 사회 환경이 스트레스에 어느 정도로 중요한 영향을 끼치는지 알아보고자 한다. 얼마 전까지도 과학자들은 건강에 있어 선천성과 후천성, 유전과 환경의 상대적 중요성을 논하는 책을 썼는데 최근 유전학에 대한 이해가 획기적으로 진전됨에 따라 그처럼 잘못된 이분법을 적용하던 관행도 거의 사라졌다. 정신 회복력Mental Resilience이 유전 인자뿐만 아니라 환경 요인으로 강화되거나 약화될 수 있다는 것이 입증되었다. 사회 환경은 우리에게 든든한 힘이 되고 두

려움을 없애주기도 하지만 스트레스 반응을 증가시키고 온갖 외상을 초래해 외상 후 스트레스 장애를 일으킬 수도 있다. 다음으로 제9장에서는 두려움과 관련된 연구를 점검해볼 것이다. 두려운 상황에서도 제 기능을 잃지 않는 능력이야말로 인간의 회복력에서 가장 중요한 요소 중 하나다.

마지막으로 제10장에서 탐구할 주제가 바로 회복력이다. 구체적으로는 회복력이 어떻게 해서 만성 스트레스 반응의 파괴적 영향에 대한 완충재 역할을 하는지 살펴볼 것이다. 현재 만성 스트레스 반응이 초래하는 NCD가 유행병처럼 번지고 있다. 2005년 전 세계적으로 3,600만 명이 넘는 사람들이 NCD로 사망했다. 이는 전 세계 사망자의 60%에 해당한다. 또한 2030년까지 세계 총생산량GDP의 약 75%에 상당하는 47조 달러의 누적 생산 손실Cumulative Output Loss이 발생할 것으로 추정된다.

실제로 세계 인구 대부분이 위에 언급한 스트레스성 NCD 가운데 한 가지 이상의 질환에 시달릴 위험을 안고 있다. 그러한 이유에서 개인은 물론 사회 차원의 스트레스 교육이 필요하므로 스트레스가 무엇인지, 스트레스를 이겨낼 수 있는 적절한 자기 보호Self-Care 전략으로는 무엇이 있는지 학습하는 것이야말로 21세기의 최대 건강 난제를 해결하는 데 필요한 첫걸음이다.

그레고리 L.프리키온(GREGORY L. FRICCHIONE, MD)

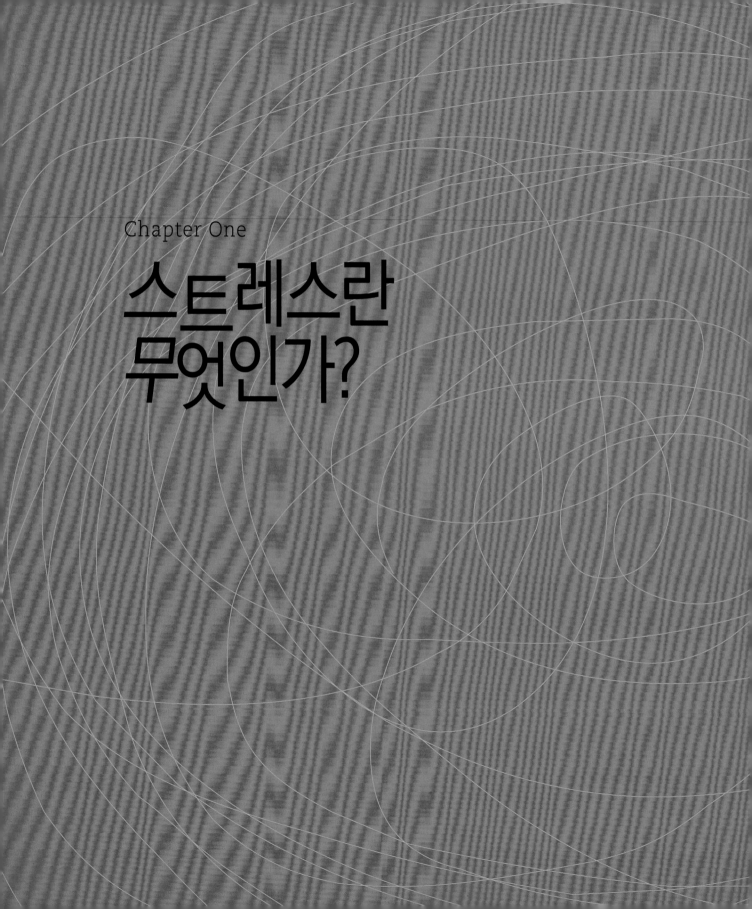

Chapter One

스트레스란 무엇인가?

스키를 타고 가파른 산등성이를 활강하면서 짜릿함을 만끽하거나 벌벌 떨면서도 공포영화에서 한시도 눈을 떼지 않고 오싹한 기분을 느끼려는 사람들이 있다. 하지만 극한 스키나 등골을 서늘하게 하는 스릴러 영화를 통해 시시각각 흥분을 느끼는 것이 과연 건강에 좋을까? 흥분 상태를 지속시키는 데 관여하는 분자구조 때문에 우리 건강에는 해로울 수 있다.

이번 장에서는 스트레스의 개념을 소개하고, 역경이나 위협이 닥쳤을 때 우리 뇌가 어떠한 처리 과정을 거쳐 긴장 상태를 유발하고 몸을 준비시키는지 알아볼 것이다. 또한 뇌의 특정 영역에서 기관과 조직에 이르기까지 스트레스 메시지가 어떠한 경로를 통해 전달되는지 탐구할 것이다. 이러한 전달 경로 덕분에 우리 몸의 구성 요소는 온전한 유기체로 통합되고 그 결과 공동으로 스트레스에 대항하여 생존과 건강을 유지할 수 있게 된다. 그러나 전달 경로가 끊임없이 밀어닥치는 스트레스 반응 때문에 교착 상태에 빠지면 온갖 만성 스트레스성 질환이 발생할 수 있다. 그렇게 되면 쇠약해진 몸 때문에 활력이 사라질 뿐만 아니라 때 이른 죽음을 맞이할 수도 있다. 따라서 스트레스와 그 메커니즘에 대해 최대한 많은 정보를 파악하는 것이 중요하다.

생명체의 스트레스

스트레스란 무엇인가?

人트레스라는 단어에는 부정적인 의미가 함축되어 있다. 실제로 과도하거나 지속적인 스트레스는 건강에 안 좋은 영향을 끼칠 수 있다. 그러나 스트레스가 왜 그렇게 우리 몸에 해로운 영향을 끼치는지 이해하려면 스트레스의 본질과 일반적인 개념부터 아는 것이 중요하다. 스트레스는 생명체가 주변 환경의 상황 변화에 대응하는 방식으로 생명체의 생존에 필요한 '감지-분석-판단-반응' 체계다. 모든 생명체는 '스트레스 요인'을 감지하고 분석하는 메커니즘을 타고나며 개체의 안정을 위협할 가능성이 있는 것은 무엇이든 스트레스로 인식한다. 또한 생물의 세포막에는 세포로 유입되는 스트레스 요인에 관한 정보를 받아들여 세포 내부에 공급하는 수용체가 있다. 세포는 세포내부기관Internal Machinery이 대강 분석한 결과에 따라 스트레스 정보에 반응하는데 일례로 박테리아가 독성 화합물을 접하면 몸을 피하는 것을 들 수 있다.

박테리아와 마찬가지로 인간에게도 개별 세포 차원의 보호 메커니즘이 있다. 그러나 인간은 복잡한 다세포 생물로 박테리아와 달리 복잡한 상황에 대한 분석과 반응이 가능하다. 예를 들어 인간은 공격과의 행동 양상을 파악하여 곧 이루어질 공격을 예측하고 회피할 수 있다. 인간의 경우 스트레스 요인에 대한 감지-분석-판단-반응 체계가 신경계에 집중되어 있고, 피부, 눈, 귀, 입, 비강의 신경말단Nerve Ending은 정보를 감지하여 뇌에 전달한다. 이러한 정보를 분석하고 판단하여 스트레스 요인에 반응하는 까다로운 작업은 뇌에 있는 갖가지 구조물이 담당한다. 특히 스트레스 요인에 직접 반응하는 역할은 기관과 근육이나 인체 곳곳의 호르몬 분비샘과 연결되어 있는 신경세포Neuron가 맡는다. 일반적으로 뇌는 스트레스 상황에 직면하면 몸을 긴장 상태로 만들고 스트레스에 대응할 수 있도록 준비한다.

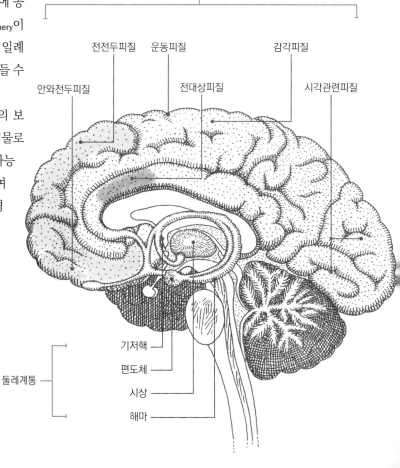

스트레스에 대한 감지, 분석, 반응
뇌는 스트레스 사건에 대한 반응을 관장한다. 외부로부터 감각 자극을 받아들이고 신체가 감각자극을 느낄 수 있도록 작용하며 근육을 움직이고, 신체기관을 조절하고, 호르몬을 분비하는 식으로 반응한다. 감각자극은 대부분 '시상'이라는 뇌의 영역으로 들어간다. 시상은 뇌의 표면을 주름 형태로 감싸는 '피질'은 물론 감정과 욕망을 조절하는 '변연계'와 교류한다. 피질은 근육 운동을 유도하며, 변연계는 호르몬 분비를 조절하고 심장박동과 동공확장과 같은 기능을 통제한다.

피질

전전두피질   운동피질   감각피질

안와전두피질   전대상피질   시각관련피질

기저핵

편도체

둘레계통

시상

해마

좋은 스트레스

적당한 스트레스는 오히려 긍정적인 영향을 준다 우리 몸의 활력을 유지할 뿐 아니라 작업을 수행하거나 새로운 기량을 습득할 때 능률을 높인다. 이 사실은 미국의 심리학자인 로버트 여키스Robert Yerkes, 1876~1956와 존 도슨John Dodson, 1879~1955이 과학적으로 입증했다 여키스와 도슨은 실험 대상에게 과제를 부여한 다음 과제 수행 능력을 측정했다. 그 결과 뇌와 신체가 흥분하거나 '각성'상태여서 바로 행동을 취할 수 있을 때 수행 능력이 향상한다는 사실을 밝혀냈다. 이들의 연구 결과는 각성도와 수행 능력 간의 간단한 곡선으로 요약할 수 있다도표 참조. 이처럼 생명체가 제 기능을 유지할 뿐 아니라 일상 속의 다양한 스트레스 요인에 대응하고 적절히 활용할 수 있는 상태를 '적정스트레스Eustress'라 한다.

나쁜 스트레스

그러나 모든 스트레스 상황이 긍정적이고 이로운 것은 아니다. 우리 뇌와 신체가 과도하게 흥분하거나 어떤 종류든 지나친 압박을 받게 되면 수행 능력이 떨어진다. 인생에서 어려운 과제가 늘어나고 위험을 느낄 때 우리는 나쁜 스트레스 상태인 '고통Distress'에 직면하게 된다. 이는 적정스트레스와 반대되는 상태다. 인간은 의식주 해결이 힘들고 일자리나 가정을 잃거나 인간관계가 악화되면 생리적, 호르몬적 표지자를 수반하는 감정과 생각에 휘둘린다. 또한 내적인 요인으로도 고통을 겪는다. 예를 들어 앞으로 겪을지도 모를 시련을 미리 걱정하는 사람들은 나쁜 스트레스 상태에 빠질 가능성도 있다. 이처럼 인간의 신체는 다양한 이유로 제 기능을 발휘하지 못할 때 고통이 발생하기 쉽다.

여키스-도슨 법칙

여키스-도슨 법칙Yerkes-Dodson Law, 1908은 각성스트레스과 수행능력 간의 관계를 나타내는 법칙으로 스포츠, 학술 활동, 예술뿐만 아니라 사회적인 상황에도 적용된다. 여기서 각성이란, 호르몬의 분출로 근육긴장도와 심장박동수가 증가하고 감각이 예민해지는 상태를 뜻하며 몸이 생리적 또는 정신적으로 힘든 상황이거나 스트레스를 받을 때 각성 상태가 된다.
다음의 도표를 보면 각성도가 적당할 때 수행능력이 최적화되며 반대로 각성도가 낮거나 0일 때는 수행능력이 떨어진다. 각성도가 지나치게 올라가도 수행능력이 낮아지는 것을 알 수 있다.

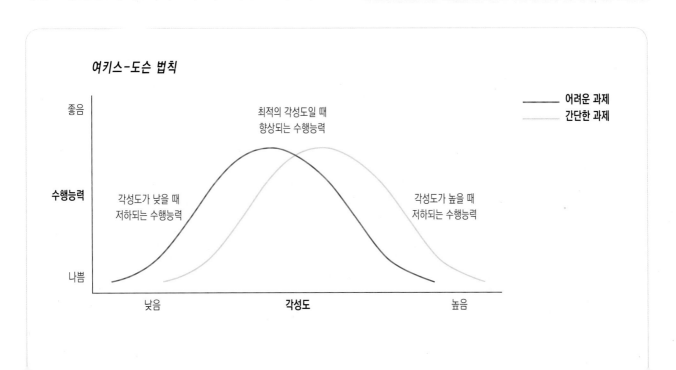

스트레스의 역사

스트레스란 무엇인가?

스트레스의 사전적 정의는
"불리하거나 매우 어려운 상황에서 발생하는 정신적·
정서적 압박이나 긴장 상태"
또는
"그러한 상태를 유발하는 것"이다.

스트레스는 "개인의 적응 능력을 흡족하지 못한 수준으
로 떨어뜨리며 생리적 긴장을 유발하여 질병을 일으킬
가능성이 있는 육체적, 화학적, 정서적 요인"으로도
정의할 수 있으며
"심리적 혹은 육체적 완전성에 대한 실질적,
잠재적 위협"이라는 정의도 있다.

항상성: 내적 안정성을 유지하는 기능

스트레스에 대해 첫 번째 정의를 내린 사람은 프랑스의 생리학자 클로드 베르나르Claude Bernard, 1813~1878이다. 베르나르는 1865년에 '유기체에는 세포로 이루어진 내부 환경이 있다'는 이론을 발표했다. 베르나르의 이론에 따르면 외부 환경에서 유입되는 정보를 바탕으로 한 일련의 피드백 체계가 그러한 내부 환경을 철저하게 통제한다고 밝혔다. 그후 20세기 초반에 미국의 생리학자인 월터 B. 캐넌Walter B. Cannon, 1871~1945은 '항상성Homeostasis'이라는 개념을 소개했다. 캐넌은 이 개념을 '신체가 외부의 위협에 직면하더라도 내적 평형Equilibrium을 유지하려는 성질'로 정의했다. 그리고 스트레스 반응을 유발하는 교감신경계Sympathetic Nervous System를 연구하는 과정에서 유기체가 내적 안정성을 위협하는 자극에 맞닥뜨렸을 때

보상반응Compensatory Response을 일으켜 적응한다는 사실을 발견했다. 예를 들어 버스를 놓쳐서 중요한 업무 회의에 늦을 가능성이 생겼을 때, 신체 내부에서 일어나는 갖가지 변화는 대부분 교감신경계에 의해 일어난다. 교감신경계의 출발점은 뇌줄기 핵인데 멜라닌 미립자를 함유하고 있어 청색반점Locus Coeruleus이라 불린다. 청색반점에서 시작된 교감신경섬유는 외측시상하부Lateral Hypothalamus를 따라 척주Spinal Column로 이어지고, 신경절Ganglia로 불리는 신경세포 다발을 통과하여 장기와 근육에서 활동 반응을 일으킨다. 어떤 자극이 우리 몸의 안정성을 심각하게 위협하면 우리 몸은 에너지를 동원하여 화학전달물질(42p. 참조)을 다량으로 분비한다. 이렇게 되면 생존을 위해 전력을 다할 수 있게 된다. 캐넌은 이러한 대응 방식을 '맞섬도피반응Fight-or-Flight Reaction'이라 불렀다. 그러나 위협이 사라지면 우리 몸은 안정감과 에너지 보존을 위해 또 다른 화학작용을 일으켜 항상성평형 상태을 회복한다.

'항상성'이라는 용어는 유기체가 어느 정도 건강한 상태일 때 혈당, 산소분압, 혈압, 심장박동, 체온 등 다양한 생리 변수를 유지할 수 있다는 것을 강조할 때 사용된다. 그런데 이러한 생존 능력은 피드백 시스템Feedback System이 존재해야만 유지된다. 생리학적 수치가 범위를 이탈할 때 센서가 상황을 감지하고 효과기는 생리학적 수치를 정상으로 되돌리기 위해 작동한다. 실내에 설치된 온도조절기도 일종의 항상성 장치다. 온도조절기가 온도 급감을 감지하면 피드백 고리를 통해 난방 장치가 작동되고 그에 따라 실내 온도가 항상 일정하게 유지되기 때문이다. 인간은 추위를 느끼면 몸을 떨기 시작하고 피부 바로 밑을 흐르던 혈액은 내부 혈관으로 방향을 바꾼다. 반면에 체온이 상승하면 땀이 흐르고 내장에 있던 혈액이 피부 바로 밑으로 솟구쳐 열기를 방출한다. 극심한 추

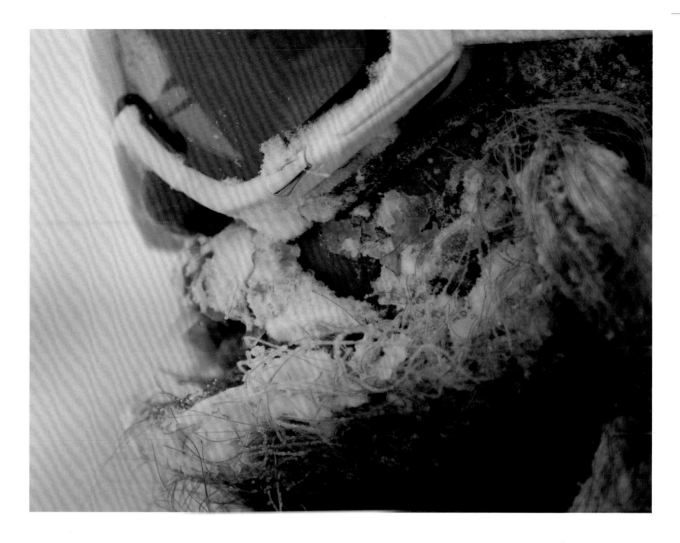

불리는 신경전달물질을 분비하는데, 카테콜아민으로는 에피네프린Epinephrine,아드레날린과 노르에피네프린Norepinephrine, 노르아드레날린이 있다. 신경전달물질은 화학물질을 나름으로써 전령으로서 신경세포 간의 연결고리인 시냅스후수용체Post-Synaptic Receptor를 이용하여 정보를 교환한다. 이러한 신경전달물질이 작용하는 덕분에 우리가 자세를 바꾸거나 왕성한 식욕을 발휘하거나 범죄자를 제압하거나 낯선 군중 앞에서 연설을 할 때 우리 몸의 신경계가 활성화되는 것이다.

추위와 스트레스

우리 몸이 추위에 노출되면 산을 오르는 사람과 비슷한 스트레스 반응을 보인다. 예를 들어 산악인은 산을 오를 때 혈류를 내장으로 이동시키는 한편 표피 모세혈관의 혈액량을 감소시키고 감정 표출을 최대한 자제함으로써 에너지를 보존한다.

스트레스의 이해

HPA 축이란 무엇인가?

헝가리 과학자 한스 셀리에Hans Selye, 1907~1982는 1956 년에 스트레스라는 개념을 대중화한 인물이다. '스트레스'라는 단어는 라틴어로 '팽팽하게 조이다'는 뜻의 'strigere'에서 유래했다. 셀리에 당대에는 스트레스가 공학 분야에서 구조적 변형을 일으키는 압력의 뜻으로만 쓰였다. 그러나 내부와 외부의 교란 요인(스트레스 요인)에 대한 유기체의 반응으로 그 의미를 확대했다. 스트레스가 '신체에 작용하는 요구사항에 대한 비특이적 반응'을 가리키게 된 것이다. 셀리에는 유기체가 어떠한 스트레스 요인에 직면하든 대동소이한 반응을 나타낸다고 주장했다. 이 주장을 '비특이성 가설Non-Specificity Hypothesis'이라 한다. 셀리에의 주장과 대비되는 것이 '특정 요인이 특정 스트레스 반응을 유발하여 결국 특정 질환을 일으킨다'는 정신분석적 가설이다.

맞섬도피반응

전쟁은 인간이 경험할 수 있는 가장 극심한 스트레스 요인이다. 실제로 전투자 상당수가 외상 후 스트레스 장애Post-Traumatic Stress Disorder, 이하 PTSD를 앓는다. PTSD는 급성 스트레스 반응이 3개월 이상 이어질 때 나타난다. 존 싱글턴 코플리John Singleton Copley의 회화 〈1781년 1월 6일 피어슨 소령의 죽음The Death of Major Peirson, 6 January 1781〉은 맞섬도피반응의 전형적인 양상을 보여준다

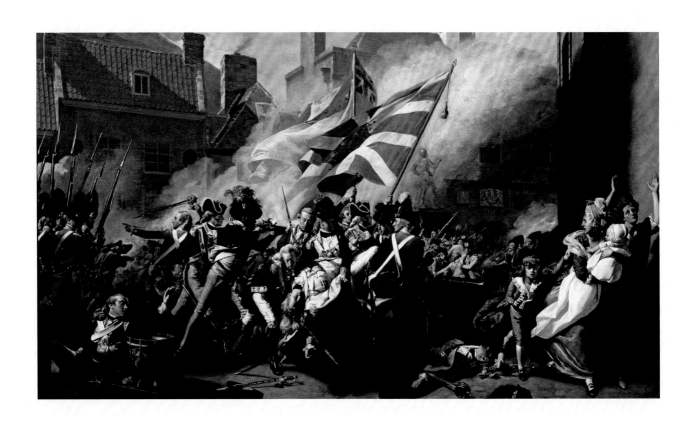

HPA 축

셀리에는 우리 몸이 세 단계에 걸쳐 스트레스에 반응한다는 가설을 내놓았다. 첫 번째 단계에서는 맞섬도피반응과 비슷한 경보반응이 신체 전반에서 일어난다. 두 번째 단계에서는 우리 몸이 저항을 하거나 항상성 회복을 추구하는 식으로 스트레스 요인에 적응한다. 스트레스 요인이 오래도록 지속되거나 엄청나게 강력한 경우 우리 몸이 탈진해버리는 세 번째 단계가 나타난다. 스트레스에 대한 저항을 담당하는 주요 스트레스 반응계는 시상하부Hypothalamus H, 뇌하수체Pituitary Gland P, 부신피질Adrenal Cortex A 등으로 이루어지는데 이 3가지 기관의 명칭 앞 글자를 따서 HPA 축이라 부른다. 인체에서는 HPA 축이 생성하는 글루코코르티코이드Glucocorticoid 호르몬을 코르티솔Cortisol이라 부른다. 코르티솔은 매우 중요한 스트레스 호르몬으로 스트레스 저항과 항상성 회복에 관여한다. 그러나 코르티솔이 과도하거나 지속적으로 생성되면 질병에 걸릴 가능성이 커진다.

셀리에는 우리 몸이 비정상적으로 큰 압박을 받으면 항상성이 아닌 다른 목표점을 설정함으로써 대응한다는 가설을 제시했다. 그는 그러한 과정을 이형안정성Heterostasis, 그리스어로 'Hetero'는 다름을 'Stasis'는 안정 상태를 뜻함이라 불렀다. 셀리에에 따르면 정신-신체의 스트레스 감소 전략은 손상을 치유할 수는 없지만 인체의 자연 방어능력을 강화하여 목표를 재설정하고 건강을 유지하는 순기능을 발휘한다. 오늘날에는 정신신체의 통합 스트레스 감소 전략이 이형안정 작용을 일으킨다는 셀리에의 학설이 널리 받아들여지고 있다.

HPA 축의 작용

뇌의 편도체Amygdala가 시상을 통해 위험 신호를 감지하면 시상하부의 뇌실방핵Paraventricular Nucleus에서 스트레스 호르몬인 코르티코트로핀 분비호르몬Corticotropin-Releasing Hormone, 이하 CRH이 뿜어져 나오기 시작한다.
그런 다음 CRH는 뇌하수체를 자극하여 부신피질자극호르몬 Adrenocorticotrophic Hormone, 이하 ACTH이라는 스트레스 호르몬을 방출시킨다. ACTH가 부신피질에 닿으면 스트레스 호르몬인 코르티솔이 생성되고 코르티솔은 피드백 고리에 따라 시상하부와 뇌하수체로 흐른다.

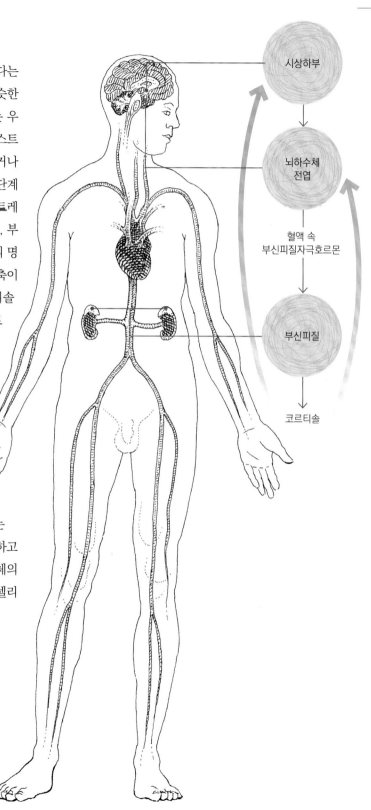

시상하부

뇌하수체 전엽

혈액 속 부신피질자극호르몬

부신피질

코르티솔

생물학적으로 본 스트레스 반응

우리 몸은 스트레스 상황에서 어떠한 변화를 겪을까?

20세기 후반에는 스트레스에 대한 인식이 높아지면서 셀리에의 스트레스 이론이 수정되었다. 첫째, 스트레스 요인의 특성과 상관없이 우리 몸이 한결같은 스트레스 반응을 보인다는 가설이 바뀌었다. 혹한과 같은 스트레스 요인이 발생하면 교감신경계가 자극되지만 다른 호르몬 반응계는 비교적 잠잠한 상태를 유지하기 때문이다. 또한 항상성 유지에 관여하는 생리계가 복합성, 쌍방향성, 역동성을 띠기 때문에 시시각각으로 변하는 신체 외부와 내부의 요구사항에 실시간으로 대응한다는 사실이 밝혀졌다. 스트레스는 이러한 요구사항에 부합하지 못할 때 발생한다. 다시 말해 스트레스는 유전적 소인, 발달 학습, 현재 상태에 대한 분석, 환경적 요구사항이 빚어내는 결과이다. 이처럼 요구사항과 대응이 부합하지 않을 때 일정한 패턴을 띠는 보상반응이 일어난다. 현대에는 스트레스를 우리 몸의 안전과 항상성이 위협받을 때 느끼는 후유증 정도로 인식된다. 특정 스트레스 요인에 대한 반응은 특이성뿐 아니라 비특이성을 띠며 항상성을 위협하는 요인의 특성, 스트레스 요인에 대한 평가, 과업 완수 여부에 대한 낙관론이나 비관론 등이 변수이다.

알로스테시스

생리학자인 스털링P. Sterling과 아이어J. Eyer는 혈압 변화 등 스트레스에 대한 생리적 반응을 설명하기 위해 '알로스테시스Allostasis'라는 용어를 만들었다. 스트레스 과학자 브루스 맥쿠엔Bruce McEwen에 따르면 알로스테시스는 '변화를 통해 안정성이나 항상성을 유지하는 능력'을 뜻한다. 환경 조건을 바꾸면 여러 가지 생리 상태와 호르몬 분비가 나타나므로 목표 상태를 크게 벗어나거나 지속적으로 재설정하지 않아도 안전하고 효과적인 방식으로 생활할 수 있다는 뜻이다. 알로스테시스의 기능을 단적으로 보여주는 사례가 심장박동 변이성Heart Rate Variability에 관한 연구이다. 예를 들어 심전도를 측정할 때 심장박동 간의 시간 간격이 환경의 요구에 따라 줄어들거나 늘어나는 등 일정한 시간에 걸쳐 변화를 보이면 건강한 심장으로 간주한다. 수축 속도가 변화하지 않는 심장은 역동적 안정성이 부족해지고 세포역동성에 문제가 생기며 방출 메커니즘Evaporative Mechanism이 제 기능을 하지 못한다.

적당한 운동을 하면 우리 몸은 알로스테시스 메커니즘을 통해 대사 요구량을 예측하여 거뜬히 그 요구량을 맞출 수 있게 된다. 반면에 과도한 운동은 알로스테시스 메커니즘에 부담을 주기 때문에 온갖 부정적인 생리 변화를 일으킨다. 이럴 때 우리 몸은 동화Anabolic 작용을 일으켜 물질을 합성하기보다는 이화Catabolic 작용을 통한 물질 분해에 돌입하여 그 결과 탈수 상태에 빠지고 혈당과 산소포화도가 낮아질 수 있다. 산소 결핍이 발생하면 세포가 무산소 호흡을 하게 되고 그에 따라 젖산염이 분비되어 젖산산증Lactic Acidosis이라는 현상이 나타난다. 이때 근육 경련과 통증이 발생하고 집중력이 떨어지며 전신 피로가 생기고 호흡이 가빠질 수 있다. 젖산산증이 지속되면 근육 세포가 파열되어 콩팥의 기능 장애로 이어지기도 하고, 단백질과 칼로리가 급속도로 고갈되어 여러 결핍증이 나타날 수도 있다. 또한 코르티솔 수치가 지속적으로 증가하여 기분이 시시각각으로 변하고 질병 감염 위험성이 높아지며 심장박동 변이성이 떨어지고 피로가 엄습하여 온몸이 지칠 가능성도 크다.

3가지 일반적인 스트레스 반응

알로스테시스 과정은 뇌의 지시로 일어나며 엄청난 에너지를 소모한다. 사고와 같이 갑작스러운 외상성 사건을 집을 잃는 것처럼 지속적인 불안 요인에 노출되어 스트레스가 폭

발적으로 증가하면 대사 기능에 부담이 가중되고 쉽게 질병에 걸린다. 반복적인 스트레스에 에너지를 소모하다 보면 '대사 기능의 손상'이 생길 수밖에 없다. 이러한 '알로스테시스 과부하Allostatic Loading'는 우리 몸이 불리한 정신적, 육체적 상황에 적응하기 위해 치러야 하는 대가라 할 수 있다. 이전에는 스트레스 반응이 항상 동일하다는 이론이 강했지만 알로스테시스 이론 덕분에 스트레스 반응마다 다른 특성을 띤다는 점을 규명할 수 있게 되었다. 예를 들어 혈압이 변화할 때 활성화되는 주요 반응계는 교감신경계다. 반면에 혈당이 떨어지거나 정서적인 불안을 느낄 때는 부신수질이 반응한다.

알로스테시스에 따른 스트레스 반응은 대략 세 가지로 분류할 수 있는데 첫째, 스트레스 요인에 대한 스트레스 반응이 적절하면 (알로스테시스를 통해 탄력성을 발휘하여) 항상성을 회복할 수 있고 둘째, 과도하고 지속적인 스트레스 반응은 우리 몸을 위험에 빠뜨릴 수 있다. 셋째, 스트레스 요인과 반응이 최적의 조화를 이루면 우리 몸은 좀 더 강력한 목표 상태를 설정한다. 외상후 성장Post-Traumatic Growth이나 취약성 극복Anti-Fragility이 그 예다. 외상 후 성장은 우리가 엄청난 위협을 받더라도 한층 더 현명하고 강력한 자세로 대응할 수 있는 힘이 있을 때 나타난다.

인간관계의 중요성

전쟁 위협에 노출된 사람은 알로스테시스 감지 기능에 이상이 생긴다. 공포심에 편도 과각성Hypervigilance 상태가 지속되어 에너지가 고갈되기 때문이다. 또한 두려움 속에서도 평정과 능률을 유지하려 피질을 최대한으로 사용하기 때문에 우리 몸을 보호하는 감각-운동 분석기-효과기 체계가 지속적인 부담을 받는다. 이처럼 뇌가 알로스테시스를 유지하기 위해 끊임없이 활동하면 대사 손상이 일어나 우리 몸이 온갖 질병에 취약해진다. 그러나 가족으로부터 정서적인 지지, 애착, 사랑을 받으면 스트레스가 감소하고 건강 전반이 개선되는 효과를 기대할 수 있다.

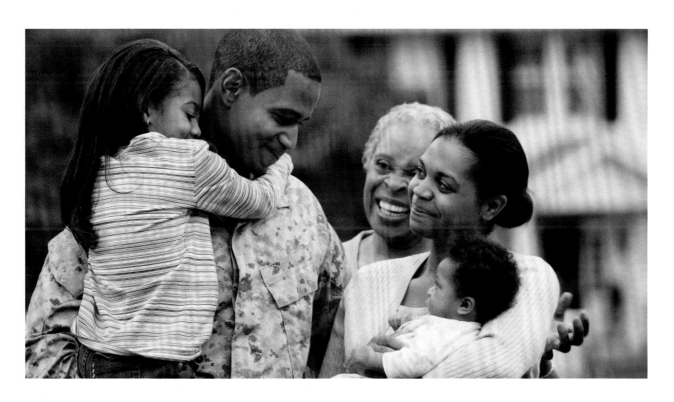

생물학적 애착

양육의 중요성

인간은 양서류나 파충류와 달리 태어나 얼마동안은 보호자의 보살핌을 받아야 생존할 수 있다. 포유류 중에서도 오랜 보살핌이 필요하기 때문에 스트레스 생리학도 크게 다르다. 지구상에 인간만큼 성숙에 오랜 시간이 걸리는 종種은 없다. 그러므로 애착불안정Attachment Insecurity으로 스트레스가 증가하고 그에 따라 질병 경로가 촉진되는 것이 당연하다.

생존 전략

이처럼 애착은 인간의 생존 전략이며 뇌 구조와 기능의 발달에 영향을 준다. 즉 부모와 다른 사람으로부터 안전한 돌봄을 받은 아이가 생존 가능성이 훨씬 더 크다. 보호자의 양육으로 발달에 필요한 욕구가 충분히 채워질 때 뇌는 훨씬 더 건강하게 성장한다. 돌봐주는 사람과의 기본적 애착관계가 중요하다는 얘기다. 애착이론Attachment Theory의 창시자인 정신과 의사 존 볼비John Bowlby, 1907~1990는 이런 말을 남겼다. "진화적 적응 환경Environment of Evolutionary Adaptedness은 안정적인 기본 애착Base Attachment을 형성하는 요소 중 하나다."

과거 이론에 따르면 스트레스는 인류의 진화과정에서 식량이나 짝짓기 상대를 구하기 어려울 때 생겨나기 시작했다. 그러나 현재는 부모와 자식의 애착이나 사회적 지지가 불안정할 때 스트레스가 발생하는 것으로 밝혀졌다. 한마디로 분리 불안은 스트레스를 증가시키고 그에 따른 염증 반응을 통해 여러 질병을 일으킬 수 있다. 염증 반응은 태초의 미생물 감염에 척추동물이 대응하면서 생겨난 면역계 활성화 작용으로 성장 후 사회적 스트레스가 발생할 때 몸을 방어하는 역할을 하지만 그 과정에서 손상도 초래한다.

전두엽

우리 뇌의 앞부분인 전두부Frontal regions는 편도로부터 스트레스 신호를 받으면 감마아미노부티르산Gamma-Aminobutyric Acid, GABA이라는 억제성 신경전달물질을 생성하여 글루탐산염Glutamate의 분비를 감소시킨다. 글루탐산염이 과도하게 분비되면 에너지가 고갈된다는 점에서 GABA만큼 중요한 신경전달물질은 없다고 해도 과언이 아니다. 전두부 주요 영역인 전측대상피질Anterior Cingulate Cortex은 이별이나 분리로 발생하는 고통을 감지하면서 다양한 인지와 정서 정보를 활용하여 애착을 형성한다. 다시 애착이 형성되면 전두부의 전측대상피질과 내측전전두피질Medial Prefrontal Cortex이 편도에 애착에 대한 위협이 사라졌음을 알린다. 인간이면 누구나 직면하는 분리라는 어려운 상황은 앞으로 느끼게 될 모든 불안과 두려움의 근원이 된다. 분리에 적응함에 따라 인류는 포유류로서의 생존전략을 발달시킬 수 있었다. 신생아가 처음으로 겪는 어려움도 보호자와의 분리다. 따라서 애착이론의 관점에서 스트레스와 스트레스 요인을 검토할 필요성이 있다.

애착 불안

애착 불안은 정신적인 고통을 유발하고 심장박동 변이성을 감소시켜 건강을 위협하며 혈압, 스트레스 호르몬, 질병의 발병률을 높이는 요인이다. 특히 아동기에 정신적 외상 때문에 애착 불안을 겪으면 훗날 각종 질병에 걸리기 쉬우며 흡연이나 음주 등 몸에 해로운 부적응 행동을 할 가능성도 커진다. 반면에 사회적 지지와 충분한 사랑을 받아 애착이 강화된 아기는 건강한 어른으로 자라날 가능성이 크며 스트레스로 대사손상이 일어나더라도 큰 이상이 생기지 않는다. 또한 질병 내성이 강화되어 병에 걸릴 위험도 줄어든다.

불안에 대한 반응

백화점에서 쇼핑을 하다가 세 살배기 아이를 잃어버렸다고 생각해보라. 순간 정신을 잃을 지경이 될 것이다. 뇌 곳곳에서 흥분성 신경전달물질인 글루탐산염이 급격하게 분비되면서 두려움에 관여하는 편도가 고통 신호를 받고 활성화된다. 또한 글루탐산염이 청색반점과 시상에 닿으면 교감신경계통이 자극된다. 시상의 뇌실방핵도 글루탐산염의 목적지다. 그 결과 HPA 축에 스트레스 반응이 나타나고(15p. 참조), 감염되지 않았는데도 시상 기저와 중앙부의 핵이 뇌에 염증 반응을 일으킨다. 따라서 분리로 인한 스트레스만으로도 전염병이나 중병에 걸린 것과 비슷한 증상을 겪을 수 있다. 물론 아이와 떨어진 부모만이 엄청난 스트레스에 시달리는 것은 아니다. 애착 관계가 잘 형성된 아동이라 해도 부모로부터 떨어졌다는 사실을 깨닫는 순간 편도가 활성화되어 뇌 곳곳으로 경고 신호를 보낸다. 무엇보다도 애착 형성이 불완전한 상태에서 부모와 분리된 아이는 이러한 뇌 반응으로 인해 가장 극심한 공포를 겪을 수 있다.

분리와 스트레스

생후 18개월까지의 영유아는 심리적으로 어머니와 결합되어 있다고 느끼는 경향이 있고, 18개월부터 24개월까지는 분리-개별화Separation-individuation 과정을 통해 어머니와 떨어진 곳에서 시간을 보내다가 다시 어머니에게로 돌아가는 연습을 한다. 이 연습을 통해 아이들은 모습이 보이지 않고 목소리가 들리지 않더라도 어머니가 존재한다는 것을 인식한다. 그래서 분리로 인한 스트레스가 줄어들고 아이 개인의 발달이 촉진된다.

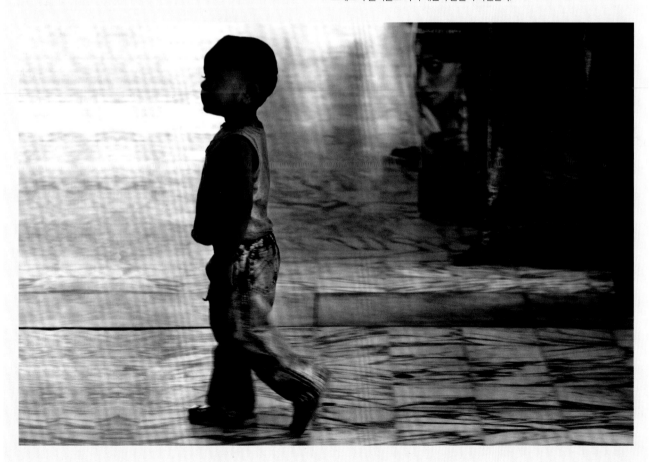

스트레스 반응계

스트레스에 시달릴 때 우리 몸에는 어떠한 변화가 일어날까?

길을 잘못 들어 위험한 동네에 들어섰다가 생명을 위협하는 폭력배를 만나거나 상사들 앞에서 중요한 자료를 발표하거나 배우자와 돈 문제로 말다툼을 벌이는 상황 등 각종 스트레스 상황을 떠올려 보자. 우리 뇌는 오감을 동원하여 이러한 상황을 평가한다. 이전에 비슷한 상황에 놓였을 때 어떤 일이 일어났는지, A나 B나 C 등의 행위를 했을 때 어떠한 결과가 나타났는지 등 과거 경험을 바탕으로 현 상황에 대처할 수 있을지 생각하는 것이다. 마음속에 의문 부호가 떠오르고 위협 신호를 감지하면 우리는 스트레스 상태에 돌입한다. 그 이후에 무수한 반응 행동이 잇따라 나타나고, 조직세포 성장, 소화, 성 기능 같은 장기적인 과정에 사용되던 신체 에너지가 좀 더 급한 활동에 투입되기 시작한다. 예를 들어 활동을 주도하는 근육이 더 많은 에너지를 소모하고 폐 역시 더 많은 산소를 필요로 하며 통각이 무뎌지고 출혈하는 일이 줄어든다. 두려움을 감지한 편도는 한시가 급한 스트레스 반응을 유발하는 일에 시상하부를 끌어들인다.

스트레스 반응은 HPA 축을 따라 일어난다. 편도의 자극을 받은 시상하부가 뇌하수체를 활성화하면 뇌하수체는 콩팥 위에 있는 부신에 경고 신호를 보낸다. 그에 따라 부신수질은 카테콜아민의 일종인 에피네프린(아드레날린)을 다량으로 분비하는 식으로 반응한다. 맞섬도피반응을 일으키는 것도 전달물질인 에피네프린이다. 에피네프린이 분비되면 근육과 폐로 가는 혈당과 산소가 증가하며 우리 몸을 경계 상태에 돌입시키기 위해 뇌 역시 더 많은 혈당과 산소를 요구한다. 그

결과 맥박 속도가 빨라지고 혈관이 수축되며 혈액 응고를 돕는 섬유소원Fibrinogen이 생성된다. 에피네프린은 당원Glycogen이 포도당으로 전환되는 것을 촉진하고, 에피네프린이 저장 지방을 분해하면 우리가 즉각적인 에너지원으로 이용할 수 있는 지방산이 분비된다.

자율신경계

우리가 위협적인 상황에 직면해 스트레스를 받으면 우리 몸을 즉각적인 대응에 나설 수 있도록 준비시키는 것이 자율신경계이다. 자율신경계가 대응에 나서면 심장 박동이 빨라지고 혈압이 상승하며 동공이 확장될 뿐만 아니라 소화가 더뎌진다. 그러다 결국에는 과도한 에너지가 소모되기 전에 부교감신경계가 주요 미주신경Vagus Nerve의 도움을 받아 자율신경계를 둔화시키고 정상 상태를 되찾는다. 그러나 자율신경계의 작용이 과도해지면 심장 질환 등 스트레스와 관련된 다양한 질병에 걸릴 가능성이 커진다.

2단계 스트레스 반응
초기 에피네프린(아드레날린)이 HPA축을 따라 방출되면 추가로 코르티코트로핀Corticotropin과 같은 호르몬이 변화에 직면한 신체 기능을 안정시키기 위해 추가로 분비된다.

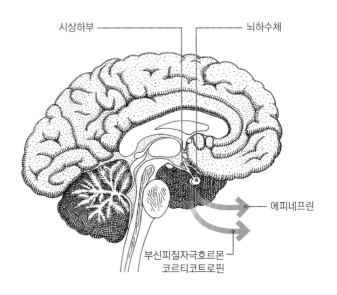

시상하부

뇌하수체

에피네프린

부신피질자극호르몬
코르티코트로핀

전신 반응을 일으키는 스트레스

스트레스 반응 동안에 편도가 시상하부를 자극하고 시상하부가 뇌하수체에 신호를 보내면 콩팥 위의 부신이 경계 태세에 돌입하고 부신수질 부위는 에피네프린이라는 카테콜아민을 방출하는데 이 전달물질이 맞섬도피반응을 개시한다. 그 결과 맥박이 증가하여 근육과 폐에 유입되는 혈당과 산소가 증가하고, 뇌의 각성 상태가 촉진되며 혈관은 수축되고 섬유소원이 혈액의 응고를 촉진한다. 에피네프린은 당원의 포도당 전환을 도울 뿐만 아니라 지방산을 분해하고 방출함으로써 에너지를 공급한다. 이러한 에너지는 신체가 겪는 스트레스와 싸우는 데 사용된다. 한마디로 우리 몸은 환경에 반응하는 뇌의 작용을 반영한다.

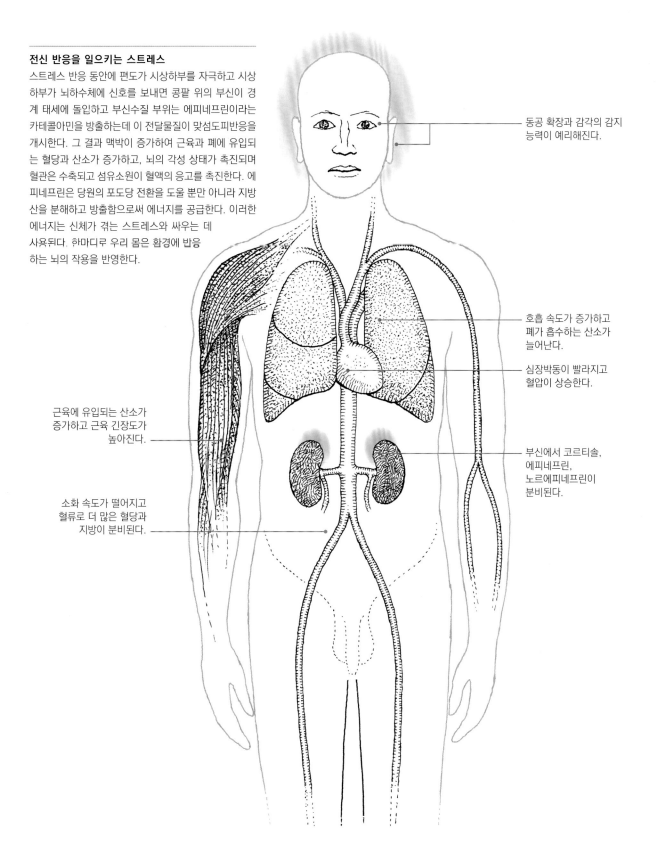

동공 확장과 감각의 감지 능력이 예리해진다.

호흡 속도가 증가하고 폐가 흡수하는 산소가 늘어난다.

심장박동이 빨라지고 혈압이 상승한다.

근육에 유입되는 산소가 증가하고 근육 긴장도가 높아진다.

부신에서 코르티솔, 에피네프린, 노르에피네프린이 분비된다.

소화 속도가 떨어지고 혈류로 더 많은 혈당과 지방이 분비된다.

디스트레스

스트레스가 만성화되면 어떤 일이 일어날까?

스트레스 중에서도 '디스트레스Distress'는 항상성이 깨지거나 위협받는 상태를 말한다. 다시 말해 우리 몸이 외부나 내부의 위협을 감지하면서 생리적, 심리적, 사회적 차원의 역동적 평형이 교란되는 상태가 바로 디스트레스다. 외부와 내부 환경의 변화가 감지되면 서로 연결되어 스트레스 반응을 담당하는 생리체계가 반응을 일으킨다. 급성 스트레스 반응은 우리 몸의 에너지를 고갈시키므로 뇌와 신체가 만성적인 위협 상태에 머무르지 않도록 하는 것이 중요하다. 자칫하다가는 코르티솔이 과도하게 분비되어 우리 몸에 해를 끼칠 수 있기 때문이다. 코르티솔은 인슐린 수용체의 활동을 방해하고 근육의 포도당 흡수를 저해하며 복부에 저장되는 지방을 높여 에너지 저장분을 보충한다(맞은편 페이지의 그림에서 알 수 있듯이). 복부 지방은 염증을 유발할 가능성을 높이기 때문에 건강 전반에 위협적이다. 그뿐만 아니라 근육 단백질을 지방으로 전환하고 뼈에 있는 미네랄 성분도 감소시킨다. 특히 칼슘을 빼앗아 골다공증을 유발하기도 한다.

무엇보다 코르티솔은 면역계에 악영향을 끼치는데 코르티솔의 과다 분비가 지속되면 면역 기능이 억제되어 감염에 취약해진다. 그러나 코르티솔의 긍정적인 작용도 있다. 코르티솔 분비가 급증하면 백혈구 세포가 자극을 받아 상처 부위로 몰려들고 세포벽과 조직에 들러붙어 감염과 맞서 싸우고 상처가 아무는 데 도움을 준다. 또한 뇌가 급성기 반응Acute Phase Response로도 불리는 급성 면역 반응을 종료시킬 때도 코르티솔이 동원된다. 코르티솔 수용체는 과도하게 사용될 경우 제 기능을 수행하지 못하므로 스트레스 반응이 만성화되면 루푸스나 그와 유사한 증후군, 다발성 경화증, 류마티스성 관절염 등 다양한 자가면역질환으로 이어질 가능성이 커진다.

반복적이고 극심한 스트레스 요인 때문에 뇌가 에피네프린과 코르티솔 같은 스트레스 호르몬을 제대로 통제하지 못할 경우 알로스테시스 부하가 발생해 우리 몸이 피해를 받는다. 예를 들어 과도한 에피네프린은 고혈압을 유발해 죽상경화질환Atherosclerotic Disease의 발병 가능성을 높이고, 코르티솔이 과도하게 분비되면 비만과 2형 당뇨병을 유발할 수 있다. 만성적인 스트레스 상태에서는 뇌 기능이 저하될 가능성도 커진다. 그 이유는 스트레스 호르몬이 과도해지거나 결핍될 뿐만 아니라 에피네프린과 코르티솔의 일주기 리듬Circadian Rhythm이 교란되기 때문이다. 예를 들어 코르티솔의 분비 리듬에 이상이 생기면 우울증과 외상 후 스트레스가 나타나고, 편도와 해마 등 스트레스 중재를 담당하는 뇌 영역의 기능도 저하될 수 있다. 심지어 뇌세포 위축이나 사멸로 이어지기도 한다. 문제는 편도와 해마가 학습, 기억, 면역 반응에 반드시 필요한 영역이라는 점이다.

스트레스 반응에는 자율신경계도 관여하는데 자율신경계는 교감신경계의 작용을 통해 활성화되며 우리 몸이 환경 자극 등 외부 스트레스 요인에 대응할 수 있도록 돕는다. 또한 복원력이 있어서 우리 몸을 스트레스 요인이 부교감신경계를 통과하기 전의 상태로 되돌려 준다. 그러나 스트레스 반응이 장기적으로 지속되면 자율신경계가 과도하게 활성화되고 (에피네프린과 노르에피네프린 등) 카테콜아민 수치가 계속해서 증가하여 고혈압은 물론 그와 관련된 질환으로 이어진다. 코르티솔은 스트레스 상황에서 우리 몸이 항상성을 유지하도록 도우며 기운을 북돋고 혈압과 인슐린 분비를 조절할 뿐만 아니라 활력, 인지 기능, 면역 반응을 끌어올리며 통각을 완화한다.

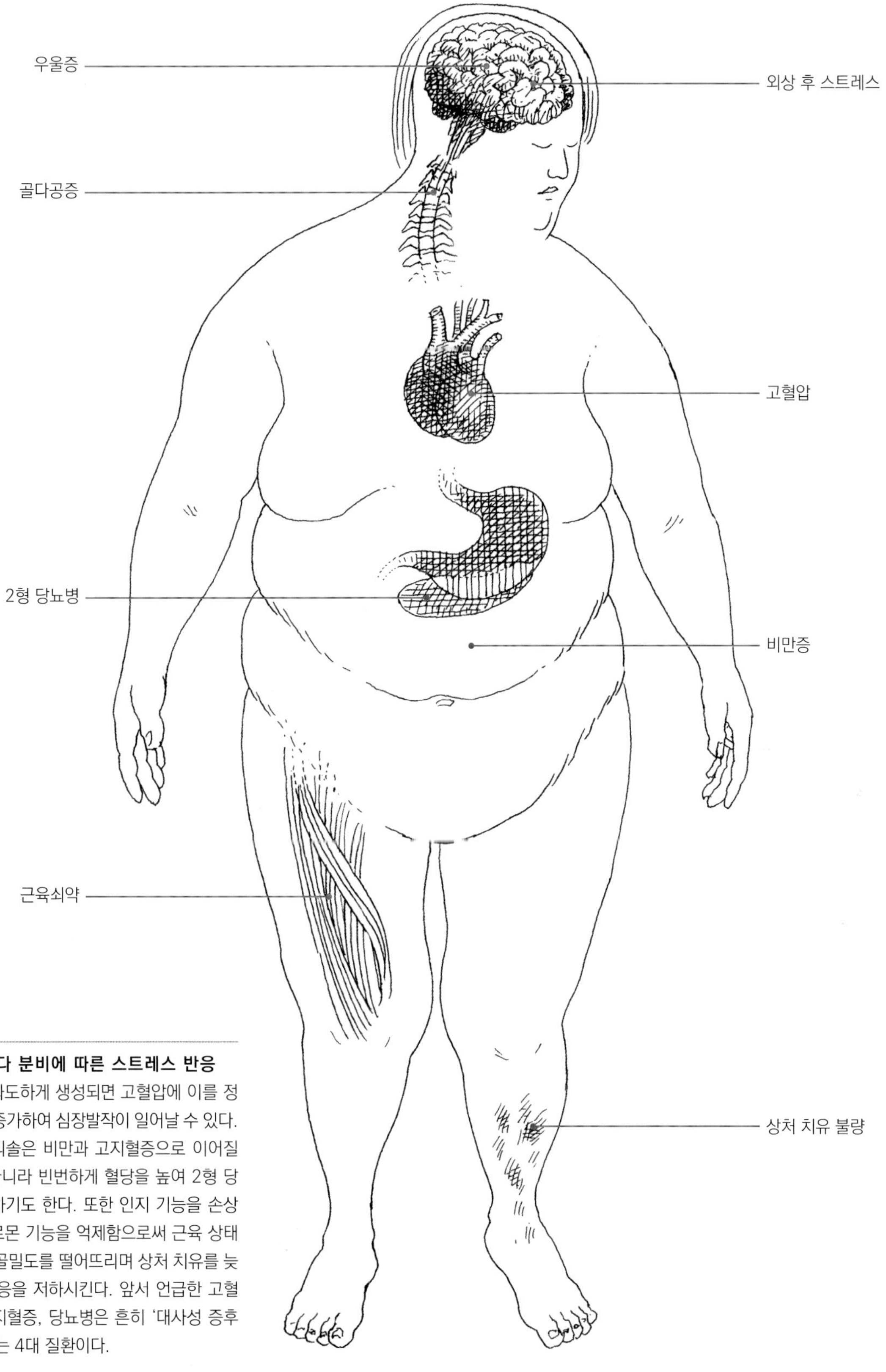

우울증

골다공증

외상 후 스트레스

고혈압

2형 당뇨병

비만증

근육쇠약

상처 치유 불량

코르티솔 과다 분비에 따른 스트레스 반응

코르티솔이 과도하게 생성되면 고혈압에 이를 정
도로 혈압이 증가하여 심장발작이 일어날 수 있다.
과다한 코르티솔은 비만과 고지혈증으로 이어질
수 있을 뿐 아니라 빈번하게 혈당을 높여 2형 당
뇨병을 유발하기도 한다. 또한 인지 기능을 손상
시키거나 호르몬 기능을 억제함으로써 근육 상태
를 약화하고 골밀도를 떨어뜨리며 상처 치유를 늦
추고 면역 반응을 저하시킨다. 앞서 언급한 고혈
압, 비만, 고지혈증, 당뇨병은 흔히 '대사성 증후
군'으로 일컫는 4대 질환이다.

생리적 안정성과 세포스트레스

스트레스는 세포에 어떤 영향을 미칠까?

최근에는 스트레스가 대사 기능을 활성화하고 세포 단위에서 산화스트레스Oxidative Stress를 일으킨다는 것이 입증되고 있다. 산화스트레스란 과도하게 생성된 산소가 대사될 때 세포에 가해지는 압력을 뜻한다. 정신적 스트레스는 '변화를 통한 안정성 유지'를 뜻하는 알로스테시스가 내외부로부터 도전을 받을 때 발생한다. 우리 뇌가 신체 내부와 외부의 스트레스 요인에 노출된 상황에서 생리적 변수를 정상 수준으로 유지하려면 대사 에너지가 필요한데 에너지 소비량이 지나치게 높아지면 알로스테시스 부하가 걸릴 수 있다. 이처럼 스트레스 호르몬과 전달물질에 의한 부담이 증가하면 우리 뇌는 관련 조직에 새로운 목표를 설정하여 알로스테시스를 유지하도록 신호를 보낸다. 위협이 일시적이고 통제

가능한 경우에는 이러한 방법이 통하지만 심리적 스트레스가 장기간 지속되면 알로스테시스가 세포에 산화스트레스를 유발해 질병 가능성을 높일 수 있다. 간단히 말해 산화스트레스는 세포의 미토콘드리아가 과도하거나 지속적인 스트레스 상황에서 좀 더 많은 산소를 대사 처리해야 할 때 발생하며 스트레스가 장기화되면 세포가 일하는 과정에서 다량으로 발생하는 부산물이 우리 몸에 장기적인 손상을 일으킨다는 얘기다.

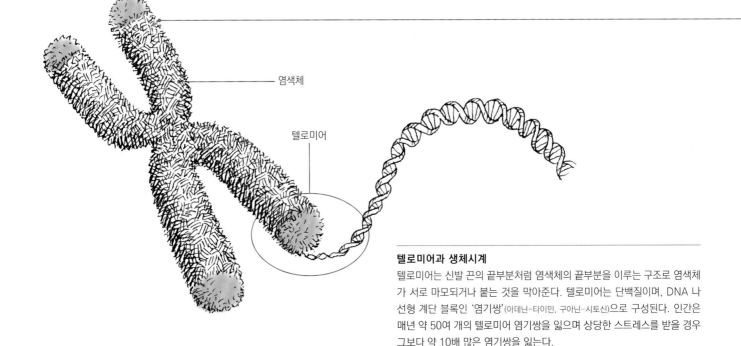

염색체

텔로미어

텔로미어과 생체시계
텔로미어는 신발 끈의 끝부분처럼 염색체의 끝부분을 이루는 구조로 염색체가 서로 마모되거나 붙는 것을 막아준다. 텔로미어는 단백질이며, DNA 나선형 계단 블록인 '염기쌍'(아데닌-타이민, 구아닌-시토신)으로 구성된다. 인간은 매년 약 50여 개의 텔로미어 염기쌍을 잃으며 상당한 스트레스를 받을 경우 그보다 약 10배 많은 염기쌍을 잃는다.

미토콘드리아 분열

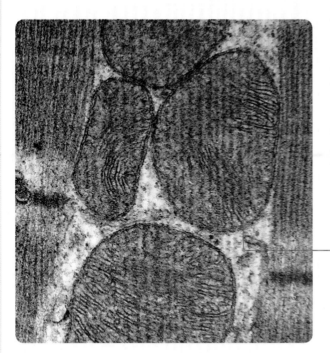

미토콘드리아와 분리 스트레스

미토콘드리아는 모든 세포 내에 있는 소구조로 세포가 사용하는 에너지를 방출한다. 왼편의 투과전자현미경 사진은 근육세포에 있는 정상적인 미토콘드리아를 보여준다. 극심한 스트레스는 미토콘드리아를 분리시키는데 이를 '미토콘드리아 분열'이라 부른다. 미토콘드리아 분열이 일어날 때 미토콘드리아는 에너지를 제대로 생성하지 못하고 세포에 의해서 사멸하도록 프로그램화되어 있다. 스트레스가 적정하고 낮은 상황일 때는 미토콘드리아가 결합되어 길고 연속적이 미세섬유를 형성한다.

———— 미토콘드리아

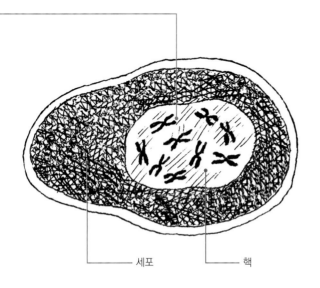

———— 세포   ———— 핵

텔로미어

엘리사 에펠Elissa Epel을 비롯한 연구진은 2004년 정신사회적 스트레스가 어떠한 과정을 거쳐 세포스트레스로 이어지는지 규명하기 위해 연구를 진행한 결과, 만성질환이 있는 아이를 키우는 여성의 스트레스가 백혈구의 텔로미어 길이를 단축하는 것과 관련이 있다는 사실을 밝혀냈다. 텔로미어는 유전자 염기쌍과 이를 둘러싼 염색질Chromatin로 이루어진 염색체의 끝부분을 뜻하는데, 일반적으로 나이가 들면 텔로미어에서 매년 약 50개의 염기쌍이 사라진다. 그리고 오랫동안 아픈 아이를 보살피는 엄마의 경우처럼 극심한 스트레스를 장기간 받으면 매년 550개가 넘는 염기쌍이 소멸된다. 이러한 현상은 산화스트레스의 증가로 세포가 처리해야 할 산소와 포도당 양이 늘어날 때 나타나며 그 결과 세포에 해로운 영향을 끼치는 대사산물이 과다하게 생성된다.

스트레스의 후성유전학

선천적 요인과 후천적 요인의 영향

환경 영향이 유전자 일부를 활성화하거나 억제하여 질병을 유발할 수 있다는 점이 갈수록 뚜렷하게 드러나면서 이러한 학문 분야를 후성유전학Epigenetics이라 부른다. 이 분야에서는 유전과 환경, 선천성과 후천성 사이에 매우 밀접한 연관관계가 있음을 입증하는 연구들이 나오고 있다. 특히 어미에게서 영양분을 제대로 공급받지 못한 새끼 쥐의 경우 특정 유전자의 발현이 억제되어 스트레스에 취약한 쥐로 자라난다는 점이 실험을 통해 밝혀졌다.

스트레스 연구의 미래

스트레스 매개 인자(코르티솔과 카테콜아민)가 지속적으로 증가하면 지금 전 세계적으로 확산되고 있는 대사증후군에 걸릴 가능성이 높아진다. 스트레스로 인한 고혈압, 고지혈증, 인슐린수용체 기능 저하, 비만이 심장동맥병, 죽상경화증, 2형당뇨병 등으로 발전할 수 있다는 얘기다. 또한 21세기 보건 분야의 최대 도전과제로 간주되는 만성 비감염성질환NCD도 전 세계를 위협하고 있으며 이 NCD에는 심장질환, 만성폐질환, 당뇨병, 관절염, 암, 신경정신질환 등이 포함된다. 대사증후군은 NCD의 전조단계로 소득 수준과 상관없이 세계 곳곳에 만연해있다. 대사증후군이나 NCD는 스트레스 반응이 증가한 상태일 때 나타나기 쉬운데 우리가 뇌의 스트레스 반응을 정확히 파악해야 할 필요가 있는 것도 그 이유 때문이다.

스트레스로 인한 공포가 신체에 미치는 영향

중추신경계
- 지각이 좁아짐
- 기억이 부정확해짐
- 학습이 차단됨
- 방어 전략으로 조건화를 사용함
- 퇴행이나 반응을 반복하는경향
- 부정적 기대
- 도망 혹은 맞섬으로 대응하는 경향

근육계
- 근육의 긴장
- 활동의 준비
- 이를 악묾
- 활동을 위한 신체 준비

자율신경계
- 심장박동의 증가
- 혈압 상승
- 산소 요구도 증가
- 호흡수 증가
- 손바닥과 얼굴의 발한
- 혈당의 불균형
- 에피네프린 방출
- 소화기에서 근육으로 혈류를 돌림
- 손과 얼굴의 혈관이 수축되고 혈액 응고가 항진

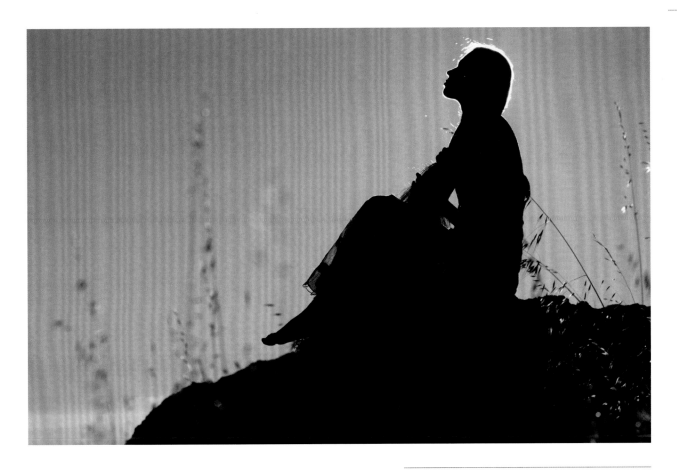

스트레스 반응의 관리

아래와 같은 정신-신체 활동이 스트레스 반응을 감소시키고 스트레스에 대한 회복력을 키우는 데 도움을 줄 수 있다.

· 마음챙김 명상

· 영적인 교감

· 이완 반응 호흡 운동

· 요가나 타이치 같은 마음수련

· 적당한 운동

· 균형 잡힌 영양과 건강한 식사

· 적절한 수면

· 사회적 지지와 전문적 사회활동

· 부정적인 자동 사고와 이에 따르는 부정적 감정을 극복하는 인지 기술의 개발

· 낙관적인 사고방식, 목적의식, 의미, 감사하는 마음 등의 긍정적인 심리전략

· 건강한 습관과 건강을 위협하는 행동을 피함

명상을 하면 스트레스가 줄어든다

생리적 변화에 의해 발생하거나 질병을 일으키는 스트레스는 명상으로 줄일 수 있다. 명상을 하면 교감신경계의 활동이 약화되고 부교감신경계의 긴장도가 증가하여 혈압이 낮아지며 심장박동과 호흡이 안정된다. 또한 산소소비량도 줄어들어 산화스트레스와 만성염증반응의 감소로 백혈구의 유전자 발현이 좀 더 건강한 패턴으로 바뀐다는 것이 연구를 통해 드러났다. 따라서 규칙적인 명상을 하면 신체 전반의 건강이 좋아진다고 볼 수 있다.

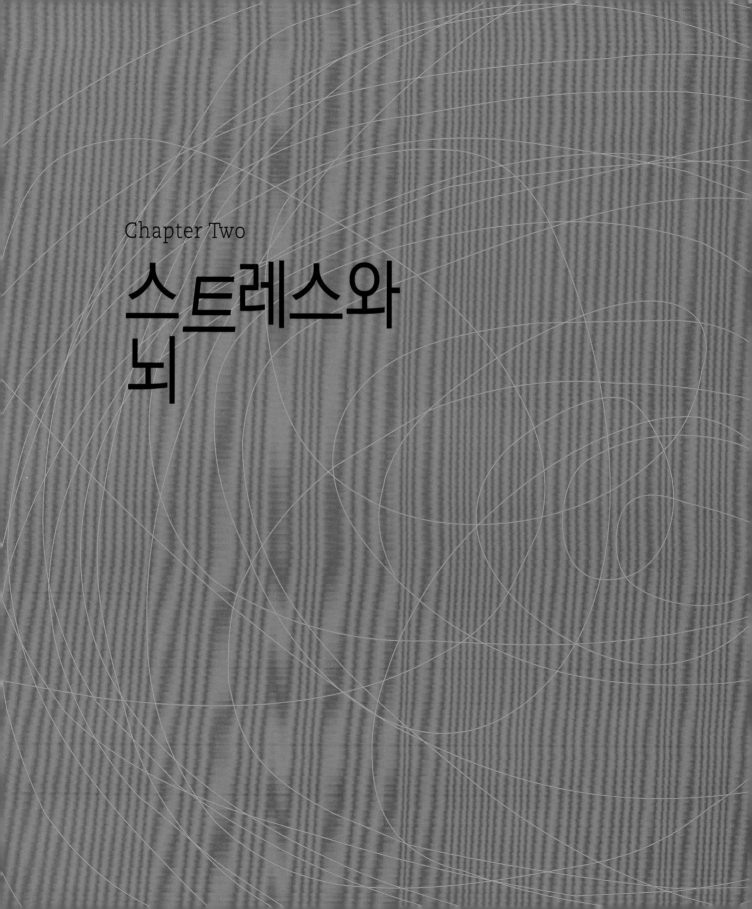

Chapter Two

스트레스와
뇌

우리가 무엇을 생각하거나 경험할 때 뇌에서는 화학적 작용의 변화가 일어난다. 어떤 유전자는 활성화되는 반면에 비활성화되는 유전자도 있다. 이때 신경세포의 구조와 기능에 영향을 주는 단백질이 생성되는데 이러한 영향은 신경세포망이 기능하는 방식에 점진적인 변화를 일으킨다. 이러한 기능적 변화가 수천 번씩 거듭되면 우리의 행동도 변화할 수 있다. 뇌가 스트레스를 받으면 특징적인 패턴이 나타나고, 스트레스에 시달릴 때면 일반적으로 겪는 정서적, 정신적 경험이 있다는 얘기다. 이번 장에서는 뇌가 생리학적 지표로서 어떠한 작용을 하는지, 스트레스에 어떻게 대응하는지, 스트레스와 감정, 인지 기능, 기억력, 노화 사이에 어떠한 연관성이 있는지 살펴볼 것이다. 그런 다음 신경전달물질을 알아보고 스트레스 상황에서 뇌가 어떤 양상을 띠는지 다루기로 한다.

정신과 뇌는 하나

스트레스에 대한 정신 반응과 신체 반응

힘든 일을 겪거나 위협을 받는 등 스트레스 유발 요인이 발생하면 우리 뇌의 화학 성분도 변화하며, 그러한 변화가 뇌의 스트레스반응체계에 영향을 끼친다. 이러한 사실이 밝혀지자 '생물-심리-사회학적 접근법'이라는 치료법이 대두되었다. 모든 건강문제와 질병이 생물, 심리, 사회 요인의 상호작용으로 발생한다는 것이다. 이에 따르면 생물, 심리, 사회 요인들이 '정신-뇌-신체'로 구성된 인체에 촘촘하게 파고들어 신체와 정신 건강에 영향을 끼친다.

우리 몸에 상처가 났을 때 아픔을 느끼듯이 사회적인 스트레스 요인 역시 불쾌감을 느끼게 한다는 것이다. 그런데 뇌가 이처럼 전측대상피질 등 일부 영역이 활성화될 때 나타나는 효과를 조절한다는 사실이 영상연구를 통해 밝혀졌다.

한마디로 생물학적 질환은 스트레스가 없는 상태에서 발생하지 않는다는 얘기다. 스트레스 때문에 심리 상태가 불안해지거나 적대적이거나 스트레스가 가중되는 사회적 상황에 놓인다면 세포들은 각종 질병에 취약해진다. 예를 들어, 여러 사회적인 사건사고 때문에 두려움을 느낀 아버지가 자녀들의 안전 걱정 때문에 불안에 떨거나 경제적으로 어려운데다 남편 없이 혼자서 자식을 부양하는 여성이 윗사람으로부터 괴롭힘을 당한다면 신체 건강까지 위협을 받을 수 있다. 이처럼 심리적, 사회적 스트레스 요인으로 고통을 겪을 때 우리 뇌와 신체의 세포는 생물학적 기능과 작용을 안정적인 상태로 유지하기 위해 엄청난 에너지를 소모할 수밖에 없다.

뇌의 공포 반응

편도 활성화

앞부분

뒷부분

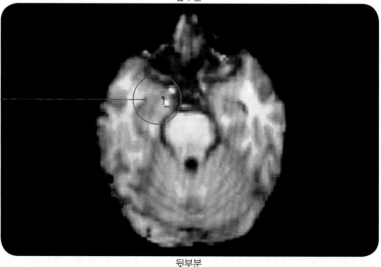

공포의 요인
색상 표시된 PET(양전자방출단층촬영술) 영상은 뇌에서 공포 반응이 일어난 부분을 빨간색과 노란색으로 표시하여 보여준다. 사람 뇌의 횡단면을 보여주는 이 영상에서 왼쪽 편도가 빨간색과 노란색으로 활성화된 것을 알 수 있다(사진 윗부분 좌측). 편도는 뇌의 '스트레스 중추'다.

사회적 고통

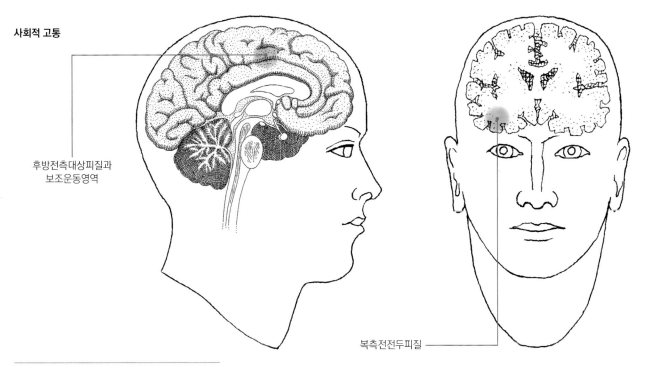

후방전측대상피질과
보조운동영역

복측전전두피질

사회적, 신체적 통증반응

사회적 고통과 신체적 통증은 뇌에서 유사한 반응을
일으킨다. 이처럼 신체적 통증과 사회적 고통이 서
로 중첩되는 반응을 내는 데는 주로 전측대상피질이
관여한다. 또한 오른쪽 복측전전두피질은 고통 신호
를 조정하는 데 관여한다.

신체적 통증

복측전전두피질

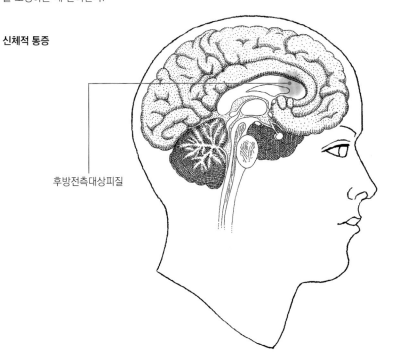

후방전측대상피질

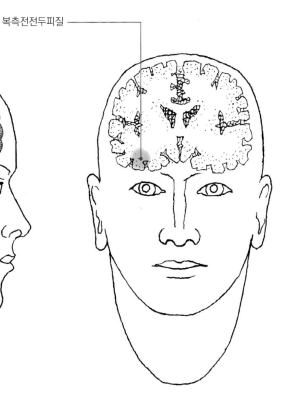

뇌, 생리학적 안정성의 감시자

뇌는 신체적 스트레스에 어떻게 반응할까?

1장에서 알아보았듯이 우리의 뇌는 환경 변화를 감지하면 알로스테시스라는 과정을 통해 생리학적 안정성을 유지하려 한다. 에너지 수요가 증가할 것을 예상해 그에 맞게 스트레스 반응 체계를 조절하는 것이다. 극심하거나 지속적인 스트레스는 세포의 대사기능을 반복적으로 자극하여 알로스테시스 과부하를 일으킨다. 이러한 상황에 놓이면 뇌가 에너지 균형을 유지하기가 어려워지고 그 결과 건강에 이상이 생길 수 있다.

우리 뇌가 내적 균형을 유지하지 못하는 원인은 다양한데, 앞서 언급한 셀리에는 세 단계에 걸친 일반적응증후군General Adaptation Syndrome을 설명했다. 첫 번째, 경보Alarm단계에서는 급성 스트레스 반응이 나타나고, 두 번째, 저항Resistance 단계에서는 몸이 이전의 안정적인 상태(항상성)로 돌아가려 한다. 그러나 위협 요인이 그대로 남아있으면 뇌의 스트레스 반응이 지속되며 세 번째, 소진Exhaustion 단계로 발전하여 몸이 제대로 기능하지 못하고 각종 기관이 망가진다.

탈진 상태

탈진 상태는 신체에 대한 반복 자극과 관련이 있다. 스트레스반응계가 지속적이고 과도한 활동을 할 때 발생하며 반복 자극(알로스테시스 과부하)은 다음과 같은 4가지 요인에 의해 나타난다.

1. 스트레스가 잦거나 복수의 스트레스 요인이 있을 때
2. 적응 부족으로 심화된 스트레스에 장기간 노출될 때
3. 스트레스 요인이 없어진 후에도 알로스테시스 반응을 신속하게 중단하거나 아예 종료하지 못할 때
4. 부족하거나 부적절한 스트레스 반응을 보충하기 위해 다른 신체계통을 과도하게 활성화할 때

변화를 통한 안정성 유지

정신적 스트레스는 우리 몸의 알로스테시스 균형을 깨뜨린다. 극심하거나 오랜 스트레스 상황에서 뇌가 정상적인 기능을 유지하려면 더 많은 대사 에너지를 소비해야 한다. 뇌가 감지한 도전이나 위협을 몸의 말단기관End Organ에 알리는 역할을 하는 것이 바로 뇌의 스트레스 반응계인데 (심장을 비롯한) 말단기관과 (근육 등의) 표적 조직Target Tissue도 대사기능을 조절함으로써 안정성을 유지하는 데 힘을 보탠다. 이러한 팀워크는 일시적이고 대수롭지 않은 도전이나 위협에 대해서는 효력을 발휘하지만 만성적이거나 극심한 경우 질병을 일으킬 수 있다.

산화스트레스

앞서 살펴보았듯이 심리사회적 스트레스는 세포의 대사기능을 과도하게 활성화시켜 '산화스트레스'를 유발한다. 이렇게 발생한 산화스트레스는 스트레스와 관련된 질병을 일으키는 근원이다. 질병 취약성에 대한 과학연구에서 만성질환 아이를 둔 여성은 심리적인 스트레스 때문에 백혈구의 텔로미어 길이가 10배 더 단축될 뿐만 아니라 효소활성도가 낮아지고 산화스트레스가 높아지는 것으로 드러났다. 한마디로 스트레스에 시달리는 어머니의 면역세포는 그렇지 않은 경우에 비해 10배 더 빠른 속도로 노화되는 것이다. 그러나 백혈구 기능이 저하되는 속도를 늦추는 방법이 있다. 마음챙김 명상은 산화스트레스와 노화 증상을 줄이고 스트레스 반응

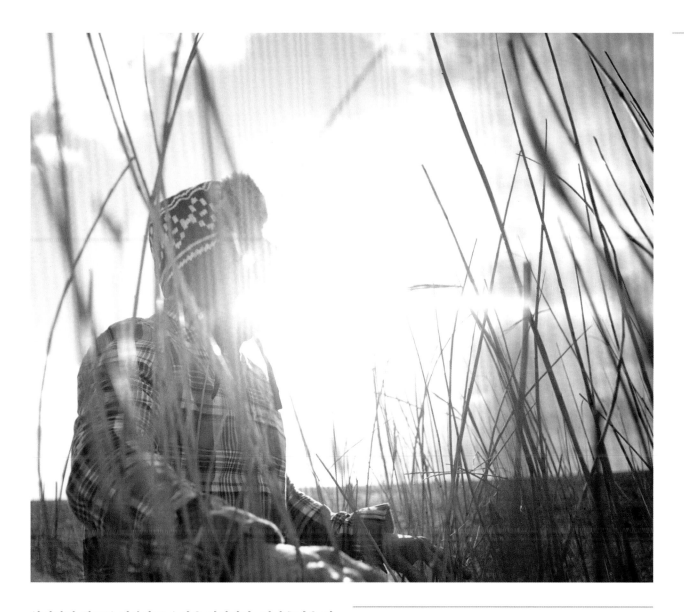

활성화된 세포를 회복하고 손상을 완화한다. 명상훈련을 거듭한 사람의 백혈구 유전자를 들여다보면 즉각적인 염증반응(세균이나 외상 위협에 직면한 즉시 싸움에 나서는 면역반응)을 일으키는 유전자와 세포노화, 산화스트레스를 유발하는 유전자가 상대적으로 비활성 상태에 있는 것을 알 수 있다. 반면에 세포에 유입된 산소와 포도당을 효율적으로 분해하는 유전자는 다른 사람에 비해 활성화되어 있다. 명상을 비롯한 정신·신체 기법에 관해서는 제10장에서 연구 사례를 통해 상세하게 다룰 것이다.

마음챙김 명상

명상 과정은 의식을 집중하는 데서 비롯된다. 우선 호흡에 집중하고 그 다음 마음을 챙기며 무비판적인 방식으로 생각, 감정, (사진의 바람과 햇빛과 같은) 감각에 대한 각성을 여는 단계로 진행한다. 그러고는 윤리적이고 온정적인 고찰에 집중한다. 명상을 통해 스트레스를 줄이는 것은 물론 이완되고 만족스러운 기분을 회복할 수 있다.

스트레스가 뇌에 미치는 영향

만성 스트레스는 어떤 문제를 일으킬까?

스트레스에 관여하는 뇌의 영역으로는 편도, 해마 등의 변연계와 전측대상피질 등의 변연계 주위부, 전전두피질 등의 피질이 있다. 이처럼 전측대상피질을 비롯해 편도, 해마, 내측전전두피질을 잇는 삼각형은 스트레스 반응과 조절에 매우 중요한 역할을 한다.

뇌의 영역

변연계는 뇌 깊숙한 가운데에 있는 반면에 피질은 리본처럼 뇌 표면을 감싸고 있으며 변연계 주위부는 변연계와 피질 사이에 자리 잡고 있다. 스트레스 요인에서 비롯된 감각 경험은 (청각, 시각, 촉각을 관장하는) 시상과 (냄새를 관장하는) 후각핵Olfactory Nucleus 등의 낮은 영역에서 변연계와 변연계 주위부로 모여든다. 이렇게 모인 감각 경험이 본격적으로 처리되는 곳은 일차감각피질Primary Sensory Cortex, 조롱박피질Piriform Cortex, 섬피질Insular Cortex 같은 영역이다.

우리 기억과 그와 관련된 맥락은 해마와 그 옆에 있는 내후각뇌피질Entorhinal Cortex뿐만 아니라 중격Septum 등의 변연계와 대상피질을 비롯한 변연계 주위부를 통해 전달되고, 주의집중과 각성이 필요한 정보는 신경전달물질의 도움으로 강화된다. 신경전달물질 가운데 노르에피네프린은 청색반점, 도파민은 복피개Ventral Tegmentum, 세로토닌은 솔기핵Raphe Nucleus과 같은 중간뇌 영역에서 분비된다. 변연계, 변연계 주위부, 전전두 영역이 처리한 정보는 피질 아래 시상하부에 있는 '연결장소Relay site'에 집결된다. 이렇게 되면 스트레스와 관련된 정보의 연속처리 과정이 활성화된다. 피질의 모든 영역이

힘을 합쳐 시상하부, 뇌하수체, 부신 등의 HPA 축뿐 아니라 스트레스에 대한 자율반응과 염증반응을 활성화한다.

편도는 위험이나 스트레스 요인을 감지하면 우리가 그에 대비할 수 있도록 뇌의 모든 영역에서 흥분전달물질인 글루탐산염을 분비시킨다. 위험이나 스트레스에 대비하기 위해 각성 상태를 유지하는 데는 엄청난 에너지가 소모되고, 이러한 상태가 장기간 계속되거나 통제하기 어려울 정도에 이르러 만성 스트레스가 되면 대사기능이 손상되고 우리 몸은 질병에 취약해진다. 가장 단적인 예로 외상 후 스트레스에 시달린 사람에게서 해마의 활동이 과도하게 증가하는 것을 볼 수 있다. 이처럼 해마가 과잉 활성화되면 항상성 유지를 담당하는 영역이 타격을 입는다.

만성스트레스

만성 스트레스는 스트레스 반응체계를 관장하는 뇌 영역의 구조와 기능에 물리적인 변화를 일으키는데, 극심하고 지속적인 스트레스는 해마와 전전두피질의 세포 구조를 뒤바꾼다. 특히 주요 기억신경세포인 피라미드세포에 붙어 정보 전달을 담당하는 세포골격이며 크기가 작은 수상돌기Dendrite가 한층 더 위축된다. 만성 스트레스가 발생하면 시상하부가 변화하여 스트레스 호르몬인 코르티코트로핀 분비호르몬CRH 분비가 증가하고, 스트레스 회복에 중요한 역할을 하는 글루코코르티코이드 코르티솔의 수용체GR 수용체가 제대로 발현되지 못한다.

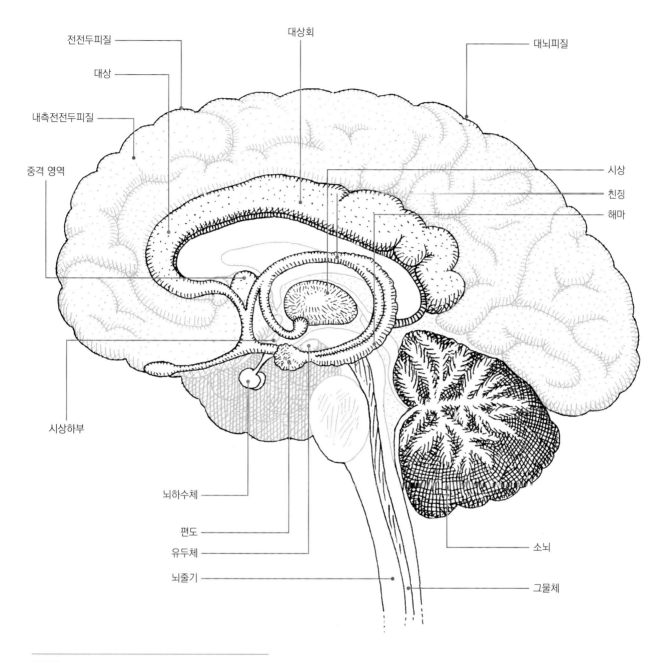

전전두피질

대상

내측전전두피질

중격 영역

시상하부

뇌하수체

편도

유두체

뇌줄기

대상회

대뇌피질

시상

친징

해마

소뇌

그물체

변연계

변연계는 정서적 정보를 처리하고 그 정보를 전측대상피질
에 제공하는 뇌 구조로, 스트레스 상황에서 복잡한 결정을
내리도록 도와준다. 변연계는 해마, 천장, 중격, 유두체, 편
도로 구성된다.

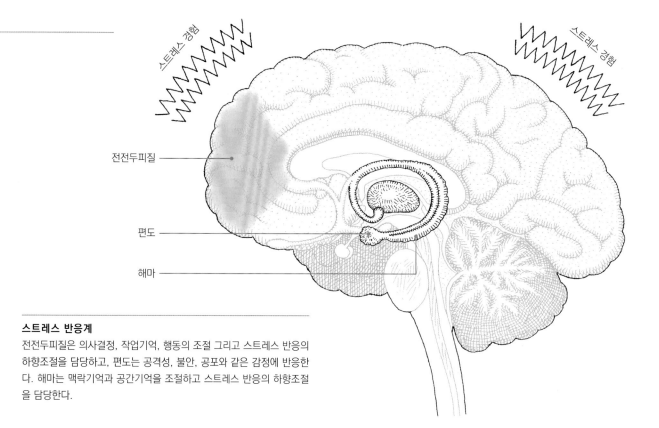

스트레스 경험

스트레스 경험

전전두피질

편도

해마

스트레스 반응계

전전두피질은 의사결정, 작업기억, 행동의 조절 그리고 스트레스 반응의 하향조절을 담당하고, 편도는 공격성, 불안, 공포와 같은 감정에 반응한다. 해마는 맥락기억과 공간기억을 조절하고 스트레스 반응의 하향조절을 담당한다.

해마

해마는 스트레스 요인의 유형에 따라 HPA축을 조절하는 것으로 알려졌다. 예를 들어 정서적인 스트레스 때문에 해마의 특정 영역에 변화가 발생하면 코르티솔의 분비가 증가하는데, 이를 통해 해마가 어떠한 방식으로 스트레스와 관련된 (공간·시간적) 맥락 정보를 처리하는지 알 수 있다. 그뿐만 아니라 해마는 자율신경계를 제어한다. 자율신경계가 자극을 받으면 심장박동수, 혈압, 호흡수를 떨어뜨린다. 내측전전두피질은 해마가 스트레스 반응에 미치는 영향을 조절하며 이 영역은 개별 스트레스 반응에 관여하는 세부 영역으로 이루어져 있다. 내측전전두피질의 가장 큰 역할은 심리적인 스트레스 요인이 발생할 때 HPA 축을 억제하여 스트레스 반응을 종료시키고 (해마 등에서) 글루코코르티코이드의 분비를 조절하게 한다. 한마디로 내측전전두피질은 심장박동수 증가와 혈압 상승 같은 스트레스 반응을 억제하는 데 중요한 역할을 한다.

해마와 내측전전두피질의 세포에는 스트레스 호르몬인 글루코코르티코이드와 광물코르티코이드Mineralcorticoid 수용체가 있다. 해마의 세포는 대부분 두 종류의 수용체를 갖추고 있는 반면에 내측전전두피질의 세포에는 대부분 글루코코르티코이드 수용체만 존재한다. 이 수용체 덕분에 코르티솔 수치가 올라가더라도 어느 정도로 피드백 작용이 일어나고, 전전두피질과 해마에 있는 글루코코르티코이드는 혈중 코르티솔 수치가 증가할 때 일어나는 스트레스 반응을 억제한다. 이와 같이 전전두피질의 안쪽 부분과 해마는 편도가 주도하는 스트레스 반응을 유형에 따라 세부적으로 조절한다. 이러한 방식으로 스트레스 생리현상의 일차적인 조정자 역할을 하는 것이다. 예를 들어, 우리가 가족과 헤어지거나 집을 잃을지도 모르는 상황에 직면할 때 편도가 자극되어 스트레스 반응체계에 경보신호를 전달하는 반면, 애착으로 안정감을 느끼는 상황에서는 내측전전두피질이 작용하여 만족스럽고 평안한 상태를 이끌어낸다.

스트레스와 정서

위협이 스트레스를 유발하는 까닭은?

우리는 자신과 타인의 삶을 지키고 풍요롭게 할 때 가장 큰 보람을 느끼며 자신의 생명과 종의 존속이 위협 받을 때 스트레스를 느낀다. 예를 들어, 한밤중에 뭔지 모를 소리가 들리면 뇌에서 감각을 관장하는 시상 영역이 그 소리를 경고로 인식하여 활성화된다. 이때 시상은 신속한 판단을 위해 단일 시냅스Synapse, 신경세포가 만나는 접점 - 옮긴이만 이용하여 편도로 직접 정보를 전달한다. 경고 신호를 받은 편도는 우리 몸이 대응책을 준비할 수 있도록 급성 스트레스 반응을 유발한다. 그러나 경고 신호가 빠르게 전달되기 때문에 '거짓 양성False Positive'결과가 나타나는 일도 있다. 예를 들면 누군가 제대로 올려놓지 않은 물건이 바닥에 떨어지면서 내는 소리를 위협으로 판단할 수도 있다는 얘기다. 소리를 좀 더 정밀하게 판단하고 감지하려면 인지적, 정서적 분석이 필요하고, 이러한 분석은 감각 정보가 편도는 물론 감각 피질, 전전두피질의 일부 영역, 해마 등에 전달된 이후에 이루어진다.

정밀한 분석이 이루어진 이후에는 평온한 이완 반응이 나타난다. 위험을 알리는 소리가 아님을 인식하고 두려움과 스트레스 상태를 유지하는 데 에너지를 쓰지 않아 안정적인 상태를 회복하기 때문이다. 그러나 위험을 인식한 직후, 대응 상태를 갖추기 위해 약간의 에너지를 사용하는 것은 바람직하다. 그렇게 함으로써 생명을 지킬 수도 있기 때문이다.

공포 반응

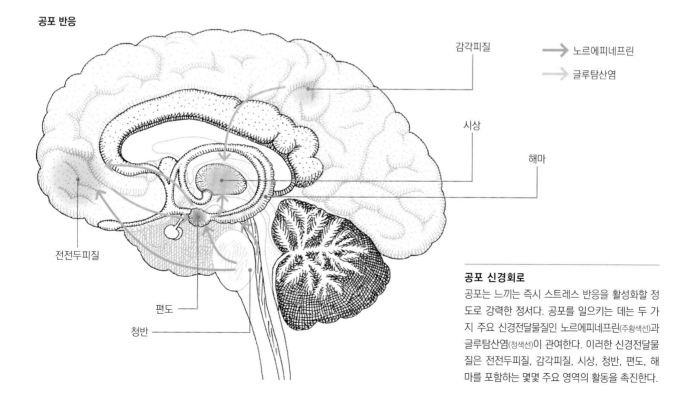

감각피질

→ 노르에피네프린
→ 글루탐산염

시상

해마

전전두피질

편도

청반

공포 신경회로

공포는 느끼는 즉시 스트레스 반응을 활성화할 정도로 강력한 정서다. 공포를 일으키는 데는 두 가지 주요 신경전달물질인 노르에피네프린(주황색선)과 글루탐산염(청색선)이 관여한다. 이러한 신경전달물질은 전전두피질, 감각피질, 시상, 청반, 편도, 해마를 포함하는 몇몇 주요 영역의 활동을 촉진한다.

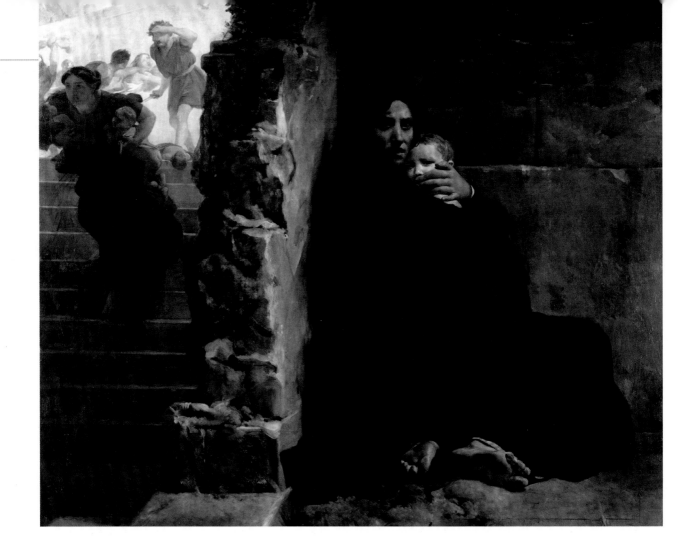

전측대상피질

우리 뇌에는 사회적 애착을 형성하는 용도로 진화된 영역이 있다. 그 가운데 가장 중요한 역할을 하는 것이 변연계 주위부 내측전전두피질의 일부인 전측대상피질이다. 이 영역은 우리가 어떤 사람이나 사물을 보고 피할지, 접근할지 여부를 결정하는 데 영향을 준다.

전측대상피질은 변연계 분야의 권위자인 폴 맥클레인Paul MacLean이 명명한 '포유류의 3대 행동Mammalian Behavioral Triad'을 조절한다. 여기에는 엄마가 자식을 보호하는 행동, 엄마와 떨어질 때 아기들이 울음을 터뜨리는 행동, 애착을 강화하기 위한 방편으로 놀이를 이용하려는 본능이 포함된다. 포유류는 정성스러운 양육과 사회적 지지를 통해서만이 생명을 유지할 수 있기에 애착이 끊어질지도 모른다는 분리 불안은 가

분리 불안으로 두려워하는 얼굴

극심한 분리 불안은 포유류가 나타내는 스트레스 반응의 주요 원인이다. 프랑스 화가 레옹 코니에Léon Cogniet의 걸작 〈헤롯왕에게 학살당하는 아기들 *The Massacre of The Innocents*, 1824〉에는 가련한 어머니와 아들이 생생하게 묘사되어 있다. 그림의 엄마와 아들처럼 가장 소중한 애착관계가 끊어지기 일보 직전인 사람은 심박수가 급증하고 혈압이 급상승한다.

장 심각한 스트레스 요인이다. 부정적인 감정은 우리 뇌와 신체가 분리 불안이나 애착 상실을 나타내기 위해 생성하는 꼬리표라 할 수 있으며 반대로 긍정적인 감정은 사회적 애착이 견고함을 나타낸다.

요약하자면 시상, 편도, 전측대상피질, 시상하부, 해마, 내측전전두피질은 인간의 스트레스 반응을 조절하는 회로의 주요 부품이나 다름없다.

스트레스와 인지

우리는 어떻게 해서 고통과 통증을 느낄까?

앞서 살펴보았듯이 모든 인간의 주의력은 궁극적으로 '접근하느냐 회피하느냐'와 같은 기본적인 결정을 내리는 데 집중되어 있다. 또한 뇌는 이러한 동작 결정을 좀 더 효율적으로 내리는 독립된 기관으로 진화했다. 그러한 맥락에서 괴롭거나 즐거운 기억은 인간의 능력 가운데서도 가장 중요하고 의미가 큰 의사결정 능력을 지원하기 위해 진화되었다. 우리는 과거의 괴로운 경험을 상기시키거나 미래에 고통을 초래하리라 예상되는 일을 부정적으로 인식하는 반면에 과거의 긍정적인 경험을 토대로 상황을 낙관적으로 평가할 경우 부정적인 정서반응이 억제되고 '예기불안 스트레스 Anticipatory Stress, 미래에 대한 불안에서 발생하는 스트레스 – 옮긴이'가 완화된다. 분리 불안을 느낄 때 이를 위험으로 보고 회피할지, 도전과제로 보고 맞서 극복해야 할지는 상황을 어떻게 판단하느냐에 달려있다.

부정적인 사고가 만성화된 사람은 스트레스를 경험하며 자동적으로 상황을 비관하고, 실제 상황을 왜곡해서 받아들이는 경우가 많다. 이처럼 비관적인 사고에 젖어있는 사람은 만족한 결과를 얻지 못하면 (달리 수많은 이유가 있어도) 자신의 탓으로 돌리는 경향이 있다. 마치 《곰돌이 푸Winnie The Pooh》에 나오는 당나귀 이요르Eeyore 항상 우울해하고 상황을 비관하는 것처럼 말이다. 어떤 상황에서 자동적으로 안 좋은 생각이 들면 불안, 우울, 분노와 같은 정서반응이 나타난다. 다행인 것은 우리가 학습을 통해 이러한 부정적인 사고체계를 수정할 수 있다는 것이다. 그럼으로써 만성 스트레스 반응을 일으키는 내부 요인을 없애고 불안하고 우울한 상황에서 벗어날 수 있다.

통증에 대한 뇌의 반응

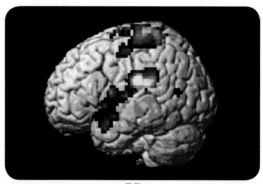

통증

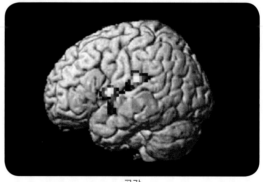

공감

통증경험
맨 위 자기공명영상MRI은 통증을 경험한 사람의 뇌로, 활성화된 감각피질과 대상피질이 노란색/빨간색으로 표시되어 있다. 아래 영상은 타인이 고통을 겪는 과정을 지켜보는 사람의 뇌로서 공감이라는 반응이 나타나 있다. 인간은 거울 신경세포의 영향으로 다른 사람의 고통을 이해할 수 있다. 이 MRI 영상은 공감을 느낄 때도 고통을 느낄 때와 비슷한 뇌 영역이 활성화된다는 것을 보여주지만, 실제 통증감각을 만들어내는 영역(뇌 맨 위에 있는 감각피질)은 활성화되지 않음을 알 수 있다.

인지행동이론

인지행동치료Cognitive Behavior Therapy, CBT의 첫 단계는 치료를 받는 사람이 반사적인 자동 사고를 돌이켜보고 인지적인 왜곡이 있는지 파악하는 것이다. 인지적인 왜곡을 발견한 사람은 8~12주에 이르는 치료 기간 동안 유익한 훈련을 거쳐 좀 더 적응적인 반응Adaptive Response을 보일 수 있게 된다. CBT의 궁극적인 목표는 비관적이고 부정적인 생각을 긍정적으로 바꾸는 능력을 키우는 것이다. 비관적인 생각은 스트레스를 증가시키고 대사기능에 손상을 초래하여 부정적인 정서 상태를 유발하며 심혈관계 질환 등 질병으로 이어질 위험도 커진다(제3장 참조).

스트레스와 기억

편도가 위협에 한창 대응할 때는 해마에 있는 기억 중추가 자극되어 특정한 기억흔적Memory Trace이 강화됨에 따라 장기

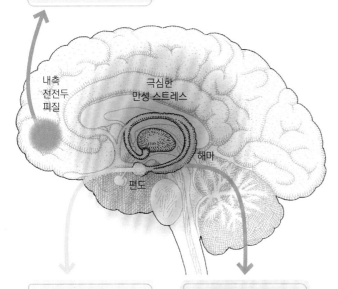

내측전전두피질은 일반적으로 정서반응을 조절하고 작업기억과 주의력을 관장한다. 이러한 기능은 스트레스 상황에서 손상된다.

내측
전전두
피질

극심한
만성 스트레스

해마

편도

편도는 크기가 커지고 다른 신경세포와 더 많은 연결을 형성한다. 과잉반응성을 띠게 되어 공포 반응을 증가시킨다.

신경세포 성장이 느려짐에 따라 해마가 위축된다. 다른 신경세포와의 연결이 줄어들고, 기억 기능이 손상된다.

기억이 생성된다. 그러나 스트레스가 만성화되거나 극심할 때는 해마가 과도하게 자극되어 구조적인 손상을 입을 수도 있다. 무엇보다 기억 기능이 크게 위축된다는 점이 문제다.

코르티솔과 같은 스트레스 호르몬은 기억 기능에 광범위한 영향을 끼친다. 코르티솔은 기억의 강화Consolidation of Memory, 기존에 습득한 기억흔적을 안정시킴으로써 새로운 기억을 창출하는 작용를 촉진하지만 기억재생Memory Retrieval, 기존에 부호화되고 저장된 기억흔적에 재접근하는 절차을 방해한다. 기억기능을 좌우하는 것은 글루코코르티코이드GC 수용체의 민감성과 해마의 상태라 할 수 있으며 이를 염두에 두고 해마가 어떻게 해서 구조적인 손상을 입는지 알아보자.

외상 후 스트레스 장애와 마찬가지로 편도에서 비롯된 공포 반응이 해마로 끊임없이 밀어닥치면 해마는 생존에 필요한 정보를 저장하는 데 집중한다. 그와 동시에 기억재생 능력과 작업기억Working Memory이 손상을 입고 스트레스가 만성화되는데 이때 나타나는 두 가지 변화가 해마의 기능에 타격을 끼친다. 첫째, 신경세포 끝에 돌출되어 신경세포 간의 정보교환을 돕는 수상돌기의 길이가 짧아지거나 수가 줄어 제 기능을 발휘할 수 없게 된다. 둘째로 해마의 치아이랑Dentate Gyrus에서 일어나는 신경발생Neurogenesis, 새로운 신경세포를 생성하는 작용이 억제되기 때문에 기억기능도 한층 더 떨어질 수밖에 없다. 따라서 스트레스가 지속적으로 이어질 경우 해마가 영구적인 손상을 입을 수 있으며 이러한 변화를 되돌리기는 거의 불가능하다. 실제로 외상 후 스트레스 장애를 겪은 사람의 뇌에서 해마 위축이 일어난다는 것은 신경영상Neuroimaging을 통해서도 확인할 수 있고, 기억력과 행동에 이상이 생기는 것도 해마의 위축 때문이다.

상호연결된 뇌 영역에 나타난 스트레스성 구조적 변화

극심한 스트레스 상황일 때 편도는 한층 더 강화되는데 여기에는 구조적, 기능적 근거가 있다. 한편 해마와 내측전전두피질은 편도를 통제하느라 과로하게 되고 그 결과 시간이 흐름에 따라 이 두 영역의 구조와 기능이 손상을 입는다.

스트레스와 노화

뇌의 노화는 어떻게 일어날까?

알로스테시스 과부하가 일어날 정도로 극심한 스트레스를 받은 노인은 우울증뿐 아니라 치매에 걸릴 위험이 크다는 점이 연구를 통해 입증되었다. 이는 만성 스트레스로 면역계가 지나치게 오랫동안 활성화되기 때문인 것으로 보인다(제4장 참조). 면역계의 만성 활성화는 스트레스를 받은 사람의 백혈구 세포에서 유전자가 발현되는 방식에서 두드러진다. 예를 들어 염증 촉진을 담당하는 유전자와 인슐린 수용체가 효율적으로 기능하는 것을 방해하는 유전자가 동시에 자극되면 세포 노화가 전보다 급속도로 진행된다.

만성 스트레스에 노출된 사람은 해마가 생성하는 GC 수용체가 줄어들기 때문에 스트레스 반응을 점진적으로 중단하는 것이 어려워진다. 인간은 노화와 더불어 흥분전달물질의 양을 조절할 수 있는 능력을 상실하는데, 과도한 글루탐산염이 흥분 상태를 유발하면 미토콘드리아포도당과 산소를 분해함으로써 세포에너지를 생산하는 세포소기관(Organelle)가 혹사당한다. 그러면 활성산소 Reactive Oxygen Species나 자유기Free Radical로 불리는 부산물이 세포를 손상시킨다. 과도한 산화작용으로 세포가 녹슨다고 생각하면 된다. 산소의 대사산물인 활성산소가 세포 손상을 일으키는 까닭은 반응성이 강하기 때문이며 세포 내에 활성산소의 농도가 높아지면 세포 노화가 가속화되고 치매가 생길 수 있다.

스트레스성 코르티솔은 글루탐산염에 대한 신경세포의 민감성을 높여 뇌에서 지나치게 많은 글루탐산염 수용체가 생성되게 한다. 이는 과도한 흥분 상태를 불러오고 활성산소로 인한 세포 손상이 더해지며 노화가 와도 신경발생이 저하된다. 여기에 스트레스까지 더해지면 신경발생이 더욱 느려져 노화 관련 질환이 일어날 가능성이 커지고, 염증 반응을 일으켜 뇌에 흉터를 남기기도 한다. 그 흉터에 사멸한 미세아교세포Microglial Cell로 연결된 노인반Senile Plaque이 축적되면 여러 유형의 치매가 발생할 수 있다.

알츠하이머병은 치매를 유발할 수 있다

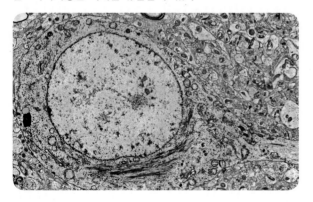

알츠하이머병

알츠하이머병은 치매를 일으키는 가장 흔한 원인이다. 왼쪽에 알츠하이머병 환자의 뇌세포를 촬영한 천연색 투과전자현미경TEM 영상에서 단백질 매듭(짙푸른색)이 세포질(초록색)에 형성된 것을 볼 수 있다. 이러한 '신경세포섬유매듭Neurofibrillary Tangle'은 타우 단백질의 집합체로, 건강한 세포에서는 이 단백질이 '미세관Microtubules'이라는 물질을 안정화하는 것을 비롯해 세포 건강에 반드시 필요한 역할을 한다. 그러나 산화스트레스는 일반적으로 가용성인 타우 단백질을 불용성으로 만들어 정상적인 세포 기능을 방해하고 세포 사멸을 일으킨다.

신경화학적 정보전달자

뇌에 존재하는 화학적 연결망

스트레스는 뇌와 몸을 돌아다니는 다양한 신경화학적 정보전달자에 영향을 준다. 신경화학적 정보전달자로는 신경전달물질Neurotransmitter, 신경펩티드Neuropeptide 호르몬, 내인성 아편유사제Endogenous Opioid, 시토카인Cytokine 등이 있으며 면역계와 뇌를 양방향으로 연결한다. 시토카인과 신경전달물질은 각각 뇌와 면역계에 영향을 끼친다.

모노아민

모노아민Monoamine으로는 노르에피네프린, 도파민, 세로토닌Serotonin이 있다. 급성 스트레스가 발생하면 뇌의 특정 신경세포집단에서 모노아민 수치가 급격하게 증가하는데, 이때 모노아민의 수치가 얼마만큼 증가하느냐는 성별, 시간대, 스트레스 요인의 특성과 지속시간에 달려 있다. 해마, 편도, 전전두피질, 보상을 관장하는 중격의지핵Nucleus Accumbens 등이 모노아민을 받아들이는 뇌 영역이며 우리 몸이 스트레스에 재빨리 대응할 수 있는 것은 이 모노아민 덕분이다. 모노아민은 스트레스가 발생한 지 몇 분 내에 분비되며 수용체에 달라붙어 우리 몸에서 동작을 담당하는 주요 영역으로 신호를 내려 보내 행동 기능을 변화시킨다.

신경펩티드

신경펩티드 몇 종류도 뇌의 특정 영역에서 다양한 수용체를 자극하며 스트레스 반응에 관여한다. 그 가운데서도 신경호르몬인 CRH코르티코트로핀 분비호르몬는 스트레스 반응과 관련하여 가장 중요한 역할을 담당하는 펩티드 분자다. 그러나 바소프레신Vasopressin, 옥시토신Oxytocin, 신경펩티드 Y와 같이 스트레스 반응을 방해하는 펩티드도 있다(자세한 내용은 뒷부분에서 다룰 것이다). CRH는 스트레스 상황일 때 시상하부의 신경종말Nerve Terminal에서 분비되며 뇌하수체의 수용체에 작용함으로써 HPA 축의 스트레스 반응을 이끌어낸다. 그뿐만 아니

화학적 정보전달자

스트레스 상황에서는 각각의 모노아민이 특정한 역할을 담당한다.

도파민은 위험평가와 위험예측능력을 강화하고 의사결정을 돕는다.

노르에피네프린은 주변 상황에 대한 우리의 주의력을 강화하여 감각정보를 탐색하는 데 집중하도록 한다. 이를 통해 위협에 대한 해결책을 지원한다.

세로토닌은 스트레스 요인으로 인한 불안을 누그러뜨린다.

이와 같이 모노아민은 회복력을 증진함으로써 우리가 극심한 스트레스성 사건에 대처하는 것을 돕는다.

모노아민

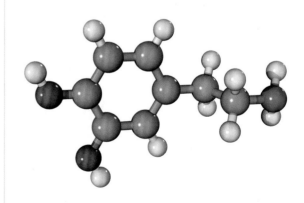

도파민

라 편도, 해마, 청색 반점도 CRH를 분비하는데 적정한 스트레스 상황에 해마에서 CRH가 분비되면 기억력이 개선된다. 그러나 극심한 스트레스 상황에서는 해마 세포에 있던 가지돌기가시Dendritic Spine가 손상되면서 과잉 흥분 상태Hyperexcitability가 나타날 수 있으며 만성 스트레스 상황에서 CRH가 분비되면 세포에 구조적인 변화가 일어난다.

부신에서 분비되는 코르티솔 수치는 아침 시간에 높은 데서 알 수 있듯이 일주기 리듬에 따라 달라지며 스트레스 요인과도 관련이 있다. 코르티솔 수치는 뇌에서 동기화되며 그에 따라 스트레스 반응 과정에서 말초신경계와 중추신경계의 공동 대응이 이루어진다. 코르티솔의 작용은 주로 광물코르티코이드 수용체와 글루코코르티코이드 수용체의 활동을 통해 이루어지는데 전전두피질, 편도, 해마, 중간뇌의 모노아민 생성 영역도파민을 생성하는 배쪽뒤판(Ventral Tegmentum), 세로토닌 생성을 담당하는 등쪽솔기(Dorsal Raphe), 노르에피네프린을 생성하는 청색반점 등 스트레스 매개인자와 전달물질에 특히 민감하게 반응하는 영역이 있다. 이러한 영역은 스트레스 반응에 필수적인 각종 망을 연결하는 구심점 역할을 하며 복잡한 망을 통해 전달되는 정보를 통합하기 때문에 우리 뇌는 온갖 스트레스가 발생할 때마다 적절한 반응을 할 수 있는 것이다.

스트레스 반응의 시간과 조정

스트레스 반응은 다양한 시간 경과에 따라 다음과 같은 조정 단계를 거친다.

1단계: 스트레스성 사건이 발생하고 몇 초 이내에 급성 활동 반응이 시작된다. 모노아민과 신경펩티드가 중재하는 단계로 스트레스 반응을 생리적, 면역학적으로 정교화한다.

2단계: 스트레스성 사건 1~2시간 이내에 나타나는 스트레스의 분자적 효과로 글루코코르티코이드 수용체의 활성화를 통해 이루어진다. 1단계가 지속됨에 따라 장기적으로 건강이 입는 부정적인 영향을 완화하는 단계다.

급성 스트레스 반응은 시작 자체가 결정적이긴 하지만 이를 적절히 중단하는 능력도 중요하다. 이러한 능력이 있으면 인지, 정서, 생리, 신경내분비 기능의 변화에 직면하더라도 안정성을 회복할 수 있다.

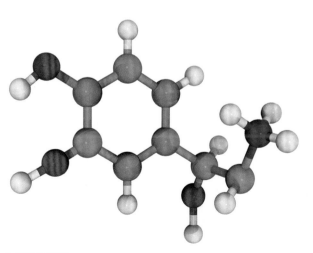

노르에피네프린

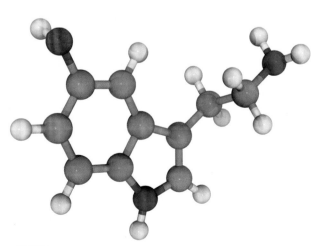

세로토닌

스트레스와 상습성 중독

스트레스가 중독을 유발할까?

약물중독이든 행위중독이든 모든 상습성 중독 장애는 고통을 느끼는 상황일 때 발생할 가능성이 크다. 사람들은 스트레스 상황에 부딪치면 고통을 없애고 쾌락을 얻기 위해 뇌의 보상회로를 활성화하는 물질이나 행동을 찾는다.

특히 알코올, 아편, 코카인 등을 남용하는 중독 장애는 당사자에게도 고통이지만 공공보건의료 측면에서도 막대한 경제적 손실을 가져온다. 그 때문에 중독의 발생, 갈망, 재발과 관련하여 스트레스가 어떠한 역할을 하는지 규명할 필요가 있다. 중독은 재발이 잦은 만성 뇌질환으로 정의할 수 있다. 우리가 한층 더 강력하고 직접적인 효과를 내는 물질을 사용하면 보상과 쾌락을 담당하는 뇌의 회로가 왜곡되고 그에 따라 분자, 세포, 행동, 정신이 파괴적이고 지속적인 변화를 겪을 수 있다.

이러한 변화는 일종의 신경적응으로, 약물이 수용체에 구체적인 영향을 끼칠 때 나타나며 세 가지 요인과 연관이 있다. 첫 번째는 스트레스를 유발하는 상황 등 환경 요인이다. 연구에 따르면 스트레스 반응체계와 남용 중독에 대한 취약성 사이에는 중요한 상관관계가 있다. 앞서 살펴본 스트레스 상황에서의 세포 유전자 발현은 산화스트레스와 염증반응 증가가 세포 변형을 일으키면서 발생하는 것이 보통이며 이러한 상태가 되면 중독에 취약해진다. 알코올, (코카인과 암페타민 등의) 흥분제, (벤조디아제핀 등의) 진정수면제, (헤로인 등의) 아편제제 모두 뇌에 한 가지 공통된 영향을 끼치며 이러한 영향을 유발하는 데는 신경전달물질인 도파민이 중요한 역할을 한다. 우리 뇌에는 중격의지핵이라는 뇌핵에서 도파민 기능이 높아질 때마다 우리에게 쾌감을 주는 보상회로가 존재

하므로 남용성 약물은 이러한 도파민 기능을 항진시킨다. 따라서 우리가 기분전환용 약물 등을 남용하면 뇌의 보상회로가 약물이 유발하는 인위적인 황홀감에 길들여져 다시는 정상적인 방법으로 쾌감을 느끼지 못할 가능성이 커진다. 이를테면 자녀를 돌봄으로써 느꼈던 기쁨을 더 이상 느끼지 못하게 되는 것이다.

남용성 약물은 뇌의 여러 스트레스 반응계에 직접적인 영향을 주는데 특히 옥시토신과 바소프레신은 물론 몸에서 생성되는 아편유사제의 분비에 영향을 준다. 따라서 남용성 약물의 영향을 받는 스트레스 반응계에 관해 좀 더 많은 사실을 밝혀낸다면 중독 장애에 대한 조기 진단과 새로운 치료법을 발견하기가 한층 더 용이해질 것이다.

급성 알코올 섭취는 HPA 축과 같은 스트레스 반응계를 자극한다. 반면에 오랫동안 다량의 알코올을 섭취한 사람은 알코올의 자극 효과에 내성이 생겨 알코올 섭취 후에 일어나는 자극에 스트레스 반응계가 익숙해진다. 지속적으로 이러한 일이 되풀이되다 보면 결과적으로는 뇌가 큰 타격을 입는다.

우리 뇌가 알코올의 영향을 받으면 보행이 불안정해지고 시야가 혼탁해지며 발음이 불분명해지고 반응시간이 느려질 뿐만 아니라 기억기능이 떨어진다. 물론 더 이상 알코올을 섭취하지 않는다면 이러한 증상이 점차 사라진다. 그러나 지속적으로 많은 알코올을 섭취할 경우에는 음주를 중단하더라도 뇌에 입은 손상이 한참 동안 남아있게 된다. 알코올이 어떻게 해서 독소로 작용하여 장기기억 손상과 치매까지도 유발하는지에 관해서는 다양한 연구가 진행되고 있다. 무엇보다도 알코올 중독에 수반되는 영양소 결핍이 뇌 손상을 일으

킨다는 것은 이미 사실로 입증되었다. 예를 들어, 티아민 결핍은 베르니케-코르사코프 증후군Wernicke-Korsakoff Syndrome이라는 기억장애를 유발한다.

알코올이 뇌에 얼마만큼 큰 영향을 끼치느냐는 다음과 같은 몇 가지 요인에 의해 좌우된다.
- 알코올 섭취의 양과 빈도
- 음주를 시작한 나이와 음주 기간
- 나이, 성별, 유전적 배경, 교육 수준, 알코올 중독의 가족력
- 태아 알코올 증후군Fetal Alcohol Syndrome을 겪었을 가능성
- 전신 건강 상태

알코올 중독 환자가 갑자기 음주를 중단하면 발작이나 진전섬망Delirium Tremens과 같이 다양한 문제를 겪을 수 있으며 심할 경우 생명을 잃을 가능성도 있다.

약물 중독 역시 알코올 중독과 마찬가지로 인체의 스트레스 반응계에 심각한 타격을 입힌다. 급성 알코올 섭취가 스트레스 반응계를 자극하듯이 급성 코카인 섭취 역시 HPA 축을 자극한다. 만성적인 약물 남용은 만성 스트레스 상황일 때와 같이 도파민 보상회로의 구조를 변화시키고, 남용성 약물은 뇌가 전달하는 보상 신호를 가로챈다. 평소 우리의 마음을 안정시키고 즐거움을 주던 행동이 더 이상 같은 효과를 발휘하지 못한다는 뜻이다.

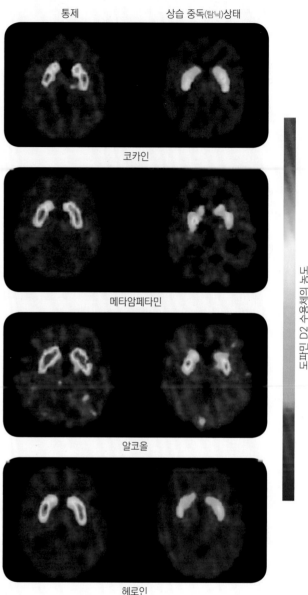

물질 남용의 효과

통제 · 상습 중독(탐닉)상태

코카인

메타암페타민

알코올

헤로인

도파민 D2 수용체의 수

약물과 알코올이 뇌에 끼치는 손상
도파민 D2 수용체는 약물 남용뿐만 아니라 탐닉 성향과 관련이 있는 것으로 보인다. 만성적인 약물 사용은 D2 수용체의 기능을 저해한다. 더욱이 유전적으로 도파민 D2 수용체의 뇌내 농도가 낮은 사람은 좀 더 충동적이고 알코올이나 약물에도 빠지기 쉽다. 위의 그림에서 상습 중독 환자들의 경우 정상 대조군에 비해 내측전전두 영역의 도파민 D2 수용체 기능이 저하되었음을 알 수 있다.

흥분 중독
스트레스가 주는 짜릿함

도전 후에 느끼는 짜릿함에 '중독'되는 사람들이 있는데 이들을 가리켜 '아드레날린 중독자'라 한다. 아드레날린 중독자는 흥분을 추구하는 사람으로서 분주한 상황에서 발생하게 되는 갈등이나 위협을 통해 쾌감을 느낀다. 이들은 가파른 산등성이를 스키로 활강하거나 번지점프를 하거나 어마어마한 파도를 즐긴다. 세계적으로 이름난 암벽등반가이자 베이스점프 선수인 딘 포터Dean Potter는 죽음도 불사하는 베이스점프를 미국 내에서 합법화하기 위한 운동을 벌이고 있었는데 미국 요세미티 국립공원에서 베이스점프를 하던 중 43세의 나이로 사망했다. 어떤 이는 의자에 앉아 극한

스포츠 장면을 보거나 액션영화와 공포영화를 감상하면서 대리체험으로 쾌감을 느낀다.

앞서 살펴보았듯이 중격의지핵은 쾌감과 보상 제공에 관여하는 핵심 영역이며, 정서적으로 발생한 동기와 동작회로 사이에 상호작용이 가장 활발하게 일어나기 때문에 목표 달성에 기여하는 영역이기도 하다. 그래서 중격의지핵은 대체로 중독이 일어나는 과정에 관여하고 목표 지향적인 활동을 일으키는 역할을 한다. 목표 달성에 기여하는 중격의지핵이 중독을 일으키는 데도 작용한다는 것은 뇌의 보상회로가 약물뿐 아니라 도파민 수용체의 작용을 비정상적으로 극대화하는 행위로도 흐트러질 수 있다는 뜻이다. 이처럼 인위적인 쾌락에 빠지면 가족 간의 유대관계, 놀이, 업무 등에서 느끼

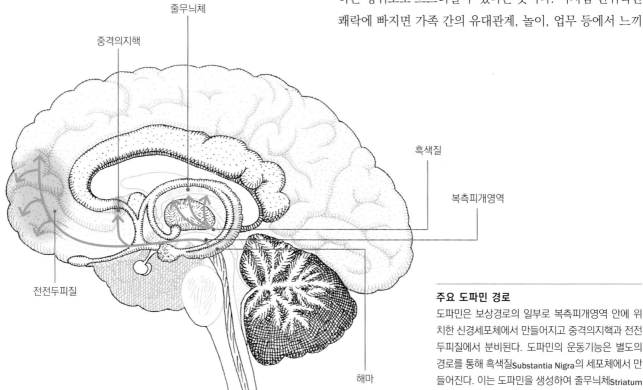

줄무늬체

중격의지핵

흑색질

복측피개영역

전전두피질

해마

주요 도파민 경로
도파민은 보상경로의 일부로 복측피개영역 안에 위치한 신경세포체에서 만들어지고 중격의지핵과 전전두피질에서 분비된다. 도파민의 운동기능은 별도의 경로를 통해 흑색질Substantia Nigra의 세포체에서 만들어진다. 이는 도파민을 생성하여 줄무늬체Striatum로 분비한다.

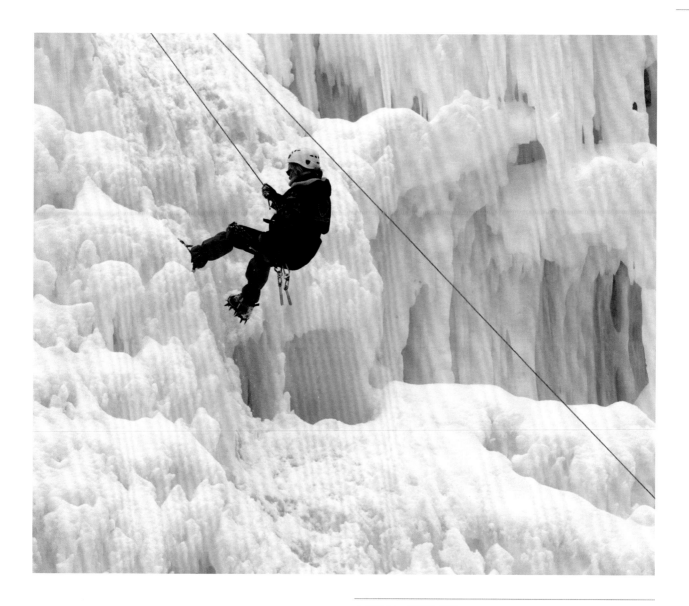

는 일반적인 즐거움이 시시하고 재미없이 느껴진다. 결국 위험한 도전이나 과도한 성생활처럼 스트레스를 주는 행위를 통해 짜릿함을 얻게 되고 뇌의 보상회로가 교란을 일으키며 극단적인 행위가 습관으로 굳어진다. 선천적으로 흥분을 추구하는 경향이 큰 사람도 있다. 신경영상 연구에 따르면 아드레날린 중독자와 위험을 감수하는 사람은 겁이 많고 소극적인 사람에 비해 도파민을 억제하는 수용체의 숫자가 적어 도파민의 작용을 적절하게 억제하지 못할 것이라는 점을 추론할 수 있다. 위험을 감내하면서까지 흥분을 추구하는 사람들이 짜릿한 체험을 할 때마다 도파민을 다량으로 분출한다

스트레스는 보람을 준다
도전적인 상황에서 보람을 느낄 수도 있다. 사진 속의 빙벽등반가와 같이 어떤 사람은 스트레스성 사건을 의도적으로 만들어내어 원초적인 애착 불안을 재현하는 방식으로 평형과 안정감을 되찾음으로써 강력한 만족감을 느낀다.

는 얘기다. 또 다른 연구에 따르면 이 도파민 조절 수용체가 부족한 사람은 학업을 수행할 때 부정적인 피드백을 경험하는 경향이 있다. 그렇게 본다면 실수와 부정적인 체험을 통해 교훈을 얻는 데서 유독 어려움을 느끼기 때문에 그들이 흥분을 추구하고 극한 위험을 감내하는지도 모른다.

긍정적인 스트레스

이로운 스트레스란 무엇인가?

人트레스는 집중력을 높이고 목표를 달성하고 장애물을 극복하는 데 도움을 준다. 이를테면 열띤 경쟁을 벌이는 운동선수가 경험하는 흥분이나 비행기에서 뛰어내리는 낙하산병이 느끼는 들뜬 기분도 스트레스 반응과 연관이 있다. 우리는 스트레스를 유발하는 과제를 달성하고 나면 기분 좋은 흥분을 느끼는데, 이러한 흥분은 심각한 위협에 처할 때 느끼는 고통과는 다르다. 과제 달성 후에 느끼는 짜릿함은 삶의 활력소가 되며 개인이 비약적으로 발전하는 데 도움을 준다. 반면에 고통은 실패할지도 모른다는 두려움과 바라던 목표를 달성하지 못한 아쉬움에서 비롯되는 박탈감을 낳는다.

고통은 스트레스가 큰 과제를 수행하는 과정에서 패배감과 좌절감으로 나타나고, 이러한 패배감은 '학습된 무기력Learned Helplessness'이라는 상태로 이어지며 우울증 등 만성 스트레스 반응과 동일한 증상을 유발한다. 우리는 예측할 수도, 회피할 수도 없는 스트레스 유발 요인에 노출될 때 절망감과 무기력감을 느끼는데 이는 코르티솔 분비가 증가함에 따른 것이다. 연구 결과에 따르면 학습된 무기력 상태에서는 맞섬도피 반응이 둔감하여 '포기와 체념'이 두드러지게 나타난다. 어떤 학자는 인간이 피할 수 없는 스트레스 상황에서 '보존-위축Conservation-Withdrawal' 등의 수동적인 방어 전략을 택하는 것이 에너지를 보존하기 위한 진화 본능에서 비롯되었을지도 모른다는 의견을 제시했다. 만성 스트레스로 주요 우울증을 겪을 때도 학습된 무기력 상태와 비슷한 증상이 나타나는데 대표적으로 수면장애, 일상 활동에서 흥미와 즐거움 상실, 절망감, 무기력감, 무익함, 활력 상실, 집중력 저하, 식욕 저하에 따른 체중 감소, 정신운동초조Psychomotor Agitation나 정신

운동지연Psychomotor Retardation, 병적인 생각이나 자살충동 등을 들 수 있다.

스트레스를 위협으로 인식하느냐 도전으로 받아들이느냐는 '학습된 무기력과 학습된 낙관주의Learned Optimism' 중 어떠한 상태인지에 좌우된다. 긍정적이고 목적의식 있는 태도로 스트레스에 대처할 수 있다면 적응에 성공하고 회복력을 키우며 내면적으로 성장할 가능성이 커진다. 이러한 방식을 통해 스트레스를 긍정적인 경험으로 만들 수 있다.

스트레스는 활력을 준다

안전한 비행기를 벗어나 불확실한 공간으로 뛰어내리는 행위는 스트레스 반응계를 빠르게 작동시켜 우리가 위협에 맞설 수 있도록 뇌와 몸을 대비하는 것이다.

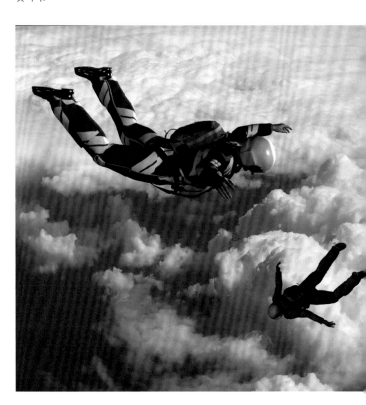

수행 능력

스트레스는 흔히 부정적으로 인식되지만 긍정적인 역할을 할 때도 있다는 것을 알아둘 필요가 있다. 변화와 도전은 스트레스를 동반하지만 우리에게 목표 달성이라는 동기를 부여하여 새로운 기량을 익히고 성숙하는 데 도움을 준다. 스트레스 관리는 몸의 근육을 키우는 운동과 비슷하며 몸이 아니라 뇌를 훈련시킨다는 점에서만 다를 뿐이다. 근력 운동이나 달리기를 할 때 적절한 무게와 거리를 찾는 것이 관건이듯 스트레스기 지나치게 낮아도 권태와 무기력감을 느낄 수 있으며 너무 높아도 수행 능력이 감소하며 각종 기능이 손상된다.

그러나 스트레스 상황에서 수행 능력이 높아지는 데에도 비결이 있다. (1만 시간 연습을 거치면 어떤 기량이나 분야에 통달한다는 법칙과 마찬가지로) 충분한 훈련을 통해 스트레스 상황에서도 생리적인 이완반응을 이끌어내 과도한 스트레스 반응을 예방하고 심신의 안정을 도모하는 것이다. 한마디로 '몰입 상태Being In The Zone'에 도달하는 것인데, 경기를 치르는 운동선수들이 고도로 수행 능력을 발휘할 수 있는 상태를 뜻한

다. 압박을 받는 상황에서도 매치포인트Match Point, 우승 여부를 결정짓는 마지막 1점 - 옮긴이를 올리거나 표적을 맞힐 수 있도록 훈련을 거듭하는 것도 '몰입 상태'에 도달하기 위해서다. 오페라 가수, 체스 선수, 대규모 청중을 대상으로 하는 강연자 역시 수행 능력을 높이려면 훈련이 필요하다.

스트레스를 활력소로 전환하는 법을 익히는 것은 분야를 막론하고 성공의 지름길이다. 또한 건강과 수행 능력을 증진하기 위해서는 우리이 뇌가 어떠한 방식으로 스트레스를 관리하는지 알아볼 필요가 있다. 까다로운 분야이지만 이제까지 알아본 바를 염두에 둔다면 이해하기 어렵지 않을 것이다. 앞으로 나올 장에서는 지금까지 다룬 주요 개념을 좀 더 상세하게 논의하고 최신 연구를 소개할 것이다.

스트레스는 수행 능력을 강화한다

어떤 직업이든 남들 앞에서 기량을 선보이는 것은 일정 부분 스트레스를 동반한다. 이러한 상황에서의 스트레스는 기량을 향상시키고 활력을 주어 그 사람이 더 높은 경지에 오를 수 있도록 돕는다. 예를 들어, 무대 경험이 많은 가수는 스트레스를 적절히 활용하여 뛰어난 공연을 펼치는 것이 가능하다.

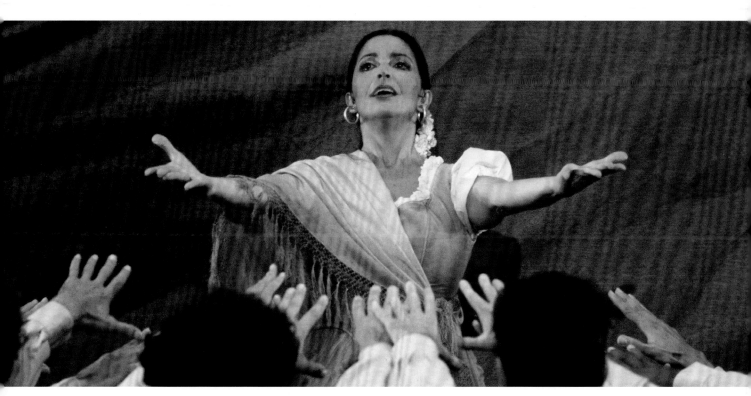

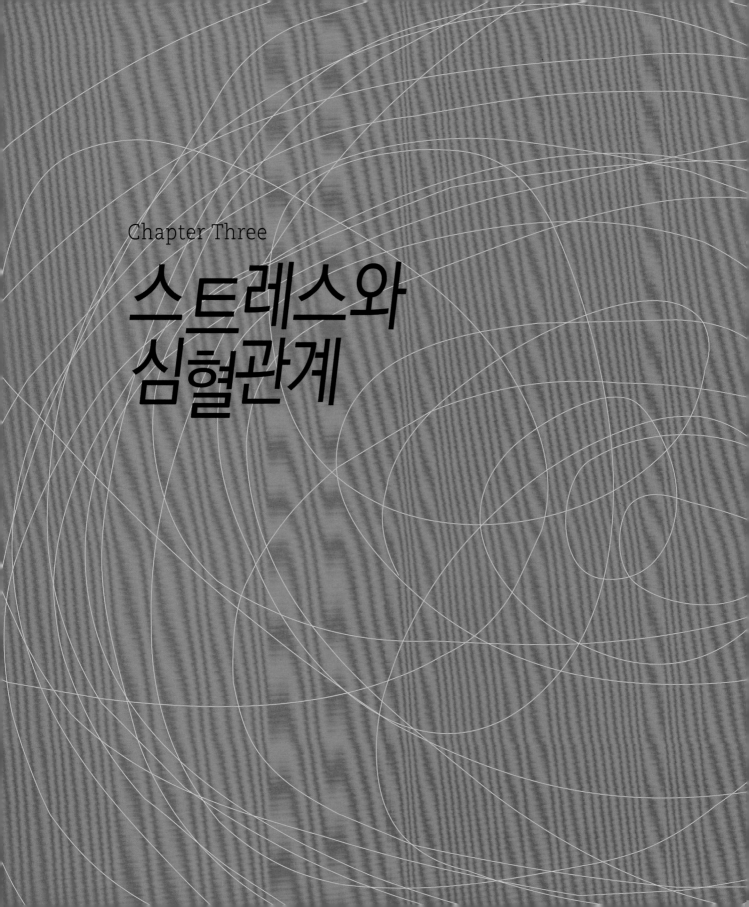

Chapter Three

스트레스와 심혈관계

뇌와 심장은 긴밀하게 연결된 기관이다. 뇌는 우리의 안전을 지키기 위해서 몸을 움직일지 말지를 결정하고, 그 과정에서 심장과 끊임없이 연락을 주고받으며 심장박동수와 혈압을 조절한다. 스트레스 상황일 때는 골격근에, 휴식 상황일 때는 평활근Smooth Muscle, 민무늬근육과 내장에 피와 영양소를 공급하기 위해서다. 이는 뇌가 사고 기능을 유지하기 위해서도 반드시 필요한 일이다.

신경계와 심장

심장발작의 위험

스트레스성 알로스테시스 과부하로 대사기능이 손상되어 뇌가 지치면 각종 질병에 걸리기가 쉬워진다. 그중에서도 특히 심장이 취약해진다는 사실은 두말할 나위도 없다. 연구에 따르면, 실제로 스트레스나 불안증, 우울증 같은 스트레스성 정서장애를 앓는 사람은 심근경색(심장근육 손상)에 따른 심장발작과 부정맥Cardiac Arrhythmia으로 인한 심정지 등의 심장 질환을 앓을 가능성이 높아지는 것으로 밝혀졌다. 교감신경계가 과도하고 만성적인 스트레스 반응을 일으키면 심실Heart Chamber이 신체조직에 충분한 혈액을 공급하지 못함에 따라 심부전Heart Failure이 일어날 수 있다.

이러한 경우 관상동맥질환의 위험 요인이 없는 사람도 급성동맥질환에 걸릴 수 있으므로 스트레스 요인이 우리의 수명을 좌우한다고도 볼 수 있다. 특히 사소해 보이지만 날마다 겪는 정신사회적 스트레스는 건강에 상당한 영향을 끼친다.

스트레스와 심장

만성 스트레스는 심장허혈Cardiac Ischemia, 심장에 공급되는 혈류가 감소하여 심근이 괴사하는 질환이나 전기생리학적 심장 이상Cardiac Electrophysiological Accident, 심실벽에 과도하거나 약한 전기 자극이 흘러 심장 수축이 불규칙해지고 기능이 저하되는 상태의 위험을 높여 심장에 손상을 가할 뿐만 아니라 사망을 초래할 수도 있다. 실제로 관상동맥질환 환자 가운데 절반 가까이가 정신적인 스트레스에 시달릴 때 통증이 없는 '무증상'일과성 심근허혈Myocardial Ischemia을 겪는다는 보고가 있었다. '무증상'일과성 심근허혈은 심근에 충분한 혈액이 공급되지 않는데도 환자가 가슴이 조이는 통증협심증을 느끼지 못한다는 점에서 특히 위험하다. 통증이 없기 때문에 환자는 심근이 큰 위험에 처했다는 사실을 모른 채 방치할 가능성이 크다.

만성 심장질환 환자의 심장을 보행심전도로 측정해보면 놀랄 만큼 많은 허혈발작 흔적이 관찰되며 실제로 일과성 허혈은 대부분 정신적 스트레스에서 비롯된다. 심장질환 환자가 '정신적 스트레스에 의한 허혈'로도 불리는 일과성 허혈 증후군에 시달리면 임상경과가 악화될 가능성이 3배 증가한다. 스트레스성 심장질환을 겪으면 전반적인 심장질환이 발병할 확률이 높아진다는 얘기다.

여기에 일반 인구의 심장질환 유병률Prevalence, 어떤 시점에 일정한 지역에서 나타나는 인구 대비 환자 수의 비율이 높고 인재나 자연재해 시에 심장발작 건수가 늘어난다는 점까지 감안하면 개인은 물론 공동체 차원에서 스트레스 조절 능력을 개선하는 것이 얼마나 중요한지 알 수 있다. 또한 남들보다 스트레스성 심장질환에 취약한 사람들을 구별해내고 이들이 효과적인 스트레스 조절 방법을 찾을 수 있도록 지원하는 일이 시급하다.

심혈관 질환CVD의 위험인자와 정신적 스트레스에 대한 반응

(암산, 거울보고 선긋기, 분노 회상 등 정신적 스트레스 과업을 수행한 이후의 반응)

심혈관 반응 스트레스에 대한 관상동맥 반응의 변화	**정신적 스트레스성 허혈** 정신적 스트레스로 조직에 공급되는 혈류 감소	**혈소판 응집** 스트레스 상황에서 혈전 위험 증가	**정신사회적 스트레스** 불안, 우울, 부정적 성향은 심장질환 위험과 연관이 있다.
남성은 여성에 비해 혈압과 같은 생리적 표지자의 변화가 크다.	여성은 남성에 비해 정신적 스트레스성 심근허혈MSIMI을 겪을 가능성이 크다.	스트레스 상황에서 여성은 남성에 비해 좀 더 많은 혈소판이 응집된다.	여성은 남성에 비해 좀 더 부정적이고 덜 긍정적인 정서를 보인다.

여성은 남성에 비해 CVD의 치료결과와 병의 경과가 좋지 않다.

스트레스, 성별, 심혈관 반응성

남성은 혈관 단계의 스트레스에 좀 더 민감하게 반응하는 반면, 여성은 정신적·사회적 스트레스에 좀 더 강력하게 반응하는 경향이 있다. 또한 여성은 스트레스 상황에서 남성보다 혈소판의 점도가 더 크게 증가함에 따라 특정 심장질환이 발병할 가능성이 있다.

중추자율신경망

그렇다면 스트레스성 심장질환이 자주 일어나는 까닭은 무엇일까? 학자들이 스트레스와 관련된 뇌 활동을 연구한 결과 몇 가지 단서가 발견되었다. 우리 뇌에는 스트레스를 파악하는 데 관여하거나 고통스러운 상황에 대응하기 위해 활성화되는 영역들이 있는데, 경험을 통해 느낀 감정이나 인식을 처리하는 영역들이 여기에 해당된다.

특히 뇌에 존재하는 '중추자율신경망Central Autonomous Network'은 역동적인 회로망으로, 다양한 뇌 영역을 연결하여 심장과 관련된 스트레스를 처리한다. 근본적으로 중추자율신경망은 뇌와 심장을 구조적으로 연결하는 망으로서 스트레스성 정서 반응의 조절에도 관여하는 것으로 추측된다. 중추자율신경망 내부의 신경 연결이 알로스테시스를 유지하도록 설계된 일련의 피드백 메커니즘을 작동시켜 자율신경계의 스트레스 반응을 통제하고 통합하는 것이다.

뇌-심장 연결망인 중추자율신경망의 주요 영역으로는 내측전전두피질과 전측대상피질 등의 전전두 영역과 섬피질이 있다. 편도도 당연히 뇌와 심장의 소통에 관여한다.

내측전전두피질은 우리가 체험하는 정서적인 느낌을 처리하는 데 관여한다고 알려졌으며 정서의 중요성을 평가하고 과도한 스트레스 반응을 억제하는 능력을 지닌다. 전측대상피질은 구조적으로 해마가 생성하는 기억과 전전두 영역의 다른 부분이 생성하는 미래의 계획에 접근하는 것이 가능하다. 우리의 뇌가 서로 어긋나는 정보를 받은 상황에서 적절한 반응을 선택할 수 있는 것도 전측대상피질의 구조적 배열 덕분이다.

심장발작

심근경색(심장발작)은 스트레스성 만성 염증반응에서 비롯되기도 한다. 우선 큰포식세포라 불리는 세포가 심장혈관벽에 축적된 콜레스테롤에 반응하기 위해 혈관과 심장근육 사이의 공간으로 이동한다. 그다음 콜레스테롤을 먹어치우고 포말세포로 변화하여 혈관벽에 궤양을 유발하는 독성물질을 분비한다. 궤양이 생기면 혈소판이 치료를 위해 궤양에 달라붙는다. 그러나 이러한 과정이 만성화되면 엉겨 붙은 혈소판이 커져서 혈류를 차단하는 혈전을 형성하고, 심장근육에서 산소와 포도당을 빼앗아 심근의 괴사를 일으킨다. 그 때문에 심장에서 조직으로 공급되는 혈액량이 감소하면 결국에는 심부전으로 이어질 수 있다.

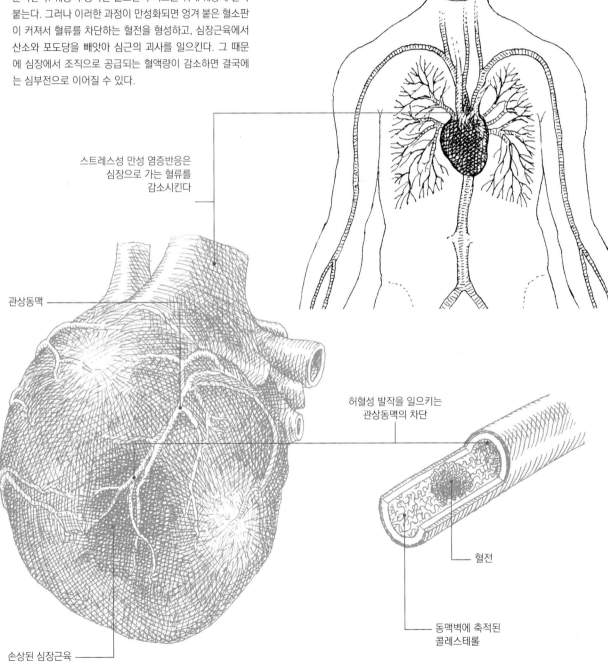

스트레스성 만성 염증반응은
심장으로 가는 혈류를
감소시킨다

관상동맥

허혈성 발작을 일으키는
관상동맥의 차단

혈전

손상된 심장근육

동맥벽에 축적된
콜레스테롤

전측대상피질은 모든 신체적·정서적 통증 신호를 중재하고, 협심증으로 인한 통증 신호도 전측대상피질이 관장한다. 이러한 구조적 배열은 진화론적 관점에서 보면 완벽히 이치에 맞는다. 위협적인 상황에서 목숨이 걸린 결정을 내리기 전에 기억, 계획, 통증 신호 등의 정보를 종합해야 할 필요가 있었기 때문이다.

편도는 두려움을 처리하는 데 매우 중요한 역할을 하는 마큼 개개인의 스트레스 취약성도 편도의 작용에 따라 달라질 수 있다. 편도가 위협과 관련된 스트레스 요인을 찾아내고 스트레스 반응계를 활성화하는 경로를 자극하기 때문이다.

신경영상연구에 따르면 내측전전두피질, 전측대상피질, 편도, 섬피질로 구성된 망이 뇌와 심장의 연결에 결정적인 역할을 한다. 특히 섬피질은 뇌와 신체의 연결 관계에 큰 역할을 담당한다.

뇌졸중의 영향

뇌졸중으로 섬피질이 손상되면 심장도 타격을 받을 수 있다. 특히 (미주신경을 비롯한) 부교감신경계와 교감신경계의 활성화 정도가 균형을 이루지 못할 때 심장의 왼쪽 부분이 손상을 입어 향후 심장 질환을 일으킬 가능성이 커진다. 관상동맥 심장질환까지 있는 경우라면 섬피질이 한층 더 큰 손상을 입으며 그 위험 요인으로는 정신사회적 고통을 들 수 있다. 이는 교감신경계를 과도하게 활성화하여 불균형을 심화하고 심장박동장애와 심근 손상의 위험을 높일 뿐 아니라 심부전으로 이어질 수 있다.

그 이외에도 만성 스트레스는 혈관에 염증을 일으키거나 세포물질을 축적시키는 과정을 가속화함으로써 심장질환의 발병률을 높일 수 있다.

뇌졸중이 뇌에 미치는 영향

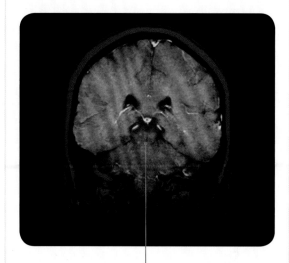

정상적인 인간 뇌의 종단면 영상

혈액 공급의 감소를 보여주는 가로영상

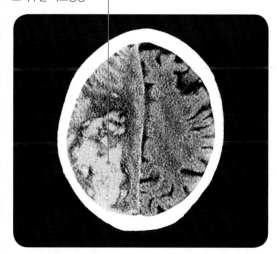

뇌졸중 후 뇌의 MRI

뇌졸중을 겪은 환자의 뇌를 단면으로 보여주는 MRI 영상. 뇌졸중(뇌혈관 발작)은 혈액 공급의 장애로 발생한 구조적 변화 때문에 뇌기능을 급격하게 상실하는 질환이다. '허혈성'뇌졸중은 뇌의 특정 영역에 공급되는 혈액량이 감소할 때 발생하며 만성 스트레스는 뇌졸중의 위험을 가중시킬 수 있다.

스트레스와 신경계 작용

우리 몸은 생명의 위협에 어떻게 대응할까?

실직, 자녀의 부상, 가정불화 같은 극심한 스트레스 요인이 발생하면 뇌와 심장의 연계가 활성화된다. 여기에는 뇌 안쪽에서 정서반응을 일으키는 변연계가 큰 역할을 하며 편도는 변연계의 주요 영역이다. 변연계가 위협이나 도전으로 자극을 받아서 스트레스 반응을 일으키면 내측전전두피질이 스트레스 반응의 강도와 지속시간을 조절하는 경향을 보인다. 이는 변연계와 전전두피질 사이에 부정적 피드백Negative Feedback 회로가 작동하기 때문이다. 정밀한 온도조절계가 하는 역할과 비슷하게 변연계의 긴장도가 높아지면 전전두피질이 변연계를 억제하는 것이다. 그러나 스트레스 상태가 지속되거나 극심해지면 전전두피질과 변연계의 활성화에 일시적인 불균형이 발생하는데, 이는 선천적으로 피질에 변연계의 반응을 억제하는 능력이 없기 때문일 가능성이 크다. 이러한 일이 일어나면 불쾌하고 초조하며 두려운 기분을 떨쳐버리기가 어려워진다.

자율신경계의 조절장애도 문제가 된다. 교감신경계의 활성화와 부교감신경계의 비활성화 사이에 균형이 이루어지는 일반 현상에 따라 사람이 정서적인 고통을 겪으면 맞섬도피반응이 일어나 교감신경계의 긴장도가 상승하며 제동장치 역할을 하는 부교감신경계의 미주신경 긴장도가 하락한다. 이처럼 교감신경계가 지나치게 자극되면 부정맥으로 심장에 이상이 생길 수 있다.

기능적 신경영상연구에 따르면 심장병 환자는 변연계에서 전전두피질로 이어지는 연결망이 건강한 사람에 비해 과도하게 활성화되는 것으로 드러났다. 한마디로 편도가 과도한 자극을 받으면 두려움과 불안 반응을 만들어내고 그 때문에 심혈관 기능에 무리가 생기는 것이다. 일례로 심장 통증이 없는 스트레스성 관상동맥질환을 앓는 사람은 스트레스 이외의 요인으로 심장질환이 발생한 사람에 비해 내측전전두피질의 활동이 한층 더 두드러지게 나타난다. 변연계 편도가 유발한 흥분을 억제하려면 내측전전두피질이 무리한 활동을 벌여야 하기 때문이다.

회복력

우리가 스트레스를 유발하는 상황이나 국면에서 헤어날 수 있는 까닭은 회복력이 있기 때문이다. 회복력은 우리가 매우 어렵고 곤란한 상황에 놓이더라도 몸과 마음의 다양한 기능을 적절히 조정할 수 있는 능력이며 안정, 생존, 발전을 위협하는 요인을 역동적이고 체계적으로 이겨내는 능력이다. 회복력은 소모를 줄이고 예비능력을 마련하여 에너지 역학을 개선함으로써 달성할 수 있다.

한마디로 회복력은 정서중추인 변연계 편도의 에너지 발화를 막는 능력으로 우리가 스트레스를 받을 때 연쇄적으로 일어나는 반응성 변화를 억제한다. 신체기관이 건강할 때는 뇌-심장 연계를 담당하는 전전두 영역이 편도를 통제하는 일을 한다.

외상성 사건을 겪고 난 후 극심한 스트레스에 시달리는 외상 후 스트레스 장애PTSD를 생각해보면 전전두 영역의 편도 통제 기능이 얼마나 중요한지를 알 수 있다. 신경영상 연구 결과 PTSD를 앓는 사람은 내측전전두피질의 활성화 정도가 떨어지는 것은 물론, 장기간에 걸쳐 내측전전두피질을 혹사하면 편도를 통제하는 기능이 약화되어 스트레스를 조절하지 못하게 된다.

이처럼 스트레스 상태가 지속되면 심장이 갈수록 큰 타격을 받으며, 실제로 노년기에 PTSD에 시달리는 퇴역군인은 PTSD가 없는 퇴역군인에 비해 심장질환과 심근경색 발병 위험이 각각 45%와 49% 증가하는 것으로 나타났다.

심장 통증이 뇌에 미치는 영향

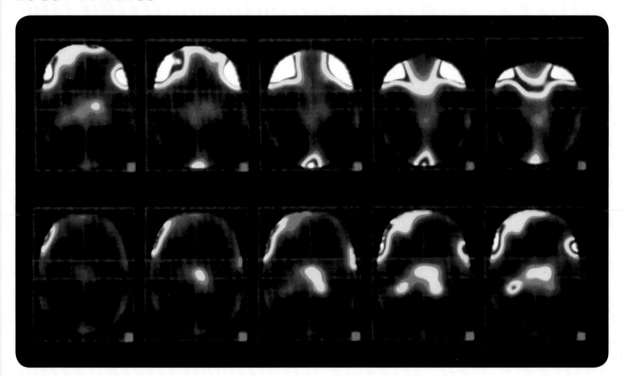

가슴 조임 통증

위의 영상은 관상동맥의 차단으로 혈류가 감소한 후 가슴 통증(협심증) 발작을 겪은 환자의 뇌를 촬영한 것이다. 뇌의 수평단면을 촬영한 영상으로 윗부분이 머리 앞쪽을 나타낸다. 혈류는 색으로 표시되어 흰색에서 빨간색, 노란색으로 갈수록 혈류가 증가하고, 초록색, 파란색, 검은색으로 갈수록 혈류가 감소하는 것을 나타낸다. 혈류가 가장 많은 부분이 활성화 정도가 가장 높은 영역이므로 뇌의 활성화 정도를 보고 환자가 심장 통증을 겪었는지를 알 수 있다. 맨 아래 영상은 활성화된 시상(뇌 중심부의 양측성 감각핵)이 뇌의 피질에 감각정보를 전달하는 과정을 보여주며, 맨 위 영상에서는 환자가 심장 통증을 의식함에 따라 전측대상피질과 섬피질 등의 전전두피질 영역이 활성화되는 것을 볼 수 있다. 심장질환 환자들이 스트레스를 받을 때 전전두피질로 공급되는 혈류가 증가한다는 점은 여러 연구를 통해 입증되었고, 그 가운데서도 정서적 정보와 인지 정보를 통합하고 통증신호를 처리하는 변연계 주위로 혈류가 급증한다. 이러한 영역은 정서와 기억을 만들어내고 스트레스 조절을 담당하며 두려움과 불안을 조절하는 뇌 영역이 심장기능에도 영향을 미칠 수 있다는 것을 보여준다. 실제로 심장질환이 없는 사람의 뇌를 촬영해보면 정서보다 인지를 관장하는 영역이 활성화되어 있다.

A형, B형 성격

성격 특성Personality Trait은 개인이 행동 측면에서 다른 사람이나 사회 전반과 어떠한 관계를 맺느냐를 반영한다. 성격 특성을 형성하는 데는 선천적인 유전자와 초년기 체험이 영향을 주며 유전자의 활동성과도 상호작용하는 것으로 알려졌다. 성격이 단백질의 농도, 구조, 기능은 물론 궁극적으로는 행동 경향에도 영향을 준다는 얘기다. 아래에서 보듯이 성격 특성은 '정서 지능지수Emotional IQ'의 정도에 따라 흔히 5가지

A형 인격	B형 인격
성실성	**친화성**
신뢰, 조심성, 일관성이 특징	타인에 대한 배려, 공감 능력, 너그러움이 특징
부정적 정서	**긍정적 정서**
불안, 과민성, 슬픔, 불안정성이 특징	사회성, 활달함이 특징
	경험에 대한 개방성
	창의력, 상상력, 통찰력이 특징

로 나뉜다.

그렇다고 개인이 꼭 한 가지 성격 특성만 나타내는 것은 아니다. 성격 특성은 중첩될 수 있으며 향후 건강과 정신사회적 상태를 어느 정도 예측할 수 있는 지표가 된다.

스트레스에 취약한 A형 성격이 있다는 가설은 약 50년 전에 대두되었으며 그 이후 A형 성격이 관상동맥질환 발병과 연관이 있다는 연구결과가 나왔다. 그리고 그 후 등장한 B형 성격 이론에 따르면 A형 성격과는 대조적으로 느긋한 B형 성격이 있다는 이론도 제기되었는데 그에 따르면 A형 성격은 성실성과 더불어 부정적인 정서를 나타내는 반면 B형 성격은 긍정적인 정서와 친화성을 보인다. 과거에는 A형 성격에 호전적이고 성급하며 경쟁적일 뿐 아니라 지배하려는 특성이 있다는 것이 통설이었다.

최근 연구는 부정적인 정서가 심장질환과 사망에 어떠한 영향을 끼치는지에 초점이 맞춰져 있다. 분노, 불안, 우울이 뚜렷이 구별되는 정서 상태인지, 또는 이러한 정서를 보인다고 해서 부정적인 성향이 있다고 규정할 수 있는지는 명확하게 밝혀지지 않았다. 어쨌든 최근에는 우울증이 관상동맥질환을 일으키고 심장질환의 치료 결과를 악화하는 단독 위험 요인이라는 점이 널리 인정되고 있다. 우울증을 앓으면 심장질환 발병 위험도 증가할 뿐만 아니라 심장발작을 겪은 후 병세가 호전되지 않을 확률도 높아진다는 뜻이다.

심장질환이 만성 스트레스 반응에서 비롯된다는 사실에서 알 수 있듯이 우울증은 다양한 방식으로 심장에 손상을 주고, 제1장에서 살펴본 대사증후군(고혈압, 고지혈증, 인슐린 반응성 저하, 비만)과 심장질환을 일으킬 수 있다. 심장병 환자는 일반적으로 비만, 고혈압, 고지혈증, 2형 당뇨병 등 만성 스트레스성 건강 이상을 겪는데, 공교롭게도 우울증 역시 만성 스트레스에서 비롯된다. 우울증은 비활동적인 생활방식과 흡연 등 위험한 행동으로도 이어질 수 있으며 특히 우울증에 걸리면 투약 등의 임상조언을 따르기 어렵다.

D형 성격

D형 성격 이론고통 받는(Distressed) 성격은 우울증과 사회적 지지 부족 등의 심장질환 위험 요인을 동시에 지닌 사람을 설명하기 위해 1990년대에 처음으로 제기되었다. 부정적인 정서, 수줍음, 사회적 행동 억제 등이 기본 특성이며 스트레스를 받으면 비관주의, 우울증, 불안감, 분노, 외로움을 느끼기 쉬운 성격이다. D형 성격인 심장병 환자는 치료 결과가 좋지 않고, 사소한 일에도 걱정이 지나쳐 하찮은 일을 겪어도 최악의 상황이라 확신한다. D형 성격을 지닌 사람에게 심장 이상까지 생긴다면 문제가 심각해진다. 심장질환이 재발할지도 모른다는 두려움에 탈진 상태가 되며 결국 '심장 장애자Cardiac Cripple'로 불리는 상태가 된다. 이들은 스스로 하찮다고 여겨 친구를 사귀기도 어려운 성격 탓에 충분한 사회적 지지를 얻지 못하고, 늘 경직되어 있으며 스트레스 상황일 때 '과열 반응'하는 경향이 있다.

우울증과 심장질환의 상호관계

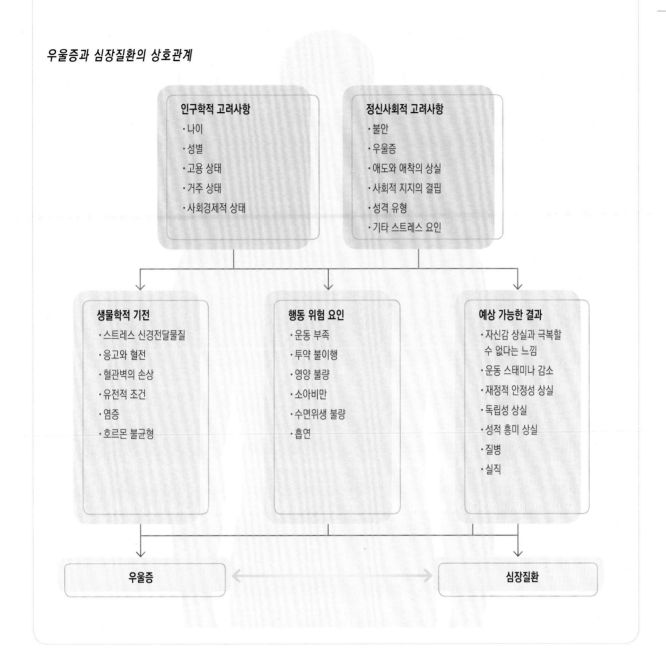

미국에서는 D형 성격이 건강한 인구의 20%, 심장병 환자의 50% 정도를 차지하는 것으로 추정된다. 연구에 따르면 A형 성격과 D형 성격이 다른 성격에 비해 심장질환 위험이 큰 까닭은 스트레스 수치와 염증반응 때문인 것으로 드러났다.

우울증과 심장질환의 위태로운 상관관계

스트레스성 만성 질환인 우울증과 심장질환은 대사증후군에서 비롯된다. 한쪽 질환이 걸리면 다른 쪽의 발병률이 높아지며 현대에 들어서 동반 발생하는 일이 많다. 실제로 WHO는 관상동맥질환과 우울증을 인류 건강에 가장 큰 위협이 되는 질병으로 분류했다.

생활방식

심혈관계 질환은 '세계 질병 부담Global Burden of Disease'을 늘리는 주요 요인이다. 사망률과 이환율Morbidity, 위험 요인에 접촉했을 때 병에 걸리는 정도를 통계적으로 나타낸 지표 – 옮긴이을 높이고 후유장애를 낳기 때문이다. 따라서 심혈관계 질환은 최우선적으로 해결해야 할 보건과제이며 개인은 물론 공동체 차원에서도 심장건강을 개선하는 방법을 모색해야 할 필요가 있다. 심장질환은 생활방식에서 비롯되는 것이 일반적인데 건강하지 못한 식생활로 인한 과체중, 비활동적인 생활방식, 흡연, 음주, 약물남용 등 건강하지 못한 생활방식이나 부적절한 수면위생에서 비롯되는 일이 많다. 여기에 정신사회적 스트레스까지 겹치면 심장이 더욱 큰 타격을 받는다.

우리의 몸이 스트레스 상황에서 적절하게 반응하지 못한다는 것을 처음으로 직감하는 것은 '대사증후군'이 발생했을 때다. 앞서 살펴보았듯이 대사증후군은 몸통 비만, 고혈압, 고지혈증을 일으킬 뿐 아니라 인슐린 수용체의 기능을 떨어뜨려 우리 몸의 포도당 대사능력을 방해한다. 대사증후군의 위험 요인으로는 앞에서 언급한 부적응 행동이 모두 해당되며 이 모든 요인이 결합하여 '산화스트레스'를 생성한다.

따라서 스트레스 상황에 행동적인 위험 요인까지 더해지면 세포는 점점 더 늘어나는 대사 요구량을 처리하다가 결국 역부족 상태가 된다. 그 과정에서 산화스트레스가 발생하고 에너지 공장인 미토콘드리아의 예비능력이 감소하며 산화대사의 산물이 세포에 축적되어 '자유기 손상'을 유발한다. 그 결과 염증반응 증후군은 물론 세포노화와 궁극적으로는 세포사멸을 가속화하는 세포경로가 활성화된다.

심혈관계 질환

심혈관계 질환은 '동맥경화'로도 불리는 죽상동맥경화증Atherosclerosis의 위험요인이 있을 때 발생하기 쉽다. 죽상동맥경화증은 혈관에 죽 형태의 플라크Plaque, 판가 과도하게 축적되어 발생한다. 정기 건강검진을 할 때 콜레스테롤 수치를 측정하는 까닭은 콜레스테롤의 일종인 저밀도 지질단백질Low-Density Lipoprotein이 심혈관벽의 세포 사이 공간이나 심장의 매끈한 근육 안쪽에 축적되면 죽상동맥경화증을 일으킬 수 있기 때문이다. 큰포식세포Macrophage는 백혈구의 일종으로 선천성 염증반응을 일으키며 면역활동을 개시하는 세포로서 저밀도 지질단백질을 찾아내면 잡아먹고 포말세포로 분해한다. 이렇게 만들어진 포말세포는 결국 비눗방울처럼 터지면서 산화대사산물 등 온갖 해로운 물질을 내뿜는다.

그 과정에서 관상동맥의 세포벽이 찢어지고 혈소판이 균열 복구 작업에 나선다. 균열과 복구가 오랫동안 되풀이되면 혈소판 덩어리인 '혈전Thrombus'이 생기고, 혈전 때문에 심근이 산화혈액을 제대로 공급받지 못하면 산소 부족으로 심근이 손상되는 '허혈'상태가 나타난다. 그 때문에 사멸하는 세포 수가 많아지면 흔히 '심장발작'으로 불리는 심근경색이 일어나고, 그 결과 심장이 조직에 공급하는 혈액량이 줄어들 뿐 아니라 전반적인 심장 기능도 떨어진다. 심근경색은 회복되더라도 심장에 남은 흉터 때문에 심실부정맥과 같은 전기생리학적 심장 이상이 발생할 가능성이 크다. 특히 스트레스 반응 상황에서는 그 확률이 한층 더 높아지며 심실부정맥이 발생하면 심장이 갑자기 정지하는 심장돌연사로 이어질 수 있다. 큰 방 형태인 좌심실은 산화혈액을 밀어내어 몸 전체를 순환하도록 한다. 따라서 좌심실이 부정맥으로 심방과의 동조Synchrony를 유지하지 못하면 심장이 혈액을 제대로 뿜어내지 못해 뇌와 콩팥 등 각종 기관에 심각한 문제가 발생할 수 있다.

건강한 변화

관상동맥심장질환을 예방하려면 생활방식을 건강한 방향으로 바꿀 필요가 있다. 생활방식을 바꾸면 스트레스가 줄어들고 회복력이 높아져 세포의 스트레스성 염증 반응과 노화 경로의 활성화를 억제할 수 있다. 건강한 변화를 통해 운동, 식생활과 수면위생 개선, 스트레스 감소, 회복력 강화 등을 추구하면 혈압, 심박수, 산소 소비량을 낮추는 것은 물론 체질량지수를 줄일 수 있다. 이러한 경우 세포가 분해해야 할 포도당과 산소의 양이 줄어들기 때문에 세포가 건강해지고 장기적으로 신체 전반의 기능이 좋아진다.

건강한 생활을 하면 뇌와 심장의 세포는 가장 큰 혜택을 입는다. 심지어 생활방식 변화를 통해 허혈성 심장질환이 개선된다는 연구 결과도 있다.

스트레스 감소는 생활의 질을 높이는 데 빼놓을 수 없는 요소다. 명상 등으로 심신을 단련하면 스트레스로 교감신경계와 부교감신경계의 균형이 깨지는 것을 방지할 수 있다. 심신 단련을 일상적인 습관으로 만들면 혈압조절이 용이해지고 인슐린 수용체의 민감성이 강화되어 지질 과산화가 감소할 뿐 아니라 세포 노화를 늦출 수 있다는 것이 벤슨-헨리 심신의학 연구소Benson-Henry Institute for Mind Body Medicine를 비롯한 여러 연구진의 연구 결과로 입증되었다. 다시 말해, 심신 단련이 스트레스성 대사증후군을 호전시키고 심장발작 등 심장질환에 대한 취약성을 감소시킨다는 의미다.

동맥의 경화

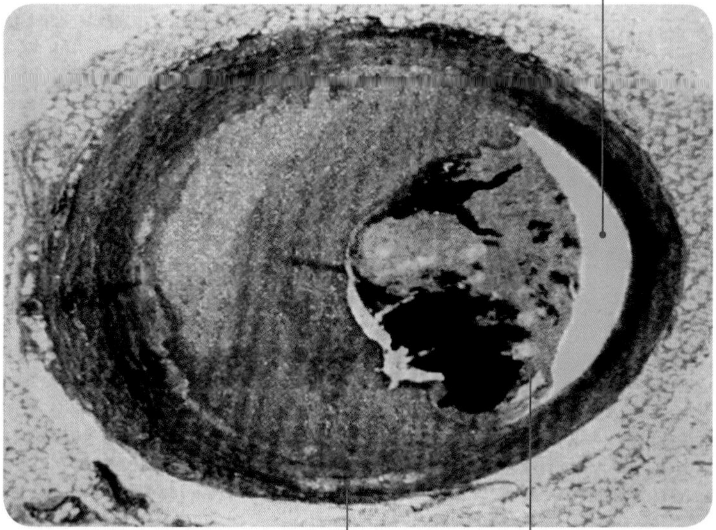

내강(혈관내측)

동맥벽

지방 플라크

죽상동맥경화증

사진은 죽상동맥경화증 환자의 관상동맥 단면을 색채스캔 전자현미경Scanning Electron Micrograph, SEM으로 촬영한 것으로 동맥벽에 쌓인 지방 플라크를 볼 수 있다. 빨간색은 동맥벽, 분홍색은 과다증식된 세포, 노란색은 지방 플라크를 나타낸다. 동맥은 오른쪽에 조그맣고 파랗게 표시된 내강(혈관 안쪽 벽)을 제외하고는 막혀있는 상태다. 막힌 부분의 일부는 플라크이지만 대부분은 과다증식한 동맥벽 세포다. 죽상동맥경화증이 발생하면 혈류가 불규칙해지고 혈전이 생겨 관상동맥이 막히고 결국에는 심장발작이 일어난다.

체지방의 역학

체지방과 스트레스 반응

앞서 언급했듯이 스트레스로 유전자 손상을 입으면 대사증후군이 나타날 수 있고, 대사증후군의 각종 증상은 연쇄적으로 작용하여 질병 위험을 한층 더 높인다. 일례로 최근에 선천성 염증반응이 만성화되면 지방조직에서 낮은 수준의 면역활성화가 일어나고 그 결과 비만이 나타나는 것으로 알려졌다. 이처럼 낮은 수준의 면역활성화가 지속되면 심장질환과 같은 각종 질병에 걸릴 가능성이 커진다.

체질량지수BMI

전 세계적으로 비만과의 전쟁이 한창인데, 체중 감량을 논할 때는 '과체중Overweight'과 '비만Obesity'이라는 용어를 구분해서 써야 한다. 체중을 저체중에서 비만에 이르는 연속체 개념으로 보면 과체중과 비만이 차지하는 위치가 다르기 때문이다. 그 위치를 결정짓는 지표가 바로 체질량지수Body Mass Index, 이하 BMI다.

BMI는 몸무게와 키의 관계로 측정되며, 어떤 사람이 과체중인지 비만인지를 가장 타당하게 가늠하는 지표로 사용된다. 미국 국립 심장, 폐, 혈액 연구소National Heart, Lung, And Blood Institute, NHLBI는 BMI 18.5~24.9는 정상으로, 25 이상은 과체중으로 규정한다. 그러나 근육이 많은 사람은 BMI가 25를 초과하더라도 과체중이 아닐 수 있으며 일반적으로는 BMI가 30을 초과하면 비만으로 본다. 40을 초과하는 BMI는 병적인 비만 범주에 들어간다.

비만은 2형 당뇨병, 고혈압, 심장병 등 다른 스트레스성 만성 NCD와 마찬가지로 염증반응을 유발한다. 무엇보다도 지방조직이 이러한 염증반응을 일으키는 데 크게 관여하는 것으로 보이며 지방조직에서 염증반응 증후군을 유발하는 데는 큰포식세포의 역할이 크다.

흰색지방조직

비만은 어떻게 해서 일어날까? 우리 몸에 저장된 지방 중에는 흰색지방조직White Adipose Tissue, WAT이 존재한다. 흰색지방조직은 지질이 생성하는 에너지를 저장하는 창고 역할을 하며 우리가 음식을 먹지 못하면 흰색지방조직에 저장된 에너지를 끌어다 쓸 수 있다. 비만일 때는 흰색지방조직의 작용으로 시토카인Cytokine이라는 단백질 분자의 생성과 분비가 늘어나는데 문제는 이 시토카인이 염증을 촉진한다는 점이다. 시토카인은 국소적으로는 흰색지방조직의 생리적 작용에 영향을 끼칠 뿐 아니라 혈류를 타고 온몸을 순환하면서 다른 기관에까지 영향을 준다. 더욱이 비만인 사람의 경우 혈류의 큰포식세포가 흰색지방조직에 침투하여 국소적으로 시토카인을 생성하고, 이렇게 생성된 시토카인은 몸에 해로운 면역 활성화 상태를 지속시키며 계속해서 국소적인 염증을 일으킨다. 그 결과 지방조직뿐만 아니라 죽상동맥경화증 환자나 2형 당뇨병 환자의 혈관계에 만성적이고 심각한 염증이 발생한다.

스트레스 호르몬

만성 스트레스는 염증반응 과정 전반의 주범으로, 스트레스 호르몬인 노르에피네프린, 에피네프린, 코르티솔을 분비시키며 염증을 일으킨다. 이러한 전달물질과 시토카인, 자유지방산 등의 지방 분해물질은 유전자 활성화를 촉진하는 화학물질인 전사인자Transcription Factor를 자극한다. 특히 비만인 사람에게서는 핵인자 카파베타Nuclear κB, 이하 NF-κB라는 전사인자가 활성화되고 큰포식세포, 지방, 내피세포의 NF-κB가 자극을 받는다. 스트레스는 전전두피질의 NF-κB도 활성화시킨다. 이와 같이 NF-κB는 스트레스를 질병으로 이어지게 하는 데 결정적인 역할을 한다.

우선 NF-κB는 세포 내에서 수용체 생성을 촉진하며, 이때 생성된 수용체가 연쇄적으로 일으키는 염증반응은 결국 선천성 세포매개면역반응Innate Cell-Mediated Immune Response으로 이어진다. 고대 인류에서 비롯된 세포매개면역반응은 미생물이나 외상의 위협으로부터 인류를 보호하는 데 중요한 역할을 담당해왔지만, 인류가 진화하는 과정에서 정신사회적 스트레스의 공격 대상이 되었다. 그러나 현대사회에는 정신사회적 스트레스가 여기저기에 만연하기 때문에 스트레스로 인한 면역활성화가 끊임없이 일어날 수밖에 없어 우리 몸의 에너지와 활력이 서서히 고갈되고 결국에는 각종 질병이 발생하는 것이다.

이때 염증반응이 가장 활발하게 일어나는 곳은 혈관과 흰색지방조직이다. 염증반응이 초래하는 스트레스성 대사이상은 대사증후군으로 악화된다. 앞서 살펴본 바와 같이 대사증후군은 심장질환과 2형 당뇨병에서 비롯될 수도 있지만 그 자체로도 심각한 질환을 일으키는 주요 요인이기도 하다.

이러한 면에서 비만과 염증반응은 닭과 달걀의 관계와 비슷하다. 현재 비만은 고소득 국가는 물론 저소득, 중간소득 국가에서도 유행병 수준으로 번지고 있으며 대개 심장질환 등 만성 NCD로 이어진다.

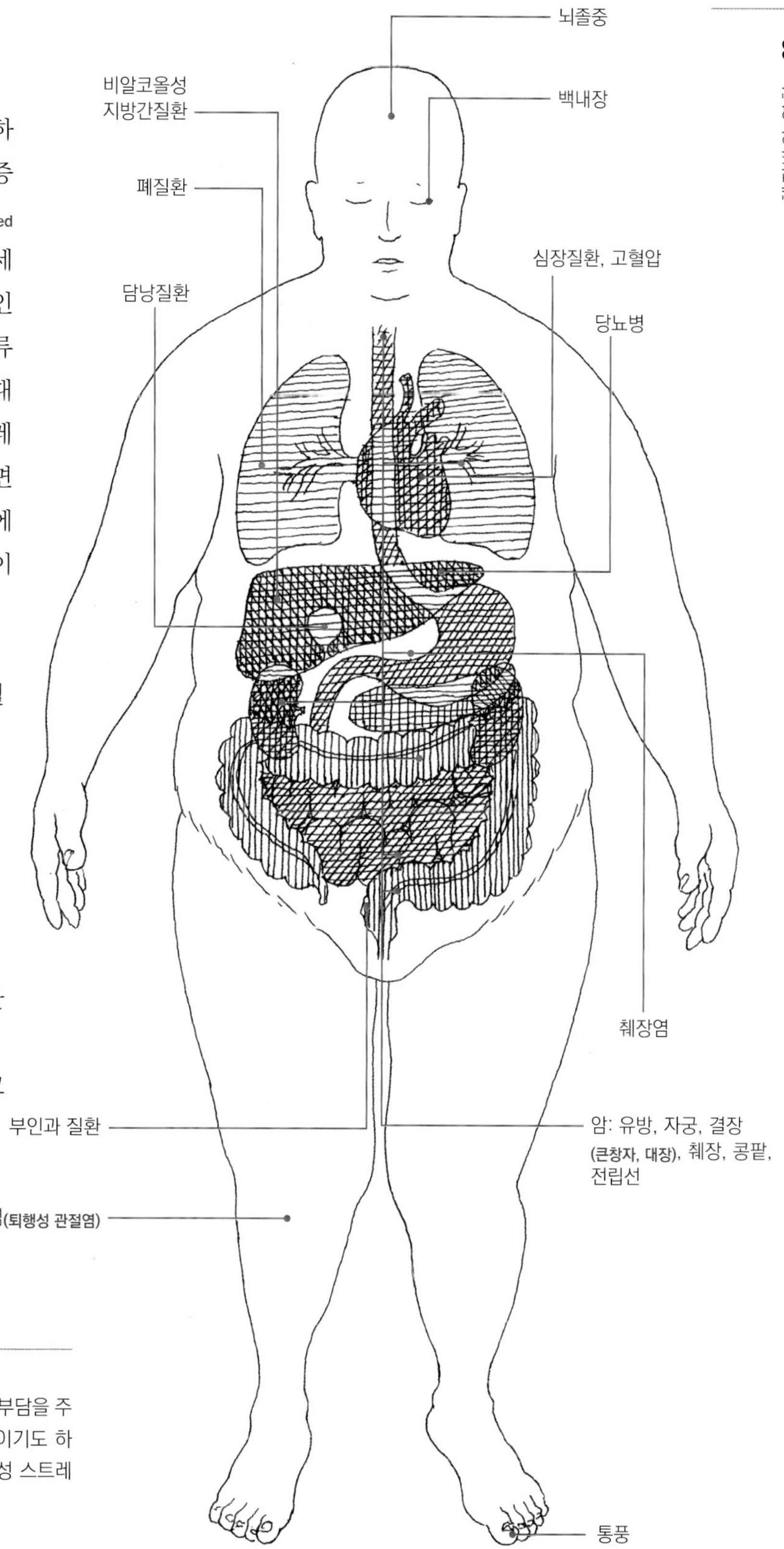

뇌졸중
비알코올성 지방간질환
백내장
폐질환
심장질환, 고혈압
담낭질환
당뇨병
췌장염
부인과 질환
암: 유방, 자궁, 결장 (큰창자, 대장), 췌장, 콩팥, 전립선
골관절염(퇴행성 관절염)
통풍

비만의 의학적 합병증

오른쪽 그림에서 보듯이 비만은 장기간에 걸쳐 신체에 큰 위험과 부담을 주는 질병을 유발할 수 있다. 더욱이 폐쇄수면무호흡의 주요 원인이기도 하다. 비만은 우울증 발병과도 상관관계가 있고, 유년기에 겪은 독성 스트레스로도 비만이 발생할 수 있다.

인슐린 효율성이 중요한 까닭

스트레스와 혈당 수치

만성 스트레스에서 비만과 인슐린 저항성으로 이어지는 과정은 미끄러운 내리막길에 비유할 수 있다. 인슐린은 췌장에서 생성되는 호르몬으로, 혈류에 있는 포도당의 분해를 돕는다. 1형 당뇨병은 인슐린 결핍으로 일어나며, 2형 당뇨병은 인슐린 수용체의 기능 부전에서 비롯된다.

수용체에 인슐린 저항성이 발생하면 포도당 내성Glucose Tolerance에 이상이 생기고 혈액 내 포도당 수치가 상승하여 2형 당뇨병이 발병할 가능성이 커진다. 게다가 2형 당뇨병이 비만, 심혈관 질환, 뇌혈관 질환 등의 합병증을 일으킨다는 것은 잘 알려진 사실이다.

이러한 점에서 보더라도 체중 감량은 이로운 점이 많다. 체중을 감량하면 대사증후군의 모든 요소가 완화되어 심장질환, 뇌졸중, 당뇨병의 발병 가능성이 줄어들고, 큰포식세포의 흰색지방조직 침투가 감소해 NF-κB의 경로 활성화를 억제할 수 있다. 상황이 이렇게 되면 앞서 설명한 연쇄 염증반응이 감소하고 NF-κB는 유전자의 전사인자로서 호염성Pro-Inflammatory 시토카인 단백질을 생성하는 유전자를 활성화시킨다. 따라서 NF-κB의 활성화를 억제하면 원천적인 건강을 유지할 수 있다.

지방세포

인슐린 저항성은 여러 원인에 의해 발생하며 발병기전도 복잡하다. 우선 큰포식세포와 지방세포가 인슐린 저항성 발생에 영향을 주는 신호전달 분자를 생성한다. 특히 비만일 경우에는 큰포식세포와 지방세포가 체중에 영향을 끼치는 화학적 전달자를 과도하게 만들어낸다. 이때 만들어지는 화학

신체의 염증반응

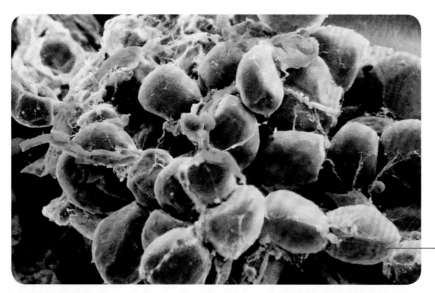

지방세포

옆의 사진은 지방세포Adipocyte로도 불리며 지방조직을 증가시키는 지방저장세포(노란색)의 색채스캔전자현미경 영상이다. 대사과정에서 사용되지 않은 지방은 작은 모세혈관을 통해 지방저장세포로 유입되며 그 가운데 일부는 푸른색 세관Tubule으로 보인다. 만성 스트레스에 대한 호르몬 반응은 지방 자체를 분해할 뿐 아니라 지방저장세포의 NF-κB를 활성화하고 지방조직에 침입한 큰포식세포도 NF-κB를 생성한다. 이렇게 해서 생성된 NF-κB는 대사증후군으로까지 이어질 수 있는 염증반응을 유발한다.

———— 지방세포

적 전달자로는 앞서 언급한 시토카인뿐만 아니라 호르몬인 렙틴Leptin과 리지스틴Resistin 등이 있다. 리지스틴은 인슐린 저항성을 촉진하고, 렙틴은 큰포식세포의 활성화와 시토카인 생성에 관여한다.

아디포넥틴

펩티드의 일종인 아디포넥틴Adiponectin도 주목해야 할 화학적 전달자다. 비만으로 인슐린 저항성, 2형 당뇨병, 심장질환이 발생한 환자는 유독 아디포넥틴 수치가 낮다. 아디포넥틴이 해로운 염증반응으로부터 동맥을 보호하고 동맥경화를 막는다는 것이 현재까지 밝혀진 바다.

따라서 비만은 염증반응으로 그 개념을 재정립할 수 있는데, 인슐린 저항성을 증가시키는 것도 바로 면역 활성화의 일종인 염증반응이다. 그 과정을 살펴보자.

면역분자가 상호작용을 통해 인슐린 신호 경로와 염증반응을 조절하면 인슐린 수용체의 민감성이 변화하여 무엇보다 위험하다. 인슐린 수용체가 인슐린 친화성을 상실하여 결

국 2형 당뇨병과 온갖 합병증을 일으킬 가능성이 커지는 것이다.

현재는 명상을 비롯한 심신접근법으로 염증반응을 개선할 수 있다는 사실이 입증되었다. 매사추세츠 종합병원의 벤슨-헨리 연구소, 캘리포니아 주립대학 로스앤젤레스 캠퍼스, 마이애미 대학 등의 연구에 따르면 스트레스를 줄여주는 심신접근법을 지속적으로 훈련할 경우 큰포식세포의 전구세포에 있는 유전자가 일부는 활성화되고 일부는 억제된다고 한다. 그 과정에서 건강을 유지하는 세포의 특성이 우세해진다. 이는 세포매개면역반응이 둔화된다는 의미다.

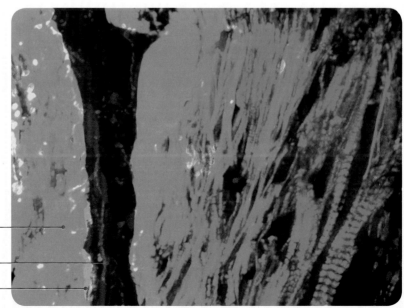

NF-κB 경로
오른쪽 형광현미경 영상은 심장기능상실 환자의 심장근육조직에 있는 전사인자Transcription Factor NF-κB (빨간색)를 보여준다. 초록색은 활성 상태인 근육의 수축섬유를, 푸른색은 세포핵을 나타낸다. NF-κB는 단백질 복합체로서 세포 사멸apoptosis과정, 면역체계의 조절경로와 관련된 유전자를 활성화한다.

근육의 수축섬유 ————

전사인자 NF-κB ————

세포핵 ————

심장질환은 면역질환

심장질환은 스트레스와 관련이 있다

앞서 보았듯이 정신사회적 스트레스는 심혈관 질환 등 다양한 질병을 일으킬 수 있다. 현대에는 스트레스가 심장 건강에 해롭다는 것이 상식이나 다름없다. 특히 정신사회적 스트레스는 스트레스 매개인자의 영향을 받아 대사기능의 과잉 활성화로 '전환'된 이후에 세포 수준의 산화스트레스로 '분해'된다.

산화스트레스는 독성 물질이 세포에 축적된 것으로, 이러한 독성 물질은 미토콘드리아가 신체적, 정신사회적 스트레스에 대응하기 위해 산소와 포도당 등의 대사산물을 다량으로 만들 때 발생한다. 신체적, 정신사회적 스트레스가 유기체의 안정성(항상성)을 위협하면 우리 몸은 환경변화에 대처하기 위해 유동적인 생리 반응(알로스테시스)을 일으킨다. 우리의 뇌가 스트레스 요인을 물리치려면 대사에너지를 동원해야 하고, 스트레스 원인을 없애고 나면 정상적인 생리 상태를 회복해야 한다. 극심한 스트레스가 오래 지속되거나 우리 몸이 스트레스 수준을 제대로 인식하지 못하여 그 과정이 되풀이되다 보면 세포 수준에서 대사 손상이 일어나고 질병에 취약해진다.

스트레스 반응계는 편도에 의해 작동되는 교감신경계와 HPA 축으로 이루어졌으며 말단기관의 통로 역할을 하고, 교감신경계와 HPA 축은 우리 뇌가 도전이나 위협으로 인식한 정보에 대응한다. 현재는 감염이나 신체 부상과 같은 자극 없이 정신사회적 스트레스만으로도 뇌가 염증반응을 일으킬 수 있다는 것이 입증되었다. 우리 몸이 이러한 상태가 되면 달라진 상황에 적응하기 위해 심장을 비롯한 표적조직의 대사작용이 변화하며 그 결과 세포에 대한 알로스테시스 과부하가 증가한다. 정신사회적 스트레스가 만성화되면 세포의 산화스트레스가 쌓여 질병을 일으킨다. 염증 표지자인 C-반응성 단백질이 심장질환의 단독 위험 원인으로 여겨지는 것도 염증이 심장질환의 발생에 영향을 끼친다는 학설을 뒷받침한다.

스트레스가 세포의 산화활성화로 이어지는 데는 호염성 전사인자 NF-κB가 결정적인 역할을 하고, 우리가 정신사회적 스트레스를 받으면 신경전달물질이 분비되면서 NF-κB가 활성화된다. 그 결과 관상동맥 내부에 염증이 일어나 혈관 기능이 떨어지고 이러한 과정을 거쳐 스트레스는 심혈관 질환의 단독 위험 요소로 인식된다.

알로스테시스 과부하는 그 자체로 산화스트레스를 일으키며 활성산소는 물론 스트레스에 민감한 열충격 단백질Heat Shock Protein의 생성을 유도한다. 열충격 단백질은 주로 온도 상승으로 물리적 스트레스를 받은 세포에서 발견되나 다른 스트레스 상황에서도 나타날 수 있다. 열충격 단백질은 분자연결기Molecular Connector 역할을 함으로써 큰포식세포의 활성화를 촉진하고 염증반응을 일으켜 결국 호염성 매개인자의 생성을 유도하고 세포를 손상시킨다.

스트레스 원인이 사라지면 활성화되었던 NF-κB은 약 6분 내에 기준치로 돌아간다. 그러나 NF-κB 수치를 하향조정하는 데 더 긴 시간이 걸리는 사람도 있다. 이처럼 스트레스 지각 수준이 사람에 따라 다른 까닭은 유전자 활성화 정도에 차이가 있기 때문인 것으로 추정된다.

심장발작을 겪은 남성 환자 2,320명을 대상으로 한 연구 결과를 살펴보면, 극심한 생활 스트레스에 시달리거나 사회적으로 고립된 상태인 사람의 3년 이내 사망률은 다른 이에

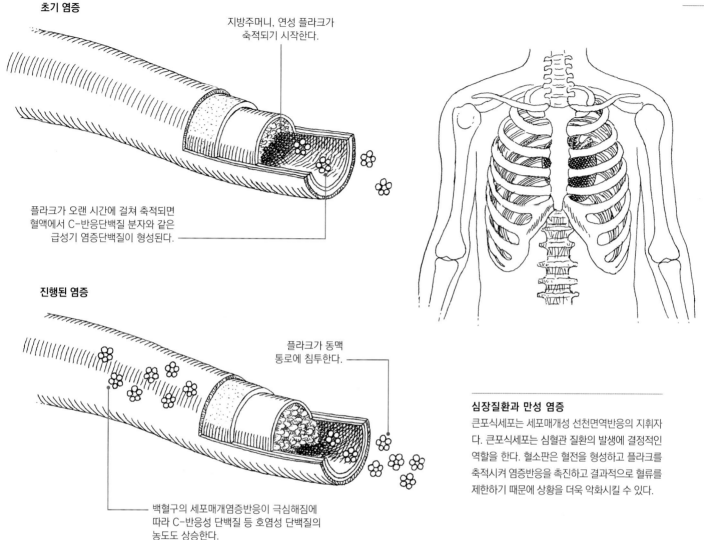

초기 염증

지방주머니, 연성 플라크가
축적되기 시작한다.

플라크가 오랜 시간에 걸쳐 축적되면
혈액에서 C-반응단백질 분자와 같은
급성기 염증단백질이 형성된다.

진행된 염증

플라크가 동맥
통로에 침투한다.

백혈구의 세포매개염증반응이 극심해짐에
따라 C-반응성 단백질 등 호염성 단백질의
농도도 상승한다.

심장질환과 만성 염증
큰포식세포는 세포매개성 선천면역반응의 지휘자
다. 큰포식세포는 심혈관 질환의 발생에 결정적인
역할을 한다. 혈소판은 혈전을 형성하고 플라크를
축적시켜 염증반응을 촉진하고 결과적으로 혈류를
제한하기 때문에 상황을 더욱 악화시킬 수 있다.

비해 한층 더 높았다. 특히 스트레스도 높고 사회적 지지도
부족한 사람은 사망률이 현저하게 높았다.

두 가지 모두에 해당되는 심장병 환자는 우울증과 불안에
시달리고 '알로스테시스 과부하 질환'에 걸릴 가능성이 남들
보다 크며 정신사회적 스트레스에 더욱 취약해 추가적인 심장
이상을 겪을 확률도 높다. 이러한 사람들은 스트레스 이완 방
법을 찾아 질병 회복력을 강화해야 하며 과도한 면역활성화로
질병을 일으키는 유전자의 발현을 억제할 필요성이 있다.

이번 장에서는 심장질환을 가리켜 뇌질환과 더불어 가장
대표적인 스트레스성 질환이라고 하는 까닭이 무엇인지 살
펴보았다. 조화로운 삶을 이루고 유지할 뿐만 아니라 심장질
환의 위험을 줄이기 위해서는 뇌와 심장 간에 끊임없는 조율
이 이루어져야 한다.

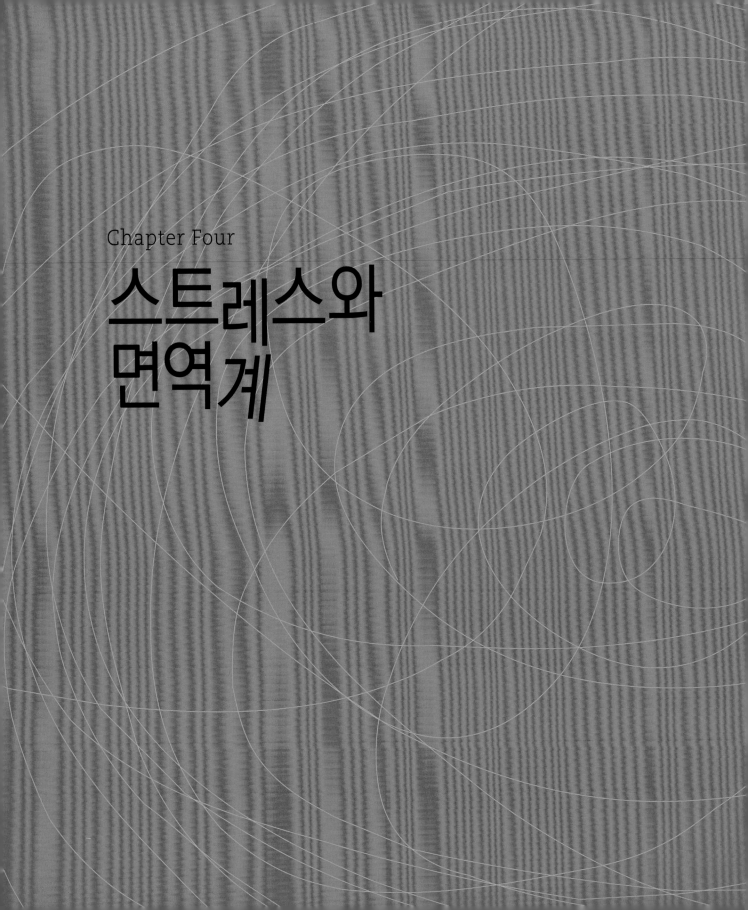

Chapter Four

스트레스와
면역계

스트레스는 여러 가지 방법으로 우리의 건강과 행복을 크게 해칠 수 있다. 스트레스의 악영향은 대부분 면역계를 통해 발생한다. 면역계는 세포, 조직, 기관으로 이루어진 생물학적 연결망으로서 외부 감염원으로부터 우리 몸을 방어하며 종양세포의 증식을 막는다. 인체가 생존을 유지하기 위해서는 면역계가 세균과 바이러스 등 다양한 외부 침입자를 감지하고 이것이 몸의 건강한 조직과 다르다는 사실을 구별해내야 한다. 세균과 바이러스 대부분이 면역계의 감지를 피하기 위해 장기간에 걸쳐 진화함에 따라 면역계도 이러한 침입자를 인식하고 공격할 수 있도록 적응을 거듭했다. 이와 같이 면역계는 우리 몸의 생존과 건강에 반드시 필요한 요소로, 제4장에서는 스트레스가 어떠한 면역 기전을 통해 노화와 기억력 저하 등의 다양한 신체질환과 정신질환을 유발하는지 알아볼 것이다.

우리 몸의 면역방어

보병과 저격병

면역계는 몇 겹으로 이루어진 방어체계를 이용하여 인체를 보호한다. 첫 번째 방어체계는 신체장벽으로서 병원체가 몸 안으로 들어오는 것을 막는다. 병원체가 신체장벽을 뚫고 들어오면 '선천면역계'가 즉각 비특이성 반응으로 막아선다. 선천면역계가 병원체를 방어하는데 실패하면 '적응면역계'라는 다른 보호막을 활성화한다. 적응면역계에는 특정 병원체에 대한 초기 반응을 기억해두는 면역세포가 존재하므로 같은 병원체가 다시 침입할 경우 좀 더 빠르고 강력하게 대응할 수 있다. 군대 조직에 비유하자면, 선천면역계는 소총으로 모든 병원체를 무차별 사격하는 보병이며 적응면역계는 특정 병원체를 표적으로 삼는 저격병이라 할 수 있다.

선천면역계

선천면역계는 모든 생명체에게서 찾을 수 있으며 아주 단순한 단세포 유기체조차도 외부로부터 침입하는 감염을 막기 위해서 효소 형태의 기본적 면역계를 지닌다. 선천면역계는 유기체의 주된 생체방어체계로 기능하지만, 면역기억이 없기 때문에 특정 병원체에 대해 장기적인 면역을 제공할 수 없다. 병원성 미생물 전반으로부터 광범위하지만 그다지 효율적이지 못한 방식으로 생체를 방어하는 것이다.

우리 몸을 감염으로부터 보호하는 표면장벽은 기계적, 화학적, 생물학적 장벽 등 몇 가지 유형으로 나뉜다. 피부를 비롯한 기계적 장벽은 감염을 막는 제1방어선이다. 화학적 장벽은 침, 눈물, 모유에 효소 형태로 존재하며 항균작용을 한다. 생물학적 장벽으로는 비뇨생식관과 위장관 속의 세균이 대표적이며 이러한 세균이 먹이와 공간을 놓고 병원체와 맞붙는 덕분에 병원체는 병을 일으키기가 어려워진다. 연구에 따르면 세균 중에서도 비살균 요구르트에 흔한 유산균은 어린이의 장내 세균 개체수를 적절하게 유지하는 데 도움을 준다.

한편, 병원체가 표면장벽을 통과하여 체내기관으로 진입하는 데 성공하면 큰포식세포, 가지돌기세포, 비만세포 등 면역세포 대부분에 존재하는 패턴인식수용체Pattern Recognition Receptor를 자극한다. 그 즉시 면역세포는 시토카인을 비롯한 염증매개인자를 분비함으로써 비특이성 면역반응을 일으킨다. 대표적인 시토카인으로는 백혈구 사이의 상호작용을 매개하는 인터루킨Interleukin, 면역세포의 이동을 돕는 케모카인Chemokine, 바이러스를 퇴치하는 인터페론Interferon이 있다. 시토카인을 비롯한 화학물질은 면역세포를 동원하여 감염 부위의 병원체를 제거하고 손상된 조직을 치유하는 데 나선다. 이러한 활동이 벌어지면 조직으로 흘러드는 혈류량이 증가하기 때문에 발적, 부종, 발열, 통증 등 염증의 임상징후가 나타난다.

면역계의 기관

다양한 기관이 면역계에서 중요한 역할을 한다. 골수는 면역세포를 만드는데 그중 일부는 가슴샘에서 T림프구로 분화한다. 비장은 면역세포를 저장하는 한편, 편도선과 아데노이드에는 병원체와 접촉할 때 면역체계를 활성화하는 림프구가 있다. 림프절은 림프관으로 흘러들어간 다음에 혈액으로 배출되는 림프를 여과하고 청소한다. 작은창자에 있는 파이어판Peyer's Patches에는 림프구의 일종으로 주로 항체 생성에 관여하는 B세포가 있다(72~73페이지 참조). 또한 충수에는 창자와 관련된 림프 조직이 있는데 그 기능은 확실하지 않다.

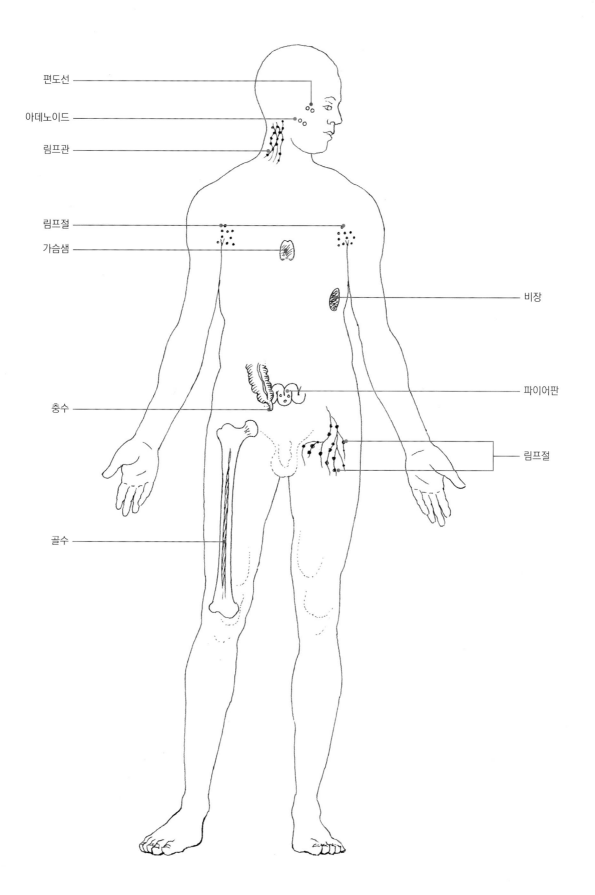

편도선

아데노이드

림프관

림프절

가슴샘

비장

파이어판

충수

림프절

골수

보체계

그 외에도 혈액에 있는 선천면역계의 주요 요소인 보체계 Complement System가 있다. 보체계는 면역계의 일부로 항체와 다양한 백혈구의 병원균 제거 작용을 지원하거나 보완한다. 여러 가지 미세단백질로 구성되어 있으며 평소에는 비활동성 전구단백질 형태로 혈액을 순환한다. 보체단백질은 병원균에 달라붙는 즉시 일련의 효소활동을 활성화하고, 그렇게 해서 만들어진 촉매효소는 병원체 표면을 물밀듯이 공략하여 마침내 병원체를 죽인다.

적응면역계

적응면역계는 후천면역계로도 불리며 선천면역계보다 좀 더 강력한 면역반응을 한다. 적응면역계의 면역기억 덕분에 항원Antigen, 항체를 생성하는 이물질은 상대하는 병원체 각각에 대한 정보를 기억할 수 있다. 따라서 적응면역계는 특정 병원체나

병원체에 감염된 세포를 제거할 때 그에 맞는 면역반응을 제공한다. 기억세포는 같은 병원체가 유기체를 다시 공격하면 특정 기억세포가 그 병원체에 집중적이고 효율적으로 대응하는 데 도움을 준다. 그러나 유기체가 병원체에 노출된 후 반응이 극대화되기까지는 시간이 걸린다. 병원체를 일차적으로 인식하려면 '항원전달Antigen Presentation'이라 불리는 항원 특이반응 과정을 거쳐야 하기 때문이다. 이처럼 적응면역반응이 동원되기까지 시간차가 있으므로 그동안 유기체에는 병원체의 해로운 영향이 나타나게 된다.

적응면역계는 선천면역계와 마찬가지로 림프구라는 백혈구를 지니는데, 림프구에는 항체 생산에 관여하는 B세포와 세포매개 면역반응에 관여하는 T세포가 있다. B세포와 T세포의 복제세포 중 일부는 기억세포가 되며 이 기억세포 덕분에 적응면역계는 같은 병원체가 다시 공격해올 때 강력한 면

세포의 면역반응

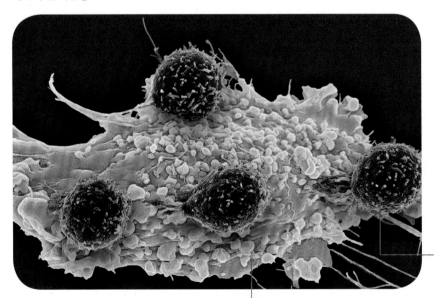

T세포
왼쪽의 색채스캔전자현미경SEM 영상은 붉은색으로 표시된 T세포, 즉 T림프구가 암성세포(초록색)를 공격하는 모습을 보여준다. T세포는 병원체 등 이물질의 표면에 있는 특정 부위를 인지하여 이를 제거할 항체나 세포를 생성한다. 앞으로 언급하겠지만 코르티솔 농도가 지속적으로 상승하면 T세포를 비롯한 적응성 면역물질의 기능이 저하된다.

T-림프구 세포

병원체의 가지돌기

면역계의 세포

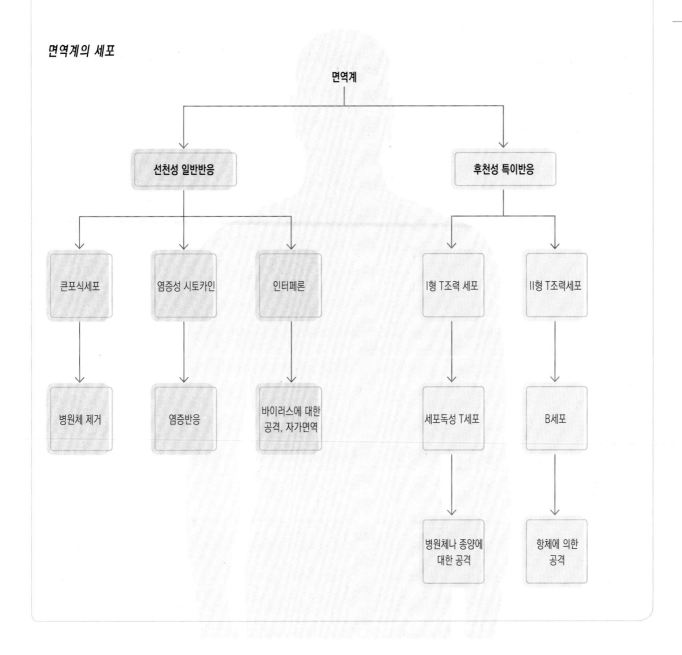

역반응을 일으킬 수 있다. 면역기억 과정은 수동적인 단기기억과 활동적인 장기기억을 만들어내는데 후자는 감염으로 T세포와 B세포가 활성화될 때 생성되지만 예방접종을 통해 인위적으로 생성되기도 한다.

선천·후천면역계

이 도표는 박테리아 감염으로부터 우리 몸을 보호하기 위해 선천면역계가 후천면역계와 더불어 어떻게 활성화되는지를 보여준다.

면역반응 동원인자

면역계의 스트레스 반응

지난 30년 동안 진행된 연구를 통해 스트레스가 뇌를 자극하여 교감신경계는 물론 HPA 축, 갑상샘, 고환, 난소 등 내분비기관을 포함하는 호르몬계를 활성화한다는 사실이 입증되었다.

뇌가 환경적, 정신적 스트레스 요인을 감지하면 해마와 편도가 가장 먼저 그 정보를 입수하여 시상하부를 자극하고 그에 따라 교감신경계가 활성화된다. 교감신경계는 부신을 자극하여 에피네프린이나 노르에피네프린을 분비시키고, 이러한 호르몬이 분비되면 동공이 확장되고 심장박동수가 증가하며 심장수축력이 강해지고 혈당수치가 상승할 뿐 아니라 골격근에 공급되는 혈류량이 늘어난다. 우리 몸은 생리학적 변화를 감지하면 맞섬도피반응에 돌입하고 소화기 등 신체 활동과 관련이 없는 기관의 혈액을 이동시킴으로써 격렬한 근육활동에 대비한다.

또한 HPA 축은 스트레스에 상응하는 호르몬 반응을 일으키는데, 시상하부는 코르티코트로핀 분비호르몬CRH를 방출시켜 뇌하수체가 부신피질자극호르몬ACTH을 분비하도록 유도하고, ACTH는 부신을 자극시켜 코르티솔을 분비시킨다. 코르티솔은 사실상 면역반응, 기억력, 지방산의 가용에너지 전환 등 몸 전체 기능에 영향을 끼친다. 특히 스트레스 반응에 온몸의 근육을 동원한다. 코르티솔은 T세포의 생산을 억제하고 일부 T세포의 작용을 방해함으로써 면역기능을 떨어뜨린다. T세포의 숫자가 줄어들면 병원체에 대항하는 화학물질 히스타민의 수치도 떨어지기 때문이다.

만성 스트레스

만성 스트레스에 시달리는 사람은 면역반응이 떨어지기 때문에 감염에 극히 취약하다. 코르티솔 수치가 증가하면 기억을 처리하고 저장하는 해마의 기능에 차질이 생겨 기억력이 저하된다. 그래서 코르티솔이 과잉 분비되면 해마가 손상되고 결국에는 위축된다. HPA 축은 인체의 1차적인 스트레스 관리체계이며, 신체적, 정신적 위협에 대응하기 위해 코르티솔 수치를 조절함으로써 항상성을 유지한다.

스트레스가 면역계 기능에 끼치는 영향은 스트레스 사건이 얼마나 극심하고 오래 지속되느냐에 따른다. 허버트와 코헨은 스트레스 사건과 건강한 성인의 면역기능을 다룬 논문 38건을 검토한 결과 스트레스가 백혈구 숫자를 증가시키고 B세포와 T세포의 기능을 떨어뜨린다는 결론을 내렸다. 연구에 따르면 급성 수면부족은 HPA 축을 교란하고 혈장 내 코르티솔의 수치를 45%까지 높이는 것으로 드러났다. 코르티솔 수치가 이 정도로 증가하면 면역기능과 인지기능의 손상 등 악영향이 발생한다.

한편 스트레스 요인과 인체면역력을 다룬 연구에 따르면, 공개 강연 등으로 급성 시간스트레스가 발생했을 때 자연살해세포Natural Killer Cell, 이하 NK세포와 대형과립림프구Large Granular Lymphocyte의 숫자가 늘어날 뿐 아니라 염증성 시토카인의 생산이 촉진되기 때문에 자연면역력이 강화되며 시험 등 일시적이고 자연적인 스트레스 요인은 세포면역력을 떨어뜨린다. 스트레스가 만성이 되면 항체매개면역이 억제되는 반면 선천면역은 활성화된다. 이러한 선천면역 활성화가 만성화 되면 몸에 해로운 영향을 준다. 그뿐만 아니라 근육이 항상 준비 상태에 놓이게 되고 근육이 오랫동안 긴장 상태에 있으면

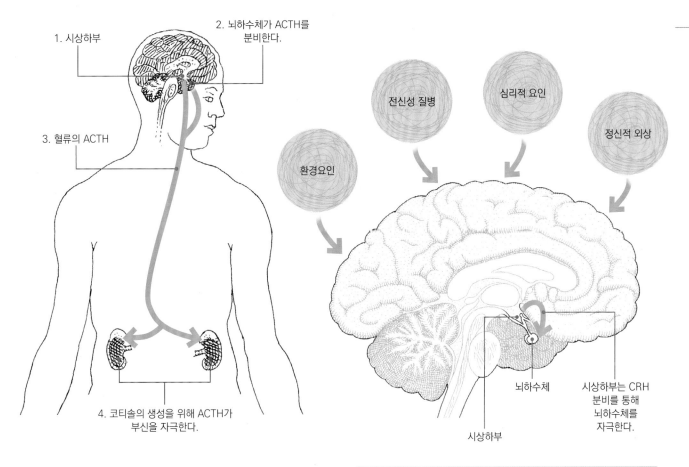

1. 시상하부
2. 뇌하수체가 ACTH를 분비한다.
3. 혈류의 ACTH
4. 코티솔의 생성을 위해 ACTH가 부신을 자극한다.

환경요인
전신성 질병
심리적 요인
정신적 외상

뇌하수체
시상하부
시상하부는 CRH 분비를 통해 뇌하수체를 자극한다.

몸이 여러 가지 반응을 일으키기 때문에 스트레스성 질환이 발생하기 쉽다. 예를 들어, 긴장형 두통과 편두통은 어깨, 목, 머리의 근육이 오랫동안 긴장한 상태로 있을 때 발생한다.

상황이 전혀 다르고 비교적 짧은 기간 동안이라도 스트레스 수치가 증가하면 비슷한 결과가 나타난다. 치유에 좀 더 오랜 시간이 걸리고 예방접종에 대응하는 능력이 감소하여 바이러스 감염에 취약해진다. 그 외에도 만성 스트레스 때문에 오랜 기간 끊임없이 코르티솔에 노출되면 인지장애, 갑상샘 기능 저하, 복부지방 축적 등의 증상이 나타날 수 있다. 이러한 증상은 심혈관 건강에도 안 좋은 영향을 끼친다.

스트레스에 대처하는 법

뇌는 외부와 내부의 환경스트레스에 직면할 때 생리적 안정성을 유지하기 위해 알로스테시스 감지기 역할을 한다. 그 점을 감안하면 스트레스의 영향을 완화하는 데는 이완이 효

스트레스와 HPA 축

HPA 축은 코르티코트로핀분비호르몬CRH을 분비하는 시상하부에서 시작된다. 시상하부가 CRH를 분비하면 뇌하수체에서 부신피질자극호르몬ACTH이 혈액으로 방출되고, ACTH는 부신을 자극하여 코르티솔을 분비하도록 한다.

과적이다. 이완을 하면 뇌가 더 많은 베타엔도르핀를 생산하고 NF-κB의 경로가 감소함에 따라 만성 면역활성화가 억제된다고 알려졌다. 이완 기법을 시행하면 근육긴장도가 낮아지고 두통 등의 스트레스성 질환의 발생이 줄어들어 행복감이 커지며 암 환자의 재발률과 사망률을 낮추고 생존 기간을 연장해 준다는 점이 연구 결과로 입증되었다.

스트레스와 노화

스트레스는 노화에 어떤 영향을 줄까?

노화는 누구나 겪는 과정이다. 과학기술이 아무리 최첨단으로 발전해도 인간의 노화를 되돌릴 수는 없다. 무엇보다도 선택적 주의력 감소, 인지조절 기능 감퇴, 처리속도의 저하 등의 인지기능은 노화에 취약하다. 일반적으로 노화 관련 인지기능 감퇴는 까다로운 일을 처리하거나 어떤 일을 하다가 다른 일로 전환할 때 관찰되며 정상 노화에서 보이는 기억력 쇠퇴의 기준을 넘어설 경우 경도인지장애로 진단한다. 경도인지장애가 있는 사람은 다른 사람에 비해 건망증이 심하고 의사결정을 내리거나 계획을 세울 때 쉽게 당황한다. 또한 하려던 말을 쉽게 잊어버리고 갈수록 판단력이 떨어진다. 경도인지장애는 알츠하이머병과 같은 일상생활에 지장을 초래하는 치매로 진행될 수 있다. 연구에 따르면 노화, 스트레스, 면역계 사이에 일어나는 상호작용이 노인의 인지기능에 영향을 미친다고 한다.

정상 노화는 중추신경계에서 낮은 수준의 염증반응이 오래도록 지속될 때 나타난다는 것이 통설이며 이러한 만성 면역활성화는 인지 과정을 방해하고 신경세포에도 해로운 영향을 끼친다. 미세아교세포는 뇌에 상주하는 면역세포로서 선천면역반응을 일으키는 데 주도적인 역할을 하고, 신경세포에 노화 관련 염증을 일으키는 데도 크게 관여한다. 정상적인 성인의 뇌에서는 미세아교세포가 비활성화 상태를 유지하면서 부상이나 감염 여부를 끊임없이 감시한다. 그러다 위협을 감지하면 활성화 상태로 돌입하여 신속한 대응을 펼친다.

다양한 인체 연구와 동물 연구를 통해 노화가 미세아교세포를 활성화시켜 염증성 시토카인의 분비와 미세아교세포의 증식을 촉진하며 형태 변화를 유도한다는 사실이 입증되었다. 노화에 따른 미세아교세포 활성화는 인지 결함을 유발할 가능성이 크다. 실제로 알츠하이머병 환자의 뇌를 사후에 부검하여 시토카인 수치를 분석한 결과 염증성 시토카인 수치가 현저히 증가한 것을 알 수 있었다. 염증과 인지기능 감퇴 사이에 연관이 있다는 점을 시사하는 연구 결과다.

노화 이론

노화의 기준을 제시하는 몇 가지 이론을 알아보자. 미국의 생물노인병 학자인 데넘 하먼Denham Harman, 1916~2014은 1950년대 중반에 '활성산소가 노화의 원인'이라는 이론을 제시했다. 하먼에 따르면 산화효소는 세포 내 산소분자의 촉매로 작용하여 활성산소를 생성한다. 활성산소는 호흡 과정에서 세포 성분과 결합조직에 손상을 일으키고, 이러한 손상이 오랜 기간 축적되면 결과적으로는 노화와 사망으로 이어진다.

1970년대에 들어서 이 이론은 세포의 에너지 공장 역할을 하는 미토콘드리아를 포괄하는 것으로 확대되었다. 미토콘드리아 활성산소 이론은 미토콘드리아가 활성산소종의 생산자이자 표적이라는 내용을 담고 있다. 이에 따르면 미토콘드리아가 산화스트레스의 공격을 받아 기능이 손상될 때 노화가 발생한다. 활성 상태의 미세아교세포는 뇌에서 활성산소를 가장 많이 만들어내는 근원으로, 특히 노화에 따른 염증 증가로 미세아교세포가 활성화되면서 만들어지는 활성산소는 산화손상과 신경세포 사멸을 유발할 수 있다.

노화와 세포시계 역할을 하는 텔로미어와의 관계로 노화를 설명한 이론도 있다. 텔로미어는 세포의 수명을 결정하며, 염색체 끝부분을 감싸고 있는 조그만 조각이다. 염색체는 세포

분열 과정에서 유전자 정보가 손상되거나 파괴되지 않도록
보호하는 구조물이다. 텔로미어 길이가 긴 세포는 수명도 길
며 길이가 짧은 델로미어는 관상동맥심장질환, 골다공증, HIV
_{인간면역결핍바이러스} 감염 등 인체에 여러 가지 질병을 유발하는 것
으로 알려졌다. 만성 스트레스에 노출될 경우 텔로미어의 길
이가 줄어든다는 것은 여러 연구를 통해 입증되었는데, 어떤
연구에 따르면 코르티솔은 텔로머레이스<sub>Telomerase, 텔로미어를 보호
하는 효소</sub>를 억제하여 세포노화를 앞당기고 세포복제를 방해하
여 암을 비롯한 숭숭 실환의 원인이 된다.

치매

HPA 축은 만성 스트레스에 대응하기 위해 코르티솔의 분
비를 촉진한다. 노인은 코르티솔이 지속적으로 증가하면 인
지기능이 저하될 수 있다. 뇌에서 HPA 축의 스트레스 반응
이 집중적으로 일어나는 영역은 해마, 편도, 전전두피질이고,
그 가운데서도 가장 큰 영향을 받는 해마는 특정 유형의 기억
을 형성하고 저장하는 데 관여하며 알츠하이머병의 병리학적
변화가 가장 처음으로 발현되는 영역이다. 노년기에 만성 스
트레스 반응으로 코르티솔 수치가 상승하면 치매 발병률이
더욱 높아진다는 연구 결과도 있다.

치매가 뇌에 끼치는 영향

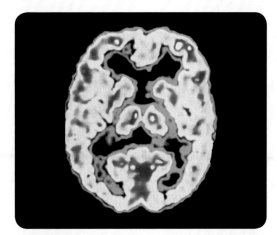

높은 뇌 활성

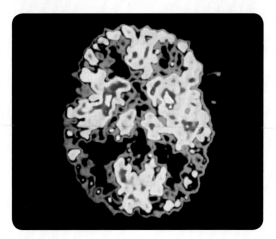

낮은 뇌 활성

___

높은 스트레스는 치매 발병과 연관이 있다
위의 두 영상은 뇌의 색채양전자방출단층촬영PET 영상스캔이다.
맨 위 영상은 정상인의 뇌이며 아래 영상은 알츠하이머병을 앓
는 치매 환자의 뇌를 보여준다. 빨간색과 노란색 부분에서 보듯
이 정상인의 뇌는 각 영역에 걸쳐 좀 더 높은 활성도를 보인다.
파란색과 검은색 부분에서 드러나듯이 치매 환자의 뇌는 활성도
가 정상인에 비해 낮다.

스트레스와 우울증 등 정신건강의학적 질환의 관계

스트레스는 정신건강에 어떤 영향을 끼칠까?

수많은 연구 결과가 스트레스와 우울증 사이에 상관관계가 있다는 것을 뒷받침한다. 우울증 환자 상당수가 만성 염증 상태에 있다는 학설도 제시되었다. 염증반응에 관여하는 백혈구나 C-반응성 단백질과 시토카인 등의 화학물질이 지속적이고 과도하게 활성화됨으로써 우울증이 유발된다는 것이다. 실제로 만성 염증에 시달리는 환자는 피로, 식욕감퇴, 집중곤란 등 전형적인 우울증 증상을 겪는다. 특정한 염증성 시토카인의 수치가 얼마만큼 상승하느냐와 우울증의 정도 사이에 상관관계가 있다는 점도 밝혀졌다.

널리 사용되는 항우울제에 항염 효과가 있다는 것도 점점 더 뚜렷하게 입증되고 있다. 전임상 시험Pre-Clinical Study, 인체 임상시험을 시행하기 전에 동물을 사용해 약품의 안전성과 부작용을 확인하는 시험 – 옮긴이을 통해 일반적인 항우울제가 항염작용을 한다는 사실이 밝혀졌는데, 특히 염증성 시토카인의 생산을 억제하는 효과가 있다고 한다. 이러한 연구 결과는 항우울제가 시토카인의 생산 증가에 관여하는 메커니즘을 정상화할 수 있다는 점을 보여준다. 비약물치료도 면역계에 영향을 주는데, 예를 들어 운동에는 시토카인 억제 효과가 있고, 오메가3 지방산은 염증성 시토카인의 농도를 낮추고 항염성 시토카인의 농도를 높인다. 또한 세인트존스워트St. John's Wort로도 불리는 서양고추나물Hypericum Perforatum은 우울증과 염증 치료에 효능이 있는 식물이다.

분자 크기가 커서 여간해서는 혈액뇌장벽Blood-Brain Barrier, 혈액과 뇌를 분리시키는 장벽을 투과하지 못하는 시토카인이 어떻게 해서 뇌에 영향을 끼치는지는 여전히 수수께끼다. 혈액뇌장벽이 약하거나 없는 곳으로 들어갈 가능성도 있고 능동적으로 이동할 가능성도 있다. 또한 말초순환계의 시토카인이 시토카인의 뇌내 생성이나 분비를 유도한다는 추측도 있다. 이러한 의문을 확실하게 해소하기 위해서는 추가 연구가 필요하다.

스트레스와 정신건강의학적 질환

PTSD는 심각한 정신적 외상이나 부상을 겪은 직후에 발생할 수도 있고 몇 년이 지난 다음에 나타날 수도 있는 질환이다. PTSD 환자는 원래 겪었던 충격을 마음속으로 재경험하며 일반적으로 불안, 불면, 악몽, 기억상실, 행동변화 등의 증상을 보인다. 감염, 면역억제, 우울증을 겪는 것은 물론 폭력적인 행동을 저지를 가능성이 커지고 그 결과 PTSD 환자는 만성적인 스트레스에 시달린다.

스트레스는 글루코코르티코이드, 에피네프린, 노르에피네프린과 같은 호르몬 분비를 촉진한다. 이러한 호르몬은 해마와 편도를 비롯한 뇌 영역에 악영향을 끼칠 뿐만 아니라 시토카인 분비로 면역계를 교란하여 PTSD 환자의 인지기능과 행동에 변화를 초래한다.

섬망

섬망은 비교적 흔하고도 심각한 신경정신과적 증후군이다. 정신건강의학과 입원환자 8명 중 1명이 섬망을 경험한다고 하며 섬망의 증상에는 주의력 저하, 인지능력 손상, 민첩성 감소, 수면각성주기의 변화, 정신병 등이 있다. 섬망은 피로, 식욕상실, 졸림, 활력저하로 이어진다는 점에서 감염에 대한 면역·행동 반응과 여러 가지로 유사하다. 전신에 염증성 면역반응이 나타난다는 점에서 섬망을 질병행동Sickness Behavior.

감염의 경과 중에 발생하는 적응행동으로 우울증상과 유사한 양상을 보이는 상태 – 옮긴이의

발현으로 간주하는 연구도 있다. HPA 축은 섬망 상태에서 활성화되는 주요 경로이며 건강한 사람에게 염증이 나타나면 HPA 축이 활성화되고 염증반응을 억제하기 위해 에너지원을 동원한다. 그러나 노화와 스트레스로 조절기능이 손상된 HPA 축은 급성 스트레스에 더 민감하게 반응하며 몇 주에 걸쳐 코르티솔을 다량으로 방출한다. 높은 코르티솔 농도는 노인성 섬망과 관련이 있는 것으로 추정된다.

신경세포의 노르에피네프린 합성

신경전달물질인 노르에피네프린은 신경세포 내부의 작은 포말인 소포Vesicle 내부에서 도파민을 원료로 만들어진다. 도파민은 티로신Tyrosine으로부터 만들어지는데, 티로신은 소화된 음식의 단백질이 분해되어 만들어진 아미노산이다. 노르에피네프린은 신경세포 사이의 시냅스연접를 가로질러 방출되며, 시냅스후 신경세포Postsynaptic Neuron에서 뇌의 활성도나 행동에 변화를 일으킨다. 예를 들어, 편도에서는 장기기억을 형성하고 시상하부에서는 HPA 축을 통해 스트레스 반응을 개시하는 데 관여한다.

시냅스전 신경세포

티로신 · 소포 · 재흡수 · 에피네프린 · 노르에피네프린 · 도파민 · 시냅스 · 수용체

시냅스후 신경세포

하향식 메커니즘

정신사회적 스트레스가 면역계에 끼치는 영향

하향식 메커니즘Top-Down Mechanism은 대뇌피질의 정신과 정으로 시작되는 메커니즘을 뜻하며 전측대상피질, 선선두피질, 섬피질이 하향식 메커니즘에 관여하는 주요 영역으로 알려졌다. 이러한 피질 영역은 사회·인지·정서·성격 문제, 정신적 스트레스, 내부기관의 항상성을 위협하는 원인에 대한 현재 정보를 통합하고 이를 심장, 폐, 창자, 근육, 조직 등 뇌와 멀리 떨어진 부위에 신호 형태로 전달한다.

스트레스 상황에서의 신체

고혈압과 소화궤양 등 신체질환 상당수는 일상적인 스트레스와 어느 정도 관련이 있어 보인다. 정신적 스트레스 상황에서 중추신경계와 면역계가 상호작용을 한다는 것은 여러 연구로 입증되었다. 중추신경계는 다양한 방식으로 면역계에 영향을 주며, 특히 스트레스 관련 정보를 우선적으로 받아들여 면역반응 시작에 주된 역할을 하는 단핵구 큰포식세포Monocyte-Macrophage를 통해 끼치는 영향이 두드러진다. 감

염, 외상, 염증 등의 급성기 반응Acute Phase Response이 시작되면 큰포식세포가 면역계를 가동해 이물질을 파괴하고 망가진 조직을 제거하여 기관 손상을 복구한다. 이러한 면역활성화는 HPA 축의 과다활동을 촉진함으로써 글루코코르티코이드, ACTH와 같은 스트레스 호르몬의 분비를 증가시킨다. 스트레스 호르몬은 큰포식세포의 활동을 억제하며 염증과정에 제동을 걸고, 그 결과 면역계는 활성화 이전 상태로 되돌아간다.

우울증

다양한 연구 결과 중추신경계, 면역계와 정신건강의학적 뇌질환 사이에 연관관계가 있다는 것이 입증되었다. 특히 우울증이나 만성 피로증후군 같은 정신건강의학적 뇌질환은 스트레스에서 비롯되며 정신 각성을 떨어뜨린다. 연구 중 상당수가 우울증의 원인이 스트레스라는 점을 시사한다. 우울증의 주요 증상은 슬픔과 흥미 상실이며 집중력과 정신 각성

정신사회적 스트레스와 면역계

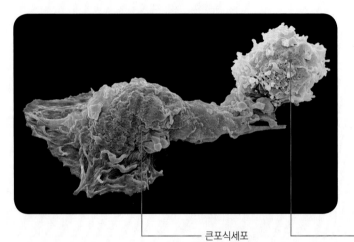

———— 큰포식세포   ———— Th세포

큰포식세포
색채스캔전자현미경SEM 영상은 신체면역계의 두 요소인 큰포식세포(빨간색)와 T조력림프구(Th세포, 파란색)를 보여준다. 큰포식세포는 항원을 전달하는 세포로 항원(병원체나 이물질의 표면 조각)을 Th세포 등 T림프구에 전달하여 활성화한다. 각각의 T림프구가 특정 항원을 인식하고 들러붙으면, Th세포는 활성 상태에 돌입한다. 이는 항원을 제거하는 다른 면역세포의 증식과 활성화로 이어진다. 스트레스 호르몬은 위와 같은 큰포식세포의 활동을 방해하고 면역기능을 억제한다.

이 낮아지는 것도 우울증 환자에게 흔히 나타난다. 스트레스성 사건이 어떻게 우울증으로 이어지는지를 설명하는 이론 가운데 하나가 '학습된 무기력'이론이다. 이는 동물이 스스로 통제할 수 없는 스트레스 사건을 지속적이거나 반복적으로 경험할 때는 그 상황에서 벗어나려 하지 않는다는 관찰에서 비롯되었다. 연구에 따르면 학습된 무기력은 변연계의 편도와 뇌줄기의 등쪽솔기핵과 연관된 것으로 드러났다. 우울증 환자두 과거에 실패했던 경험을 떠올리며 스트레스 상황을 통제할 수 없다고 느낄 때 학습된 무기력과 비슷한 행태를 보인다. 이러한 무기력감은 문제해결 의욕의 저하로 이어지며 정상 기능을 할 수 있는 능력도 떨어뜨린다.

우울증과 HPA 축의 관계는 지난 40년간 큰 관심을 받아온 주제였다. 우울증 환자에게 코르티솔을 투여했을 때 상당수가 혈중 코르티솔 농도를 자가조절하거나 억제하지 못했다는 연구 결과는 이들의 HPA 축에 조절장애가 일어났음을 시사한다. 특히 중증 우울증 환자에게서 HPA 축의 조절장애를 자주 관찰할 수 있다.

만성 피로증후군

만성 피로증후군Chronic Fatigue Syndrome, 이하 CFS도 신체에너지와 정신적 각성을 떨어뜨리는 정신건강의학적 질환 중 하나다. CFS는 의학적, 알코올이나 물질남용 또는 정신건강의학적 원인 없이 병적인 피로를 느끼는 질환이다. 주로 인후통, 림프절 압통, 근육과 관절통증, 두통, 개운하지 못한 수면, 운동 후 근육통 가운데 최소한 4가지 증상을 동반하며 이러한 증상은 대개 바이러스 감염이 진행될 때 나타난다. 그러나 아직 CFS의 원인으로 밝혀진 바이러스가 한 가지도 없으므로, NK세포의 숫자와 활동이 감소하고 T세포에 이상이 생길 때 CFS가 나타난다는 면역연구 결과가 좀 더 타당해 보인다.

그렇다 해도 CFS환자에게서 관찰되는 면역계 이상은 상당히 미미한데다 이를 다룬 연구도 상반된 결과를 내놓고 있다. 반면에 시토카인이 CFS를 유발할 수 있다는 연구는 이제까지 나온 것 가운데 가장 합당한 원인임을 보여준다. 예를 들어 시토카인의 일종인 인터루킨-2를 고농도로 투여했을 때 피로, 열, 근육통이 나타났다는 결과가 있다. 그러나 CFS 환자들은 대체로 우울증과 불안장애도 함께 앓고 있기 때문에 면역계 변화가 CFS의 1차적 원인인지는 아직 확실하지 않다.

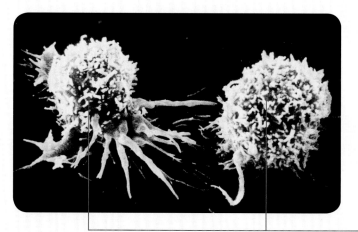

암 면역치료
왼쪽의 SEM 영상은 인터루킨-2에 의해 활성화되는 림포카인-활성 살해LAK세포 두 가지를 보여준다. LAK세포는 암세포를 죽일 수 있으나 스트레스 때문에 코르티솔 농도가 올라가면 LAK세포의 증식이 억제된다. 암 치료법 중에는 체외에 있는 인터루킨-2를 사용해서 인위적으로 LAK세포를 배양하여 환자에게 투여하는 방법도 있다.

림포카인-활성 살해LAK세포

상향식 메커니즘

신체적 고통이 뇌에 끼치는 영향

하향식 메커니즘 개념을 보완하기 위해 나온 것이 상향식 메커니즘Bottom-Up Mechanism이다. 신체의 말초조직과 기관을 자극하면 그 자극이 뇌줄기와 대뇌피질로 이어지는 신경경로를 타고 올라가 뇌의 정보처리와 정신활동에 영향을 준다는 것이다.

몸과 마음의 양방향성 상호작용

상향식 메커니즘과 하향식 메커니즘을 종합해보면 몸과 마음의 상호작용이 양방향으로 이루어진다는 것을 알 수 있다. 상향식 메커니즘 이론에 따르면 말초신경이 받은 자극은 수의신경(신체신경계)과 불수의신경(교감신경과 부교감신경을 포함한 자율신경) 경로를 통해 뇌로 전달된다. 몸의 감각신경은 피부, 가로무늬근, 관절과 같은 수의부분의 정보를 전달하는 반면에 미주신경(부교감신경)과 척수신경(교감신경)은 뇌의 내부조직 등 불수의부분과 관련된 정보를 전달한다. 동시에 뇌(마음)는 수의운동신경과 자율운동신경 등 뇌에서 말초기관까지 아래로 이어지는 상호신경Reciprocal Nerve을 통해 현재 상황이나 위협에 대한 신체반응에 영향을 준다. 이렇게 해서 다양한 뇌 영역, 말초조직, 말초기관 사이에 평형(항상성)을 유지하기 위한 정보 피드백 고리가 형성되는 것이다.

말초기관과 뇌 사이에 효율적인 정보교환이 이루어져야만 최적의 건강 상태를 유지할 수 있다. 정보교환은 미주신경과 밀접한 관련이 있다. 미주신경 경로로 정보교환을 촉진하거나 억제하는 것은 호르몬뿐만 아니라 면역계의 염증성 시토카인과 뇌에서 분비되어 몸 전체를 순환하는 다양한 신경전달물질들이다. 반대로 초점주의력Focused Attention, 특정 자극에만 반응하는 능력 – 옮긴이이나 스트레스 인식 같은 정신작용의 변화는 자율계, 신경면역계, 신경내분비계의 하향식 조절을 통해 발현된다.

양방향성 상호작용에서 면역계가 하는 역할

면역세포와 신경세포는 신체적, 정신적 스트레스 요인에 대응하기 위해 염증성 시토카인을 분비한다. 그 즉시 염증성 시토카인의 자극을 받은 뇌는 미주신경 등 다양한 경로를 통해 말초부에 면역활동을 일으킬 뿐만 아니라 염증성 시토카인은 글루코코르티코이드에 대한 반응을 억제하는 한편 HPA축을 자극하는 주요 물질로 말초면역반응을 조절한다. 말초면역반응은 각종 혈액세포의 생성과 신경전달물질의 분비를 촉진하고, 심혈관질환, 당뇨병, 신경변성질환, 만성 통증, 우울증을 유발하며 말초부의 시토카인과 뇌의 시토카인은 암과 자가면역질환을 일으키는 것으로도 추정된다.

하향식 메커니즘과 상향식 메커니즘의 조화

하향식 메커니즘과 상향식 메커니즘이 어떠한 상호작용을 해서 우리 몸의 항상성을 개선할 수 있는지에 관해서는 다음과 같이 제시되었다. 모두 서로 밀접한 관련을 맺고 있는 메커니즘들이다.

- 좌뇌와 우뇌의 정보 균형을 제시하기 위해 전측대상피질, 전전두피질, 섬피질 등 특정 뇌 구조가 활성화된다.
- 변연계와 뇌줄기가 좀 더 효율적으로 기능함으로써 정신 생리적 반응을 미세 조정할 수 있다면 내부기관의 평형이 강화된다.
- (성장인자, 호르몬 등) 일부 세포 유전자의 활성도를 조절함으로써 환경스트레스에 대응한다.

이러한 메커니즘을 통한 심신요법은 세포 차원의 유전자 발현과 내·외부 위협에 대한 뇌 피질 영역의 상호작용에까지 영향을 발휘함으로써 우리 몸의 항상성을 유지한다. 실제로 모든 심신요법은 하향식 메커니즘과 상향식 메커니즘을 조화시킨 기법이다. 예를 들어, 점진적 근육이완Progressive Muscle Relaxation 기법에서는 상향식 신경경로와 하향식 신경경로를 두루 활성화하며 근육 긴장, 체온, 혈압을 낮추는 내장활동으로 뇌에 신호를 전달한다. 동시에 초점주의력과 이완하려는 의지를 발휘하여 관절과 근육에 긴장을 낮추라는 신호를 전달힌디. 미친기지로 요기 훈런은 명'상, 호흡, 신체 지세의 조화를 통해 뼈, 관절, 근육, 호흡기 등 말초부 자극과 뇌에 대한 직접적인 영향을 결합함으로써 생리적, 정서적 변화를 이끌어낸다.

부교감신경계와 교감신경계
자율신경계는 심빅수를 비롯한 자율 헹동을 조질하며, 싱빈되는 직용을 하는 두 가지 하부체계로 나뉜다. 스트레스 상황에서 부교감신경계는 휴식소화반응을, 교감신경계는 맞섬도피반응을 일으킨다. 자율신경계는 대체로 뇌에서 신호를 받아 하향식으로 활성화된다. 그러나 신호는 양방향성을 띠므로 다른 신체 조직이 받아들인 정보도 스트레스 반응에 상향식 영향을 끼칠 수 있다.

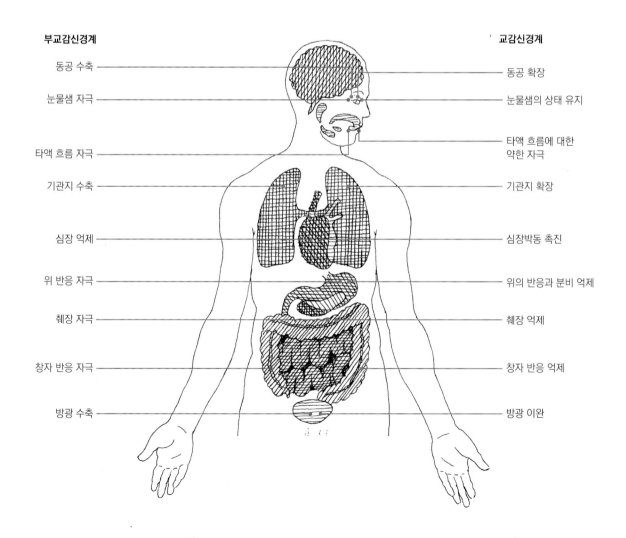

부교감신경계	교감신경계
동공 수축	동공 확장
눈물샘 자극	눈물샘의 상태 유지
타액 흐름 자극	타액 흐름에 대한 약한 자극
기관지 수축	기관지 확장
심장 억제	심장박동 촉진
위 반응 자극	위의 반응과 분비 억제
췌장 자극	췌장 억제
창자 반응 자극	창자 반응 억제
방광 수축	방광 이완

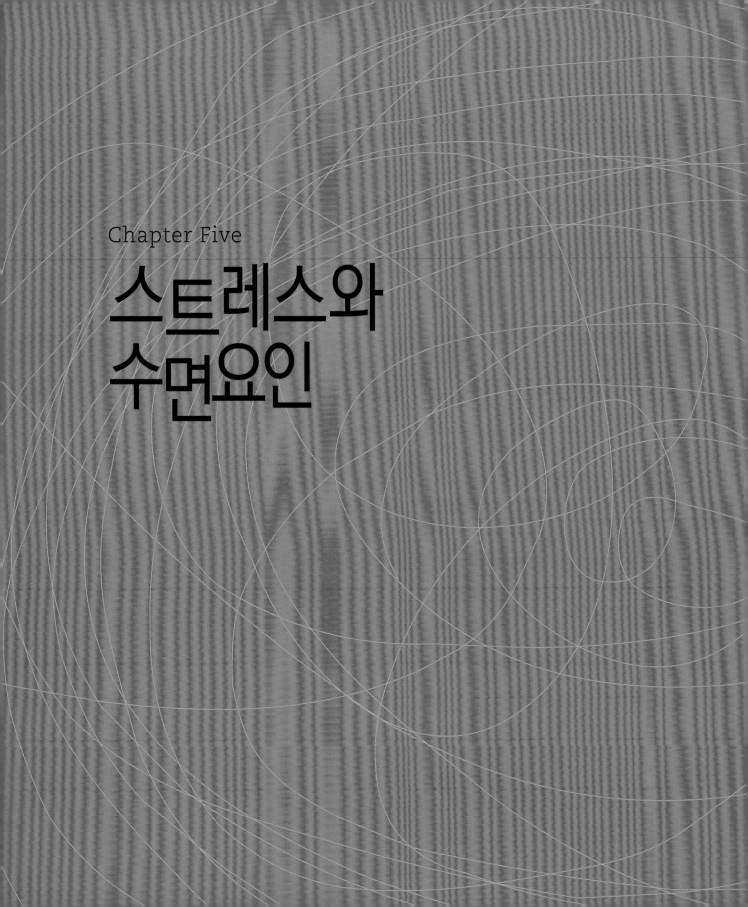

Chapter Five

스트레스와
수면요인

스트레스는 일상 속에서 발생하는 예기치 못한 상황에 대한 자연스러운 반응이다. 스트레스에 대한 반응은 정서적, 인지적, 생물학적 측면에서 우리에게 영향을 주는데, 특히 스트레스 때문에 저녁에 긴장을 풀지 못하거나 잠들기 어려운 증상이 나타날 수 있다. 불면증 등과 같은 수면 문제는 스트레스를 겪는 사람에게 일반적인 반응이다. 스트레스로 인해 활성화되는 맞섬도피 반응은 우리를 각성 상태에 머물게 할 목적으로 작동된다. 따라서 이러한 반응이 수면을 방해하는 것은 당연하다. 일상생활 속의 만성 스트레스는 수면장애를 일으키고 그 결과 스트레스가 가중되어 질병으로 이어지는 악순환을 낳기 때문에 적극적으로 해결해야 한다. 이번 장에서 우리는 수면이 우리의 건강에 왜 중요한지, 스트레스가 수면패턴에 어떠한 영향을 끼치는지, 스트레스 상황에서 흔히 나타나는 수면 문제를 어떠한 방법으로 해결할 수 있는지 알아볼 것이다.

수면의 필요성

숙면으로 스트레스를 줄일 수 있을까?

우리가 충분한 수면을 취하지 못하면 스트레스성 사건에 좀 더 예민하게 반응하고 그에 따라 한층 더 큰 스트레스에 시달릴 수 있다. 수면의 질과 양은 스트레스성 사건에 대한 정서적 반응에 영향을 줄 수 있다. 예를 들어, 스트레스성 사건은 꿈의 정서적 내용에 영향을 주는 일이 많아서 스트레스성 사건이 반영된 꿈을 꾸면 실제 경험처럼 고통스러울 수도 있다. 우리가 스트레스를 받으면 사소한 일에도 놀라는 반응이 늘어나고 꿈에 대한 기억력이 감소하며 수면의 질이 떨어져 밤중에 자주 깨어난다. 무엇보다도 스트레스는 그 다음날 정서에 영향을 끼치는 렘Rapid Eye Movement, REM, 급속안구운동수면 능력을 떨어뜨린다. 그러나 아직은 스트레스와 렘수면 사이의 연관성이 명확하게 입증되지 않았다.

수면 중 뇌 활동

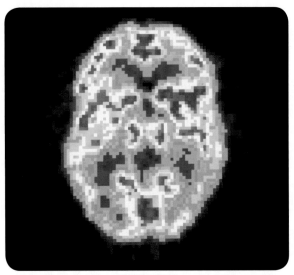

렘수면 중의 뇌

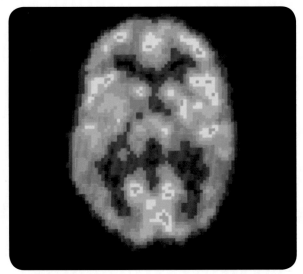

비렘Non-Rapid Eye Movement, NREM, 비급속안구운동 수면 중의 뇌

렘, 비렘수면 중의 뇌

위 영상은 색채 PET 영상이다. 빨간색은 활성화된 대뇌 영역이고, 파란색은 비활성화된 영역이다. 영상의 빨간색 부분에서 보듯이 렘수면 중인 뇌는 활성 상태이고 깨어있을 때와 유사한 상태로 꿈을 꾼다. 오른쪽 영상의 파란색 부분에서 볼 수 있듯이 비렘수면 중에는 뇌가 비활성 상태로 깊은 잠에 빠져있다. 수면박탈 상태와 유사한 모습이다(p.89 그림 참조).

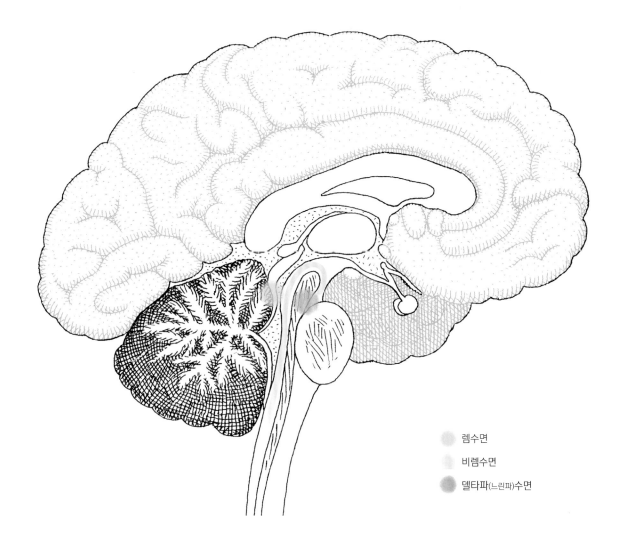

렘수면

비렘수면

델타파(느린파)수면

에너지 배분 이론

　수면의 목적을 다룬 이론 중에서 비교적 유력한 것이 에너지 배분 이론이다. 이 이론에 따른 수면의 목적은 가장 효율적으로 에너지를 사용하여 생존과 번식의 가능성을 극대화하는 것이다. 유기체는 그 목적을 달성하기 위해 자신의 몸에 투자한다. 우리 몸이 제 기능을 하려면 유지와 보존이 필요한데 그러려면 에너지를 소모해야 한다. 우리는 몸을 움직이고 세상과 상호작용을 하기 위해 깨어있는 동안에 많은 에너지를 사용하며 너무 많은 에너지를 소비하기 때문에 몸의 세포를 복구하고 유지하는 데 필요한 에너지가 얼마 남지 않는다. 그런 의미에서 수면은 각성체계를 곧바로 끄거나 서서히 꺼뜨림으로써 남은 에너지를 우리 몸의 유지와 보존에 사

수면단계를 보여주는 뇌간
렘수면과 관련된 신경활동은 뇌간에서 시작된다. 비렘수면에는 대뇌피질, 시상, 꼬리뇌줄기Caudal Brain Stem, 척수가 관여한다. 델타파(느린파)수면은 피질이나 시상에서 시작된다.

용할 수 있도록 한다. 포유류나 조류는 렘수면 동안 (활동 증가나 환경요인 변화 시에 체온을 조절하는 데 주로 사용되는) 체온조절 방어기능과 골격근 긴장도가 급격하게 감소한다. 따라서 몸이 세포를 유지하는 데 에너지를 사용할 수 있고, 렘수면을 비렘수면으로 전환함으로써 체온뿐만 아니라 환경 변화의 반응 능력을 유지하기 위한 에너지를 저장할 수 있다.

시냅스의 가소성 회복

에너지를 모으고 세포를 복원하는 것만이 수면의 목적은 아니다. 시냅스 항상성 가설Synaptic Homeostasis Hypothesis에 따르면 수면은 뇌가 가소성Plasticity을 얻기 위해 치러야 하는 대가로, 가소성은 새로운 환경이 나타날 때 뇌가 변화하고 적응하는 능력을 뜻한다. 우리가 경험으로부터 교훈을 얻는 것도 뇌의 세포 가소성 덕분이다. 뇌는 유사한 패턴을 인식하고 환경 변화를 감지하는 데 탁월한 능력을 발휘한다. 우리는 깨어있는 동안 환경을 관찰하고 과거에 보거나 경험했던 것과 어떻게 같거나 다른지를 감지한다. 이러한 과정을 통해 시냅스 단계의 세포 연결이 뇌 전반에 걸쳐 강화되며 그에 따라 세포가 더 많은 에너지를 필요로 하게 된다.

더욱이 깨어있는 동안 학습량이 늘어날수록 세포가 내는 잡음도 커진다. 우리가 뇌의 세포 연결을 강화하고 세포 활동량을 늘리기만 하면 학습능력이 포화상태에 이르고 의미 있는 정보를 구별해내는 능력을 잃고 만다. 따라서 우리가 의미 있는 정보와 환경의 불규칙성을 구별하려면 신경세포를 간헐적이고 선택적으로 활성화해야 한다. 수면은 시냅스의 강도를 정상 상태로 회복시킴으로써 감각신경세포의 자극선별능력, 세포 항상성, 학습능력을 복구하는 데 도움을 준다.

수면박탈의 원인

수면박탈은 여러 가지 외부 요인과 내부 요인에 의해 생길 수 있다. 밝은 빛은 수면-각성 주기를 조절하는 멜라토닌 호르몬의 생성을 억제하고, 급성 통증이나 만성 통증도 수면박탈의 원인이다. 수면박탈과 통증은 악영향을 주고받는데, 밤중에 통증을 느끼면 수면을 유지하기가 어려워진다. 한편 제대로 잠을 자지 못하면 낮 동안 더 극심한 통증을 경험할 수 있다. 불안과 스트레스는 수면 시 각성도를 증가시키는 것으로 알려졌으며 이러한 요인에 노출된 사람은 밤중에 자다가 깨는 일이 많다.

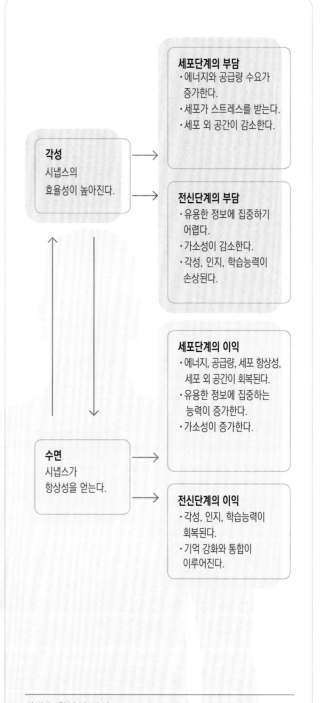

시냅스 항상성 가설SHY
잠을 자면 감각 신경세포의 능력이 회복되어 중요한 자극 정보를 좀 더 많이 저장할 수 있게 되고 세포의 항상성과 학습능력이 향상한다.
(Adapted from Tononi and Cirelli, 2014)

수면박탈이 뇌에 끼치는 영향

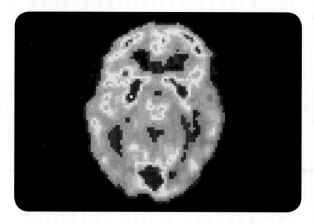

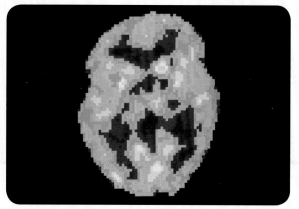

깨어있을 때의 뇌

깨어있는 사람의 뇌를 촬영한 색채 PET 영상이다. 빨간색은 활성화된 대뇌 영역이며, 파란색은 비활성화된 영역을 나타낸다. 깨어있을 때의 뇌는 뇌파 활동이 증가한 빨간색 부분에서 알 수 있듯이 각성 상태를 유지한다. 깨어있는 뇌는 꿈을 꾸는 렘수면 단계와 비슷한 활성화 양상을 보인다.

수면박탈을 겪은 뇌

수면박탈을 당한 사람의 뇌를 촬영한 색채 PET 영상이다. 빨간색은 활성화된 대뇌 영역이며, 파란색은 비활성화된 영역을 나타낸다. 수면박탈 시 뇌는 깊은 잠을 자는 비렘수면 단계와 마찬가지로 전반적으로 비활성화된다. 과로에 시달리면 반응이 느려지고 건망증이 생긴다.

수면박탈의 결과

수면박탈은 상당히 중요한 영향을 낳는다. 무엇보다도 면역기능의 변화를 유발해 질병에 맞서는 능력을 떨어뜨리고 질병 회복이 더뎌지게 한다. 1일 수면 시간이 7시간 미만일 경우 감기에 걸릴 위험이 높아진다는 보고가 있으며 수면박탈 상태에서는 뇌가 신체를 염증 상태로 인식한다. 수면 시간이 4시간 미만인 사람들에게서 염증 표지자가 증가했다는 연구 결과는 수면박탈이 면역계 반응을 증가시켜 스트레스 반응을 일으킨다는 것을 시사한다.

비렘수면이 중간에 끊기거나 이루어지지 않으면 혈압과 심박수가 증가할 수 있다. 그 결과 시간이 흐름에 따라 혈관 내벽에 손상이 일어나고 염증표지자가 분비되어 세포성 스트레스가 증가한다. 수면박탈은 노화와 유사한 방식으로 대사기능과 내분비기능에 부정적인 영향을 미치는데, 이를테면 노화 관련 만성질환을 악화시키기도 한다. 또한 탄수화물 대사에 부정적 영향을 주고 이러한 영향이 장기화될 경우 인슐린 저항성이 나타나 2형 당뇨병이 발생할 수 있다.

수면박탈은 인지기능과 각성도도 떨어뜨린다. 만성적으로 수면박탈을 겪은 사람은 수행능력이 감소하며 그 상태를 벗어나지 못한다. 4시간 미만의 밤 수면은 뇌의 포도당 대사작용을 감소시켜 뇌 활동을 저해하며 수면박탈은 인지기능에 관여하는 신경생물학적인 과정에 타격을 주는 만큼 개인의 의사결정 능력에도 손상을 끼친다. 또한 입원환자의 낙상사고가 증가하는 것과도 관련이 있다. 잠을 충분히 자지 못하면 반응이 느려지는 데다 균형감각에 관여하는 신경계가 손상되기 때문이다. 따라서 수면박탈은 노인 환자의 건강을 위협하는 주요 원인이다.

일주기 리듬
규칙적인 수면의 중요성

통제된 실험실 연구를 통해 일주기 리듬의 교란과 수면 박탈이 면역, 염증, 심혈관계의 조절장애로 이어진다는 결과가 나왔다. 일주기 리듬은 면역계 활동의 항상성 조절을 통해 뇌가 알로스테시스를 유지하고 알로스테시스 과부하를 줄일 수 있도록 돕는다. 하룻밤 동안 잠 한숨 못 잔다 하더라도 시토카인이나 단핵구 대부분의 혈중 농도가 변화하지는 않지만 면역세포의 리듬은 수면 여부에 크게 영향을 받는다.

수면은 활성산소를 제거하는 데도 중요한 역할을 한다. 활성산소는 일반적으로 산소를 함유한 반응성 분자에서 만들어지며 우리 몸의 정상적인 세포기능을 저해시켜 세포구조에 손상을 초래할 수 있다. 이러한 분자를 '활성산소종'이라 한다. 활성산소가 유발하는 손상은 '산화스트레스'라고 불린다. 수면박탈이 산화스트레스에 어떠한 영향을 끼치는지는 많은 연구가 이루어지지 않았지만 수면박탈과 일주기 리듬의 변동은 체내 항산화 효소를 감소시켜서 더 많은 산화스트레스를 유발한다고 한다. 항산화 효소는 일주기 리듬에 따라 증가와 감소를 거듭하는데 낮 동안 최고 수치에 이른다.

일주기 리듬의 교란과 산화스트레스의 매개체로 추정되는 멜라토닌은 송과선Pineal Gland, 솔방울샘에서 생성되고 빛에 의해 생성이 억제된다. 이는 생물학적 조절인자로 빛-어둠 주기로 이루어진 일주기 리듬을 동기화한다. 멜라토닌은 강력한 항산화제이기도 해서 늦은 밤 빛에 노출된 사람은 멜라토닌의 만성결핍을 겪을 수 있다. 그 결과 산화스트레스가 증가되고 일주기 리듬이 더욱 흐트러진다.

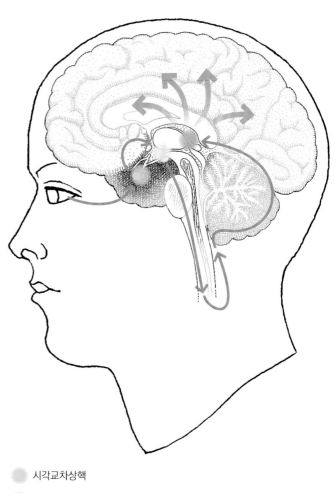

- 시각교차상핵
- 뇌실방핵
- 송과선
- → 멜라토닌

뇌의 멜라토닌
시교차상핵Suprachiasmatic Nucleus은 망막의 광민감 신경세포로부터 자극을 받아 뇌실방핵을 활성화함으로써 송과선에 의한 멜라토닌 생성을 조절한다. 멜라토닌 결핍은 수면주기를 무너뜨릴 수 있다.

수면과 원초적인 스트레스 양상

코르티코트로핀분비인자CRF와 코르티솔 같은 HPA 축의 호르몬은 대부분 수면에 영향을 준다. 스트레스 상황일 때 CRF 호르몬은 각성도를 높이고 수면을 방해한다. 스트레스 반응을 위해 코르티솔 농도도 올라간다. 코르티솔의 기준 농도는 일주기 리듬이나 수면-각성 주기, 빛, 운동에 따라 사람마다 다르다. 주·야간 교대근무자와 같이 이러한 요인이 자주 뒤바뀌는 사람은 코르티솔 농도가 지속적으로 높은 상태를 유지한다.

일반적으로 수면시간이 길수록 숙면을 취하고 깨어있을 때는 높은 코르티솔 농도를, 저녁이나 잠든 때에는 낮은 코르티솔 농도를 유지할 가능성이 크다. 수면이 부족하면 오전 중에 분비되는 코르티솔이 감소할 수 있다. 충분한 수면을 취하지 못하는 사람은 졸음을 이겨내느라 스트레스를 받기 때문에 밤까지 코르티솔 농도가 높은 상태를 유지한다. 코르티솔과 수면 사이의 관계는 아직 명확하지 않지만 높은 코르티솔 농도는 수면에 부정적인 영향을 끼친다는 가설도 있고, 수면부족과 야간 코르티솔 농도의 증가 사이에 연관이 있다는 가설도 있다. 스트레스성 사건은 우리 몸의 코르티솔 조절 능력을 떨어뜨리기 때문에 스트레스 증가, 야간의 코르티솔 농도 상승, 수면부족이라는 악순환을 유발할 수 있다.

스트레스-조절 호르몬

황
산소
탄소
질소

코르티코트로핀분비인자CRF 복합체

인체 호르몬이자 신경전달물질인 CRF의 구조를 보여주는 분자모형이다. CRF는 수용체인 코르티코트로핀분비인자 수용체 1형CRFR1과 복합체를 이룬다. 원자는 색으로 표시되었다(탄소: 회색, 산소: 붉은색, 질소: 파란색, 황: 노란색). 스트레스 상황에서 CRF와 CRFR1은 시상하부-뇌하수체-부신HPA축을 활성화하고 코르티솔을 생산한다. CRF는 각성도를 높임으로써 수면부족을 일으킨다.

편도 활동의 증가

수면부족은 어떠한 스트레스를 유발할까?

수면은 우리가 스트레스 경험을 처리하는 데 중요한 역할을 한다. 동물 연구에 따르면 2시간 내내 스트레스에 노출된 쥐는 24시간 내에 렘수면이 증가했다. 같은 연구를 통해 쥐의 해마 활동이 증가했으며 해마와 편도 사이의 신경세포 연결이 변화했다는 결과도 나왔다. 이는 지속적인 스트레스를 경험할 때 수면양상과 신경세포 활성도에 변화가 나타날 수 있다는 점을 시사한다.

수면박탈과 편도

수면박탈을 경험한 사람은 뇌의 정서중추인 편도의 활동이 증가하고, 편도와 전전두피질 사이의 연결까지 약화되기 때문에 감정반응을 조절하기가 더더욱 어려워진다. 이는 수면박탈을 겪은 성인이 남들보다 더 큰 위험을 감수하고 그 결과에 대해 크게 우려하지 않는다는 연구 결과로도 뒷받침된다.

최근에는 밤 수면을 전혀 취하지 못한 사람은 정상 수면을 취한 사람들에 비해 충격적인 사진을 보았을 때 해마가 한층 더 활성화된다는 연구 결과가 나왔다. 이는 수면박탈 시 건강한 사람의 뇌도 일부 정신질환과 유사한 패턴을 보일 수 있다는 것을 의미한다. 해당 연구진은 수면박탈이 우울증을 비롯한 몇 가지 정신건강의학적 질환의 발병을 부추길 수 있다고 결론지었다.

수면박탈과 신경구조

수면박탈은 핵심 신경구조 전반에 안 좋은 영향을 줄 수 있다. 하룻밤 동안 전혀 잠을 못 자면 다음 날 뇌의 전전두 영역으로 공급되는 혈류가 줄어든다. 이처럼 전전두 영역의 혈액이 감소하면 복잡한 업무를 수행하는 능력이 떨어질 수 있다. 뇌의 전전두 영역은 집행Executive 기능을 관장할 뿐만 아니라 2장에서 살펴본 바와 같이 편도의 과잉 활성을 억제할 수 있다는 점에서 각별히 중요하다. 젊은 성인은 급성 수면박탈 이후에도 노인에 비해 수행능력의 저하가 덜하고 만성적 수면박탈에도 더 잘 적응한다. 그러나 젊은 성인이라 해도 수면박탈이 만성이 되면 건강에 해롭다.

그뿐만 아니라 수면박탈은 꼬리핵을 포함해 보상과 관련된 여러 뇌 영역의 활동을 감소시켜 보상감을 느끼려면 전보다 큰 자극이 필요하다. 그 결과 수면박탈을 겪은 사람은 충동적으로 되기 쉽고 과소비나 탐닉 같은 보상추구Reward-Seeking 행위를 할 가능성이 커진다.

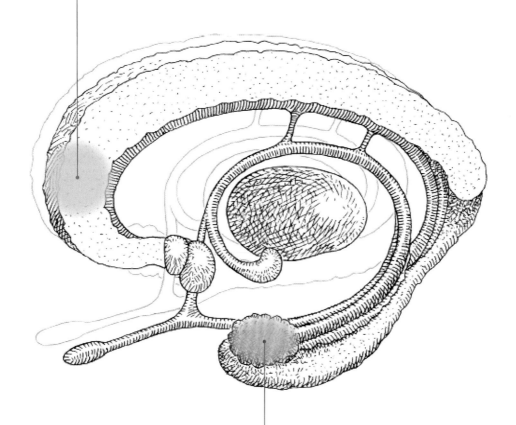

내측전전두피질 영역 :
정서와 행동을 통제하는 영역이다. 수면박탈을 겪은
개인은 편도와 전전두피질 사이의 연결이 약화된다.

편도 활성화

충분한 수면을 취한 연구 대상(대조군)과 스트레스 때문에 수면이 박탈된 연구 대상(실험군)을 비교한 연구에서 대조군이 실험군에 비해 편도와 내측전전두피질 사이의 기능적 뇌 연결성이 한층 더 강하다는 결과가 나왔다. 그러나 편도와 자율신경성 뇌줄기 영역 사이의 연결성은 실험군이 대조군보다 강했다. 이 결과는 스트레스 상황에서 수면이 박탈된 사람은 좀 더 강렬한 감정을 표출하는 경향이 있으며 감정을 조절할 수 있는 집행기능이 감소한다는 점을 나타낸다.

편도: 정서를 담당하는 영역으로 수면박탈
시 활성도가 높아진다. 잠을 못 잔 사람이
과잉반응을 보이거나 비이성적인 감정을
표출하는 것은 그 때문일지도 모른다.

추론과 논리능력의 상실

수면박탈은 어떠한 위험을 초래할까?

최근에 수면박탈이 무모한 행동에 미치는 영향을 조사하는 연구가 활발하게 이루어지고 있다. 불면증은 여러 가지 무모한 행동을 유발하는 원인으로 드러났다. 7~12학년에 재학 중인 미국 학생 4천여 명을 대상으로 한 12개월 연구에서 불면증을 겪었다고 보고한 학생들은 그 이듬해에 흡연과 음주운전을 하는 비율이 높게 나타났다. 학년, 성별, 우울 증상을 통제한 연구라는 점에서 더욱 놀라운 결과다. 10~19세에 이르는 청소년 2만 명을 대상으로 한 연구에서도 놀라운 결과가 나왔다. 수면장애에 부정적인 스트레스성 사건까지 겪은 청소년은 향후에 총기의 소지나 사용 같은 공격적 행동을 할 가능성이 크며 연령, 성별, 외상 관련 스트레스를 통제한 이후에도 결과는 바뀌지 않았다.

미국을 비롯하여 다른 나라에서 시행한 대단위 연구에서 '하루에 8시간 미만의 수면을 취한 청소년은 약물 사용, 음주운전, 무분별한 성적 활동, 폭력, 자살충동이 증가한다'는 결론을 얻었다. 이러한 연관성에는 복내측전전두피질이라는 뇌 영역이 관여하는 것으로 보이며 이 영역은 복잡한 의사결정과 감정조절을 담당한다. 수면이 박탈된 사람은 복잡한 의사결정능력을 평가하는 검사에서 저조한 수행도를 보이고, 특히 복내측전전두피질에 손상을 입은 환자와 놀랄 정도로 비슷한 점수를 얻었다.

청소년기의 수면박탈

수면이 청소년기의 건강한 발달에 중요한 역할을 한다는 것도 여러 연구를 통해 이미 밝혀진 바다. 특히 수면은 행동, 감정, 주의력과 같은 일상 기능 조절에 영향을 준다. 충분한 수면을 취하지 못한 청소년은 건강이 나빠지며 낮 동안의 여

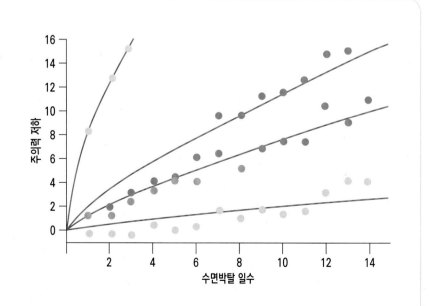

수면박탈

수면박탈이 주의력에 미치는 영향을 관찰한 연구에서 수면박탈이 며칠 동안 이어질 경우 주의력 저하가 심화된다는 결과가 나왔다.

완전한 수면박탈
매일 밤 4시간 수면
매일 밤 6시간 수면
매일 밤 8시간 수면

주의력 저하

수면박탈 일수

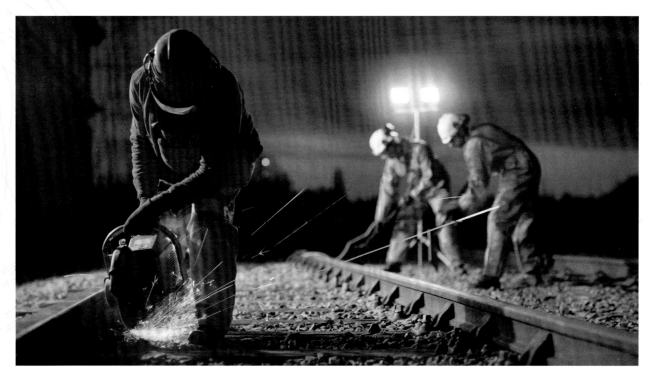

교대근무자

교대근무자는 수면박탈이나 일주기 리듬의 교란을 겪기 쉬우므로 불필요한 위험을 감수하거나 어리석은 행동을 할 가능성이 크다.

러 기능이 저하된다. 또한 청소년의 수면을 의도적으로 제한한 실험에서 다양한 신경인지기능이 손상을 입는다는 결과가 나왔다. 수면제한의 대상이 된 청소년은 피로를 느꼈을 뿐 아니라 언어 유창성, 창의력, 계산 속도, 추상적 문제해결과 같은 복잡한 인지기능이 저하된 것으로 드러났다. 그러나 언어 기억, 청각적 주의력, 시각적 주의력, 정신운동속도, 계산의 정확성과 같이 덜 복잡한 과업에 대해서는 기능 저하를 보이지 않았다. 불면증은 또한 청소년기에 무모한 행동을 유발하는 원인으로도 지목된다.

대학생의 수면박탈

대학생에게서도 수면부족은 심각한 문제를 일으킨다. 청소년과 성인 중 36%가 낮 동안 졸음을 느낀다고 답하는 데 반해 대학생 가운데 낮 동안 졸음을 호소하는 이는 50%에 달하며 70.6%가 수면시간이 8시간 미만이라고 보고했다. 수면부족과 불규칙한 수면 일정은 학습, 기억, 인지기능 수행에 부정적인 영향을 미칠 수 있으며 젊은 성인은 졸리거나 취한 상태에서 운전을 할 가능성이 더 크다. 수면박탈과 음주는 운전기능을 점진적으로 떨어뜨리고, 수면부족과 불규칙적인 수면 일정이 여러 인구 범위를 통틀어 우울 증상을 악화한다는 보고도 있다. 대학생의 경우 수면의 질을 높이면 우울 증상이 호전되는 것으로 나타났다.

교대근무자의 수면박탈

교대근무는 불규칙한 일정으로 이어진다. 교대근무자는 흔하게 수면박탈을 경험하고 수면주기와 일주기 리듬이 뒤바뀐다. 그리고 숙면을 통해 해소할 수 있는 피로뿐 아니라 심혈관질환이나 암처럼 심각하고 장기적인 위험에 노출될 수 있다. 또한 졸음으로 인한 교통사고나 산업재해를 경험할 가능성도 남들보다 크다. 통제된 실험실 연구에서는 일주기 리듬의 혼란과 수면박탈이 면역, 염증, 심혈관계의 조절장애를 유발함으로써 질병을 일으킬 수 있다는 결과가 나왔다.

수면과 의학적 질환

수면부족은 어떻게 해서 질병을 유발할까?

산화스트레스는 노화 과정과 암을 비롯한 다양한 질환의 원인이다. 스트레스가 이어지면 활성산소가 계속해서 높은 농도를 유지한다. 바로 진 항목에서 언급했듯이 활성산소는 세포기능을 방해하고 세포구조에 손상을 주며 DNA를 변형시키고 돌연변이를 만들어 세포기능에 변화를 초래한다. 그뿐만 아니라 유전자 발현에 영향을 주고 세포 간의 소통을 방해하여 세포 성장이 증가하거나 정상적인 세포사멸 주기가 단축되기도 하며 다양한 유형의 악성 종양에서 산화 DNA의 손상 정도가 높아지는 것으로 드러났다. 수면박탈과 일주기 리듬의 혼란은 체내 활성산소를 늘리고 암을 발생시키는 데도 영향을 준다고 할 수 있다.

폐쇄수면무호흡Obstructive Sleep Apnea도 암의 위험을 높인다. 수면무호흡 환자는 신체가 충분한 산소를 공급받지 못하는 상태인 저산소증Hypoxia을 자주 경험한다. 저산소증은 종양의 형성과 진행 여러 단계에 영향을 끼치며 체내 활성산소의 양을 증가시킨다.

역학 연구를 통해 업무 때문에 일주기 리듬의 붕괴를 반복적으로 경험하는 백인 여성 야간근무자와 교대근무자에게서 유방암 발병률이 다소 높아졌다는 결과가 나왔다. 물론 유방암은 인종집단마다 다소 다른 유전적 프로필을 보이기 때문에 다른 인종집단에 대한 추가적인 연구가 필요하다. 어떤 연구에 따르면 결장직장암, 전립선암, 자궁내막암 등 다른 암도 증가한다고 하지만, 현재까지 많은 연구가 수행되지 않은데다 결과에 있어 일관성도 부족하다. 2007년에는 세계보건기구 산하 국제 암 연구기관WHO International Agency for Research on Cancer이 교대근무자 등에 대한 연구 결과와 탄탄한 실험동물 연구를 토대로 야간근무자와 교대근무자가 경험하는 일주기 리듬의 붕괴를 '유력한 발암 요인'으로 규정했다.

신경학적 장애

수면은 신경계의 기능에 중요한 영향을 주며 치매, 운동장애, 간질, 두통, 탈수초병Demyelinating Disease, 뇌혈관질환 등 신경학적 질환을 겪을 때 수면이 변화한다. 신경학적 질환이 있는 환자는 수면을 조절하고 통증을 만드는 뇌 영역이 손상되기도 하고, 이러한 환자들은 운동장애와 약품 부작용을 경험하기 때문에 잠을 자는 데 더 큰 어려움을 느낀다. 수면박탈은 신경학적 질환의 발병률을 높일 수 있으며 다른 증상을 악화시키는 것은 물론 치료를 방해할 수 있다. 수면이 박탈된 환자에게서 그러한 질환의 발병률이 증가하는 데는 복잡한 메커니즘이 관여한다. 이는 면역, 신경내분비, 자율신경, 혈관경로 사이의 상호작용 때문인 것으로 보인다.

수면상실은 스트레스성 대사증후군인 고혈압, 비만, 2형 당뇨병의 가능성을 증가시키며 대사증후군이 있으면 당뇨병뿐만 아니라 심장질환과 뇌졸중의 위험도 커진다. 비만은 폐쇄수면무호흡으로 이어질 수 있는데, 이는 수면을 방해하고 뇌졸중의 위험을 높인다. 5천여 명을 대상으로 한 대단위 연구에서 하룻밤에 6시간 미만으로 잠을 잔 집단이 7~8시간 수면을 취한 집단보다 뇌졸중 위험이 4배가량 증가했다는 결과가 나왔다. 뇌졸중과 수면박탈 사이의 관계는 아직 명확하지 않지만, 코르티솔 농도를 높이고 심박수를 증가시키는 만성 스트레스가 뇌졸중의 위험을 증가시키는 것으로 보인다.

흥미롭게도 수면과다가 파킨슨병의 발생 위험을 증가시킨다는 보고도 있다. 그 원인은 아직까지 불분명하나 파킨슨병으로 정식 진단을 받기 오래전에 이미 이상을 겪은 환자가 과도한 수면을 취했을 가능성도 있다.

발작장애Seizure Disorder에서는 수면박탈이 발작의 빈도를 높이고 폐쇄수면무호흡 환자는 발작을 제대로 조절하지 못한다. 따라서 지속기도양압Continuous Positive Air Pressure Device, CPAP과 같이 흔히 사용되는 폐쇄수면무호흡 치료법은 발작 조절에도 효능이 있다.

수면박탈은 흔히 편두통의 원인이므로 수면이 부족한 사람은 잦은 편두통에 시달릴 수 있다.

고혈압

수면박탈은 혈압을 높이고 고혈압의 위험을 증가시킨다. 60세 이하의 성인이 밤중에 5~6시간 미만의 수면을 취할 경우 고혈압의 발생 위험이 커지며 지속적인 불면증은 중년기 고혈압 위험을 높인다. 수면상실은 만성 스트레스 요인과 비슷하게 작용하여 신경계를 활성화하고, 그에 따라 혈압이 지속적으로 상승한다. 수면박탈과 관련된 만성 염증도 고혈압 위험을 증가시키는 데 주요한 원인으로 보인다.

심혈관질환

염증은 심혈관질환의 발생과 진행에 관여한다. 혈관 벽에 플라크가 축적되는 것은 혈류로 침투한 자극에 대한 복합성 염증반응이다. 관절염과 같이 전신성 염증을 유발하는 질환은 신체 전반의 염증을 늘려 플라크의 축적을 가속화한다. 수면박탈은 다양한 염증표지자를 증식시키고 각종 심혈관질환의 발병 위험을 높이는 것으로 추정된다.

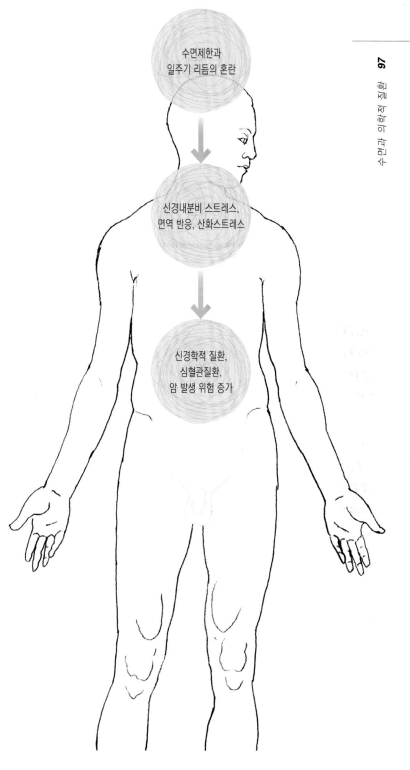

수면장애와 질병 위험
수면 기능장애는 암, 신경학적 질환, 심혈관질환 등 다양한 의학적 질환의 위험을 증가시키는 것으로 알려졌다.

수면과 정신 건강

수면은 정신질환과 인지장애에 어떠한 영향을 미칠까?

수면은 정서 조절에도 영향을 준다. 따라서 수면부족은 기존의 정신건강의학적 장애 증상을 악화하거나 향후 발생 위험을 높일 수 있다. 불면증은 다양한 정신건강의학적 질환에서 흔히 나타나는 증상인데 특히 기분장애와 불안장애에서 두드러진다. 수면이 박탈된 사람은 긍정적인 경험보다 부정적인 경험을 더 많이 기억하는 경향이 있다. 수면은 정서적인 적응을 통해 경험과 기억을 재구성한다. 기능적 자기공명영상fMRI을 활용한 연구에 따르면 수면박탈은 변연계 등 뇌의 다양한 정서적 회로에 변화를 유발한다.

과도한 수면도 주요 우울증과 관련이 있다. 지나치게 많은 잠을 자면 기분이 저하되고 기능이 손상되며 건강에 몇 가지 부정적인 영향을 끼칠 수 있다. 과도한 수면은 주요 우울삽화의 증상일 수도 있다. 적절한 수면제한이 우울증 환자의 증상을 완화할 수 있다는 연구 결과도 있다.

어린이의 신경행동적 문제 가운데 상당수가 수면박탈과 관련이 있다. 어떤 연구에 따르면 2살 반에서 6살 사이에 지속적인 수면박탈을 경험한 어린이는 과다활동성과 충동성 점수가 높으며 5~6세에 초등학교에 입학하면 신경발달 검사에서 낮은 점수를 얻는다고 한다. 설득력이 있긴 하지만 그러한 결과의 원인이 수면박탈인지 과다활동인지 혹은 두 가지가 결합된 것인지는 아직까지 확실하지 않다.

아동기에 수면문제를 겪으면 16세에 이르러 전반적인 행동능력이 감소할 수 있다. 이러한 결과는 특정한 발달 기간 동안에 수면장애를 경험하면 향후 발달에 문제가 생긴다는 것을 의미한다. 수면문제는 주의력결핍 과잉행동장애ADHD와 자폐 범주성 장애에서도 흔한 증상이며 수면박탈은 이러한 장애에도 깊이 연관되는 것으로 보인다.

수면박탈에 뒤따르는 신경행동 기능장애의 메커니즘은 아직까지 밝혀지지 않았지만, 일주기 리듬의 조절장애, 각성과 관련이 있는 호르몬이나 신경전달물질이 복합적으로 작용하는 것으로 보인다.

인지 손상

수면박탈은 인지수행Cognitive Performance에도 영향을 줄 수 있다. 인지수행은 기억기능, 환경 변화의 감지, 신체운동의 협응 등 서로 다른 과정을 포괄하는 광범위한 개념이다. 수면박탈이 인지수행의 각 영역에 끼치는 영향은 개인에 따라 다르게 나타나며 과업 수행에 필요한 인지 과정도 과업의 종류에 따라 다르다. 수면박탈이 인지기능의 영역별로 다른 영향을 끼치는 이유는 아직까지 규명이 되지 않았으므로 추가 연구가 필요하다.

동물연구를 통해 수면박탈이 기억을 관장하는 해마의 구조와 기능에 영향을 준다는 것이 드러났다. 노인을 대상으로 한 연구에서는 코르티솔의 농도 상승이 기억손상의 범위를 증가시키고 해마 용적을 감소시킨다는 결과가 나왔다. 수면박탈이 코르티솔 농도의 상승으로 이어진다는 점을 감안하면 수면박탈이 인지기능을 손상시키는 데 관여한다고도 해석할 수 있다. 수면박탈을 겪은 사람의 해마는 새로운 신경세포를 생성하는 능력이 감소한다는 추측도 가능하다. 그 결과 새롭고 적합한 기억을 형성하는 능력이 떨어지고 인지수행이 저하될 수 있다.

실험연구에서도 7시간 미만의 밤 수면은 각성도, 주의력,

인지속도, 기억력의 저하 등 다양한 문제를 유발한다는 점이 드러났고, 만성 수면박탈이 인지수행에 끼치는 영향이 단 하룻밤의 회복수면으로는 역전될 수 없다는 연구 결과도 나왔다. 수면제한에 앞서 하룻밤 동안 몇 시간 더 수면을 취한 사람은 인지수행의 저하가 덜하며 며칠 간 회복수면을 취하면 인지수행을 좀 더 신속하게 회복하는 것으로 드러났다.

어린이의 과다활동
수면 기능장애는 주의력결핍 과잉행동장애ADHD와 자폐 범주성 장애를 유발한다.

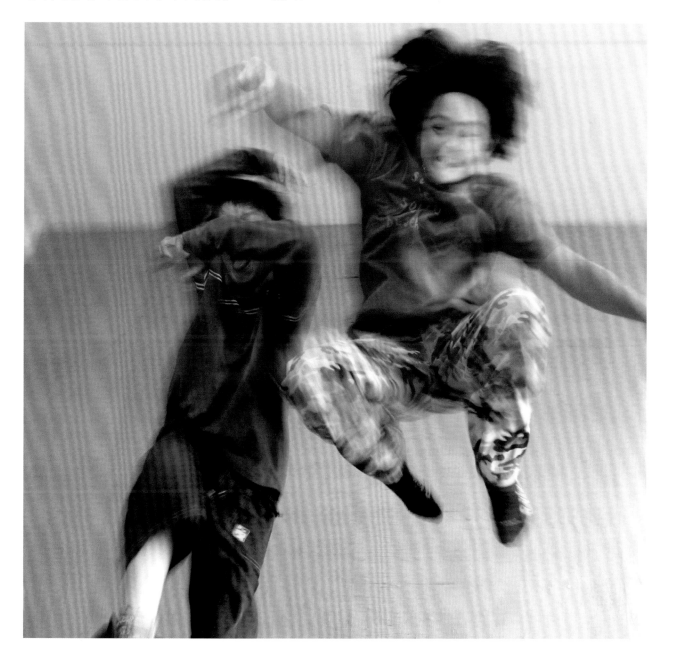

낮잠의 위력

낮잠에는 어떠한 효능이 있을까?

낮잠은 수면박탈로 인한 신경내분비스트레스와 면역스트레스를 최소화할 수 있는 방법이다. 최소 30분 동안 낮잠을 사는 사람은 코르티솔 농도가 낮아진다는 연구 결과도 있다. 낮잠은 HPA 축과 코르티솔 분비를 억제함으로써 스트레스를 낮출 수 있다. 어떤 연구에 따르면 하룻밤 동안 2시간만 수면을 취한 사람이 그 다음 날 정오에 30분간 낮잠을 자고 나서 각성도가 상승했다고 한다. 더욱이 정오에 낮잠을 잔 연구 대상만이 그날 밤 회복수면을 취한 후에 면역

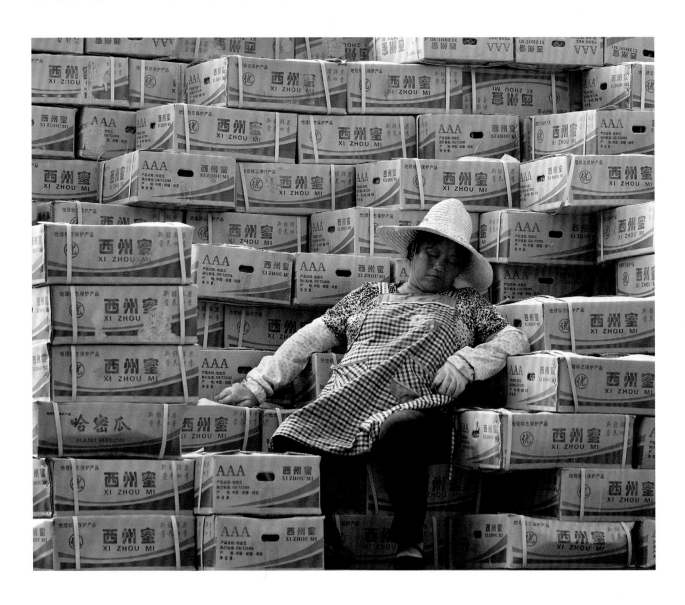

계의 염증표지자 감소를 경험했다. 이는 수면박탈을 겪고 나서 낮잠을 자지 않는다면 8시간이라는 표준 회복수면을 취하더라도 면역계 변화를 정상으로 되돌리기 어렵다는 점을 나타낸다.

역사적으로 남유럽 국가에서는 점심식사 후에 '시에스타 Siesta, 스페인어로 낮잠'를 즐긴다. 정오의 낮잠이 비교적 일상화된 그리스인 2만 3,681명을 미국인과 비교한 결과, 건강하며 직업이 있는데다 정오에 낮잠을 자는 사람은 심장 관련 사망을 겪을 가능성이 낮았다. 참고로 교란 요인Confounder을 모두 통제한 연구였다. 일본에서도 사무직 근무자에게 일과 중에 낮잠을 자도록 장려하고 있다.

낮잠이 야간 업무 교대자에게도 도움을 준다는 것은 여러 연구로 밝혀진 바다. 야간 업무교대는 일주기 리듬에 큰 차질을 빚는 것으로 알려졌지만 낮잠으로 이러한 부정적 영향을 어느 정도 방지할 수 있다. 야간 교대근무 전에 미리 낮잠을 자두면 수면박탈에 의한 졸음이 줄고 인지수행 저하가 호전된다. 20분 정도의 짧은 낮잠도 유익한 효과를 발휘할 수 있다. 그러나 수면에서 깨어난 후 20~30분 동안에는 인지기능이 저하되는 수면무기력Sleep Inertia 현상이 일반적이기 때문에 낮잠을 한 번 잔다고 해도 밤샘근무의 여파에서 완전히 회복될 수 없다는 결과도 나왔다. 낮잠이 제대로 된 밤 수면을 대체할 수 없다는 얘기다.

특히 비행기 조종사는 수면박탈로 인한 피로와 인지수행 저하로 심각한 문제를 겪을 수 있으며 비행하는 동안 조종사의 문제 인식과 대응 능력을 떨어뜨릴 수 있다. 또한 조종사의 피로는 간접적으로든 직접적으로든 상당수의 항공기 사고를 유발한 원인으로 지목되었다. 낮잠은 조종사를 대상으로 한 연구에서 그 효과가 입증되었는데, 어떤 연구에 따르면 45분 간 낮잠을 잔 조종사는 항공기 사고가 가장 잦은 착륙과 이륙 시에 각성도가 높아졌다. 낮잠은 각성도와 수행을 유지하고 회복할 수 있다. 따라서 동료 간에 낮잠 일정을 전략적으로 세운다면 수면무기력이 안전을 위협하는 것을 막을 수 있다. 낮잠이 특정한 비행 수행능력과 안전대책에 어떠한 영향을 미치는지 규명하려면 추가 연구가 필요하다.

낮잠은 청소년과 젊은 성인의 학업수행에도 도움을 준다. 어느 조사에 따르면 학업수행도가 높은 집단은 낮은 집단에 비해 52% 대 29%의 비율로 낮잠을 자는 수가 많았다. 학생을 대상으로 안면과 이름 인식 검사를 시행한 연구에서는 100분 간 낮잠을 잔 학생들을 제외한 모든 학생이 오후 6시 이후에 수행능력의 저하를 보였다. 낮잠을 잔 학생들은 2차 검사에서도 수행능력이 향상되는 결과를 얻었다.

일반적으로 각성이 지속되면 인지수행이 손상되고 전반적으로 스트레스가 증가한다. 낮잠은 이러한 영향을 상쇄하는 유용한 전략이지만 잠이 가장 절실할 때 낮잠을 자는 것이 항상 가능한 것은 아니다. 스트레스 상황일 때나 조용한 공간이 없는 곳에서는 낮잠을 자는 것이 어렵다. 그러나 다소 불편한 장소에서 자는 낮잠도 효과는 있다. 직장 내 안전에 낮잠이 어떠한 영향을 끼치는지 알아보려면 좀 더 많은 연구가 필요하다. 낮잠의 타이밍도 중요한데, 특히 낮잠 뒤에 오는 수면무기력 때문에 업무를 처리하다 목숨이 위험해지는 경우도 있음을 주의해야 한다.

낮잠 자기
짧은 시간 낮잠을 자면 수면박탈로 인한 신경내분비스트레스와 면역스트레스를 줄일 수 있고 스트레스가 HPA 축에 유발하는 영향을 제거할 수 있다.

수면위생전략

숙면을 취하는 방법

오히려 수면에 대한 고정관념이 불면증을 조장하기도 한다. 일례로 사람이 낮 동안 제 기능을 하려면 밤에 8시간을 자야 한다는 말이 있듯이. 이 책에서 언급한 내나수의 연구에서도 8시간 수면을 숙면의 기준으로 여겼다. 그러나 수면 필요량은 사람에 따라 다르며 어떤 사람은 하룻밤에 8시간을 못 자더라도 제 기능을 발휘하는가 하면, 8시간으로도 부족한 사람이 있다. 수면박탈은 대체로 인지기능을 떨어뜨리지만, 수면시간이 8시간 미만이라도 제대로 기능하는 사람도 있다. 수면시간은 그 다음 날 제대로 기능하는 데 필요한 요인 중 하나일 뿐이다. 수면의 질도 수면의 양만큼이나 중요하다. 수면 시간에 대한 불안감은 적절한 양의 숙면을 취하는 데 방해가 된다.

잠을 자고 나면 반드시 상쾌한 기분을 느껴야 한다는 고정관념도 있다. 낮잠에 대한 연구결과들에서 알 수 있듯이 잠에서 깬 후에는 어느 정도 수면무기력 증상을 경험하는 것이 자연스러운 일이다. 잠에서 깨고 얼마 동안은 몽롱함을 느끼고 인지기능도 떨어진다. 수면무기력의 정도는 어떤 수면단계에서 깨어나느냐에 따라 다르며, 그 외에 어떤 요인이 있는지는 아직까지 분명하지 않다. 어쨌든 잠을 충분히 못 잤기 때문에 수면무기력이 나타나는 것은 아니며 오히려 수면무기력을 우려하다가는 불면증이 생길 수 있다.

잠을 자는 동안 주기적으로 깨는 잠은 숙면이 아니라는 생각도 널리 퍼져 있다. 그러나 짧은 각성은 실제로 정상적인 수면 과정의 일부이며 그 자체로 수면문제를 나타내는 것은 아니다.

불면증의 인지행동치료

인지행동치료Cognitive Behavioral Therapy, CBT는 만성 불면증 치료에 효과적이다. 불면증의 인지행동치료Cognitive Behavioral Therapy for Insomnia, CBT-I는 수면을 방해하는 믿음, 생각, 행동을 직접적으로 수정하는 것이 목표다. CBT-I가 수정 대상으로 보는 요인으로는 침대에 너무 오래 누워있는 것, 과도한 낮잠, 불규칙한 수면 일정, 나쁜 수면의 영향을 곱씹는 행위, 잠들기 위해 노력할 때 경험하는 불안 등이다. CBT-I 치료는 일반적으로 1회당 50~60분이 걸리는 4~10개 세션으로 구성된다. 세션은 대체로 매주 한 번씩 시행하며, 치료 시작 전 2주 동안에는 환자가 자신의 수면 관련 행동을 모니터링해야 한다.

치료의 행동적 요소는 수면환경과 수면 사이의 연관성을 재정립하고자 시도하는 것이며 환자는 다음과 같이 수면 일정을 바꿔야 한다.

– 침대는 수면을 위해서만 사용하고 독서나 TV 시청 등 다른 용도로 사용하지 않는다.
– 침대에서 보내는 시간을 제한하여 실제로 수면하는 시간에만 침대를 사용한다.
– 기준 기상시간을 선택한 다음에 매일 밤 실제로 잠자는 시간만을 감안하여 취침시간을 정한다. (이렇게 하면 얼마 동안은 수면시간이 줄어들고, 양극성장애가 있는 사람의 경우에는 이 방법을 시도할 때 반드시 정신건강전문가의 지도 감독에 따라야 한다.)

치료의 인지요소를 위해 치료자는 환자에게 불면증을 지속시키는 인지 과정을 알려주고 이를 수정할 것을 요청한다. 환자는 치료자의 요구에 따라 매일 밤 수면에 대한 생각을 기록하고 불면증을 조장하는 생각과 믿음을 수정하기 위해 행

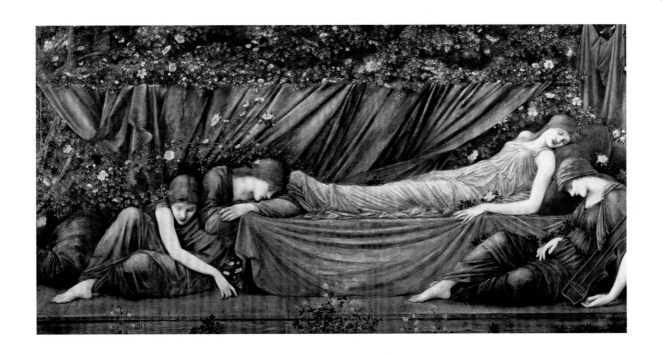

동실험을 실행하기도 한다.

그뿐만 아니라 치료자는 적절한 수면위생에 대한 교육을 제공하고 불면증에 영향을 주는 외부 요인을 대략적으로 설명해야 한다. 잠드는 데 영향을 주는 요인으로는 흔히 저녁에 섭취하는 카페인과 알코올을 들 수 있으며, 카페인을 섭취하면 잠드는 데 걸리는 시간이 늘어난다. 알코올은 진정효과가 있어 잠드는 데 도움을 주기도 하지만 많은 양을 섭취하면 수면의 질이 떨어진다. 규칙적인 운동을 하는 것도 중요하다. 운동이야말로 수면문제의 효과적인 치료법이라 보는 수면전문가가 많다. 그러나 늦은 저녁시간에 하는 운동은 오히려 수면을 방해할 수 있다.

일반적으로 수면위생전략만으로는 불면증을 치료할 수 없다. 그러나 이 전략은 치료에서 중요한 부분을 차지한다. CBT-I의 효과를 검증한 연구에서 철저한 CBT-I만큼 효과적인 단독 전략은 없다는 결과가 나왔다. 철저한 CBT-I는 불면증 증상을 거의 호전시키므로 불면증 치료에 가장 많이 권장되는 방법이고 치료 후 6개월간 치료 효과가 유지된다. 여러 연구에 따르면 CBT-I를 시행한 환자 중 70~80%는 불면증이 감

수면위생
불면증으로 고생하는 사람의 경우 깊고 편안한 잠을 잘 수 있도록 돕는 수면 습관을 따를 필요가 있다. 수면위생전략을 시도했는데도 불면증이 지속된다면 추가적인 치료가 필요하다. 에드워드 번-존스Edward Burne-Jones의 1874년 작 〈잠자는 미녀Sleeping Beauty〉

소하고, 40%는 불면증이 완전히 개선되었다고 한다. 또한 CBT-I로 수면제 복용을 크게 줄일 수 있었다는 보고도 있다. 개인 CBT 치료가 여의치 않다면 집단치료나 자가도움Self-Help 치료를 받을 수도 있다.

기타 치료법

다양한 약물은 불면증 치료에 어느 정도 효능을 보인다. 관심이 가는 약물이 있다면 반드시 의사와 상의한 후에 복용해야 하며, 최근에는 마음챙김 명상에 행동전략을 접목한 요법이 불면증 치료에 효과가 있는지를 조사한 연구가 나오고 있다. 초기 결과는 희망적인 편이다. 마음챙김 명상에 CBT-I를 접목하여 시도했더니 증상이 완화되고 치료 후 12개월 동안 그 효과가 유지되었다고 한다.

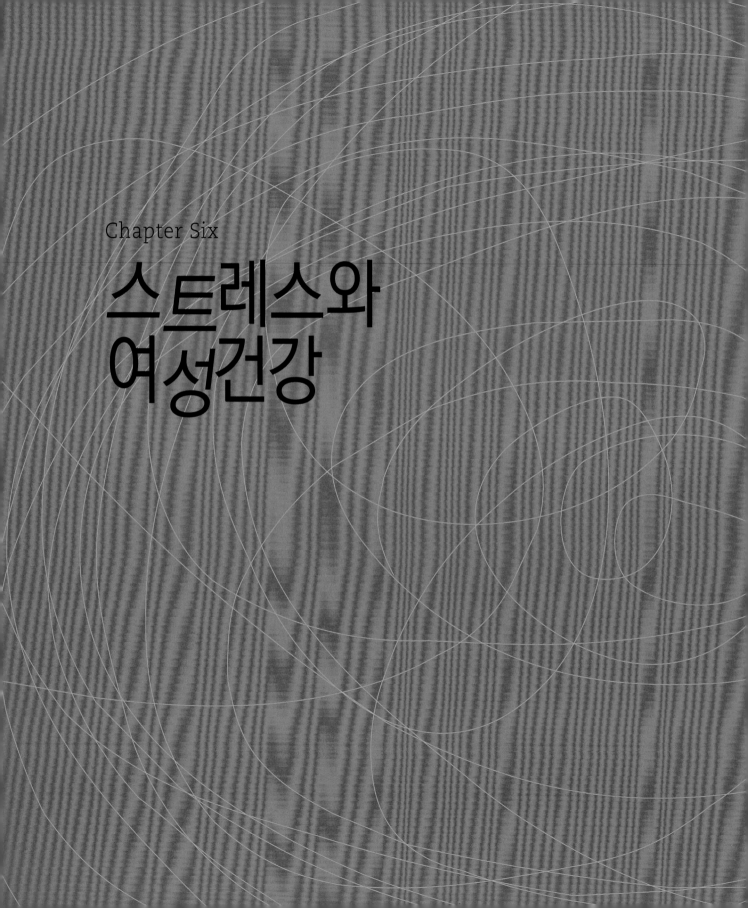

Chapter Six

스트레스와
여성건강

스트레스와 여성 건강에 대해 하나의 장을 마련한 이유가 무엇인지 궁금하지 않은가? 남성과 여성은 생식 호르몬 분비량이 달라서 외모와 성 건강에 차이가 있다. 이러한 생식 호르몬은 우리 몸에 있는 기관 대부분에 영향을 미치는데 주요 스트레스 반응계인 HPA 축도 예외는 아니다. 과거에는 남성이 여성에 비해 스트레스성 질환을 앓을 위험이 크다고 알려졌으나 최근에는 성별 차이가 없다는 것이 정설이다. 실제로 여성은 자가면역질환, 불안증, 우울증의 발병률에서 남성을 앞선다. 특히 가임 기간 동안에는 스트레스성 질환의 발병 위험이 증가하는 것으로 나타났다. 이러한 발병 위험 상승에는 직장생활과 양육의 병행에 따르는 부담 등 사회적 요인도 한몫할 것이다. 그러나 월경 주기와 생애 전반에 걸쳐 일어나는 여성 호르몬의 농도 변화야말로 여성의 스트레스 취약성에 직접적으로 영향을 끼치는 요인이다. 이번 장에서는 주요 여성 호르몬과 스트레스의 관계를 중점적으로 살펴볼 것이다. 그런데 남성에게도 여성 호르몬이 분비되기 때문에 남성도 이번 장의 내용에 주목해야 할 필요가 있다. 다만 호르몬의 양이 다르고 일반적으로 농도 변화가 급격하지 않을 뿐이다.

옥시토신
안티스트레스 호르몬

'**사**'랑의 호르몬'이나 '포옹호르몬Cuddle Hormone'으로도 불리는 옥시토신Oxytocin은 뇌의 시상하부에서 생성되며 엄마와 아기의 애착 형성과 생식에 중요한 역할을 하는 것으로 알려졌다. 또한 그 신경세포가 남성과 여성의 뇌 주요 영역에까지 뻗어있는 특성 때문에 최근에는 스트레스 조절 호르몬으로도 주목받고 있다. 옥시토신의 농도는 출산, 수유, 성행위 같은 직접적인 행위뿐 아니라 누군가에 대한 다정한 생각만으로도 상승한다. 옥시토신은 애당초 보편적인 항스트레스성 쾌감 호르몬으로 알려졌지만, 역효과가 나기도 하고 상황이나 개인에 따라 효과가 다르게 나타나기 때문에 요즘에는 복잡한 호르몬으로 간주된다. 그러나 옥시토신이 스트레스 해소에 큰 역할을 하는 사회적 애착행위와 관련이 있는 것만은 사실이다. 긍정적인 사회적 상호작용과 지지가 건강과 수명에 유리하게 작용한다는 것은 의학계에서도 인정하고 있다. 사회적 지지의 건강상 이점으로는 심혈관 반응성 감소, 기분 향상, 급성 스트레스 상황에서 분비되는 코르티솔 농도 저하 등이 있다.

어떤 학자는 사회적 애착이 여성의 스트레스를 줄이는 데 유달리 효과적이라고 보기도 한다. 일반적인 스트레스 반응이 어떠한지만 떠올려 봐도 당연히 일리가 있는 주장이다. 스트레스 상황에서 에피네프린(아드레날린)이 유도하는 맞섬도피반응은 여성에게 딱히 이롭지 않다. 특히 임신 기간이나 의존적인 아이에게 '붙잡혀' 있는 시기에는 스트레스 반응이 득이 될 리 만무하다. 진화론적인 관점에서 여성은 타인과의 관계 형성에 능하다. 다른 사람은 자신에게 위험을 미리 알려주며 도주를 돕고 자녀양육에 손을 보태줄 수 있기 때문이다. 이러한 특성을 '보살핌-개선-방어Tend-Mend-Defend'반응이라 한다. 반대로 남성은 테스토스테론 호르몬 농도가 높고 상대적으로 근육질량이 크며 임신으로 '붙잡혀'있는 기간이 없으므로 스트레스에 공격적인 맞섬 반응을 보이는 경향이 있다. 아무튼 보살핌-개선-방어 반응은 스트레스에 시달리는 여성에 해당한다. 선천적으로 여성의 뇌는 남성의 뇌와 달리 스트레스 상황에서 관계를 맺으려는 쪽으로 기울어진다. 따라서 여성은 스트레스를 받으면 다른 사람으로부터 위로를 받으려는 경향이 강한 반면에 남성은 스트레스를 받더라도 있는 그대로 감정을 표현하는 경향이 덜하다. 이러한 차이는 옥시토신에 다르게 반응하기 때문에 생긴다.

그러나 옥시토신은 성별과 상관없이 여러 긍정적인 변화를 이끌어내며 항상성 회복에 도움을 준다. 옥시토신은 뇌의 쾌감중추에서 중요한 화학물질인 도파민을 생성함으로써 기분을 좋게 하고, 코르티솔 농도를 낮추어 천연 통증 감소 화학물질의 분비를 촉진하며 맞섬도피 반응을 유도하는 일부 신경세포의 활성을 억제한다. 또한 진정 효과가 있는 감마아미노부티르산GABA의 뇌내 농도를 높여 우리가 차분하고 안정된 상태를 되찾을 수 있도록 돕는다. 그뿐만 아니라 옥시토신은 다양한 스트레스 관련 유전자의 '전원 스위치' 역할을 함으로써 뇌 주요 영역의 구조와 기능에도 영향을 준다. 영·유아기를 비롯해 생애 초기의 옥시토신 농도가 인간의 스트레스 반응 방식을 영구적으로 변화시키는 까닭도 그 때문일 것이다.

여성 호르몬 체계

해당 체계의 호르몬은 각각 다르지만 서로 연관성이 있고 신체 곳곳에서 기능을 발휘한다. 먼저, 옥시토신은 뇌하수체에서 분비되는 주요 호르몬으로 생식과 사회적 애착 형성에 중요한 역할을 한다. 엔도르핀은 장기에서 분비되는 '쾌감' 호르몬으로 통증 역치를 증가시켜 진통 효과를 내며 운동 등의 활동에 의해 생성된다. 바소프레신은 체내에 정체된 수분을 조절하고 혈관을 수축시키고, 옥시토신과 마찬가지로 사회적 인지와 행동을 조절한다. 에스트로겐과 프로게스테론은 생식과 사회기능에 중요한 호르몬이다.

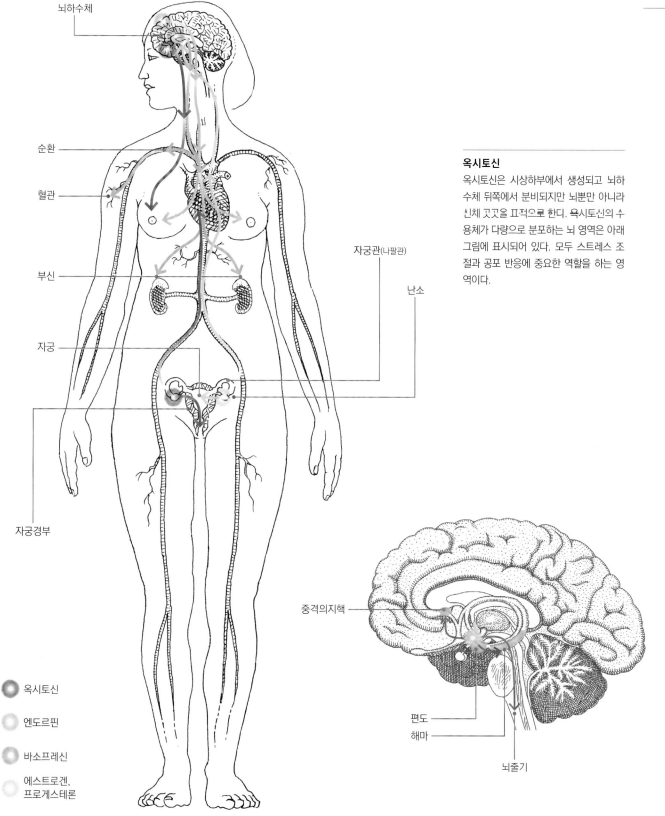

뇌하수체

순환

혈관

부신

자궁

자궁경부

자궁관(나팔관)

난소

옥시토신

엔도르핀

바소프레신

에스트로겐,
프로게스테론

옥시토신

옥시토신은 시상하부에서 생성되고 뇌하
수체 뒤쪽에서 분비되지만 뇌뿐만 아니라
신체 곳곳을 표적으로 한다. 옥시토신의 수
용체가 다량으로 분포하는 뇌 영역은 아래
그림에 표시되어 있다. 모두 스트레스 조
절과 공포 반응에 중요한 역할을 하는 영
역이다.

중격의지핵

편도

해마

뇌줄기

옥시토신과 스트레스 반응

그러나 옥시토신과 스트레스의 관계는 생각보다 명확하지 않다. 옥시토신은 상황에 따라 스트레스 반응을 촉진하는 것으로 보이며 이러한 역설은 옥시토신이 '사회적 신호의 현저성Social Cue Salience'을 증가시킨다는 사실로 어느 정도 설명이 옥시토신이 다른 사람의 감정을 파악하는 데 도움을 준다는 뜻이다. 상황이 어떠한지, 환경이 안전한지 위험한지, 심리적으로 얼마나 취약한지에 따라 우리는 스트레스를 받기도 하고 편안한 기분을 느끼기도 한다. 예를 들어, 가족과 같이 친숙하고 위협적이지 않은 사람으로부터 사회적 지지를 얻으면 스트레스 수치가 내려가지만, 반대로 낯선 사람으로부터 지지를 받을 경우 스트레스 감소 효과가 사라진다. 옥시토신이 사회적 신호에 대한 우리의 주의를 강화한다는 점을 볼 때 맥락에 따라 기능이 달라지는 것도 당연하다. 예를 들어, 우리가 낯선 사람과 있을 때는 '사회 호르몬'인 옥시토신 때문에 그 사람의 낯선 몸짓이나 표정에 주의를 기울이게 될 뿐만 아니라 경계심이 강해지고 상대적으로 스트레스가 증가한다.

옥시토신의 농도 변화

기준 농도가 사람에 따라 다르다는 것도 옥시토신의 미묘한 특징이다. 예를 들어 아스퍼거 증후군Asperger Disorder이나 자폐 범주성 장애가 있는 사람은 선천적으로 옥시토신 농도가 낮다. 자폐 범주성 장애의 주된 특징이 사회적 상황에 적절히 대처하지 못하는 것임을 생각해볼 때 전혀 놀라운 일은 아니다. 흥미롭게도 자폐 범주성 장애가 있는 사람에게 옥시토신을 투여했더니 다른 사람의 감정을 읽어내는 능력이 향상되었다는 연구 결과도 있다. 마지막으로 알아두어야 할 점은 옥시토신 노출만으로도 스트레스 호르몬의 농도가 감소할 수 있다는 것이다. 대체로 옥시토신에 자주 노출될수록 건강도 좋아진다. 옥시토신의 반복 투여가 혈압과 코르티솔 농도를 낮출 뿐 아니라 통증을 완화하고 쾌감을 주는 천연 아편유사제의 농도를 상승시키는 것을 보면 알 수 있다. 또한 (맞섬도피반응을 유도하는) 노르에피네프린의 분비를 차단하여 스트레스 반응도 감소시킨다고 한다.

옥시토신의 유용성

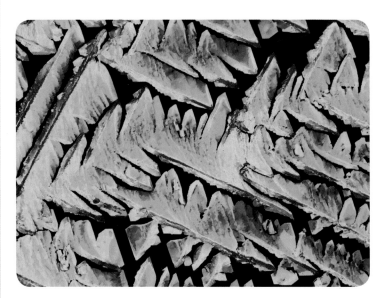

스트레스 완충작용 호르몬

왼쪽은 옥시토신 결정체의 편광현미경PLM영상 사진이다. 옥시토신은 아미노산 9종으로 이루어진 펩티드로 사회적 애착은 물론 극치감(오르가즘), 분만, 유즙 분비 등과 같은 생식기능에 필요하다. 옥시토신이라는 이름은 그리스어로 '일찍 태어나다'를 뜻하는 'Oxys Tokos'에서 유래한 것으로, 최근 스트레스 완충 호르몬으로 인정받고 있으나 상황, 투여량, 사람에 따라 스트레스 반응에 끼치는 영향이 다르게 나타날 수 있다.

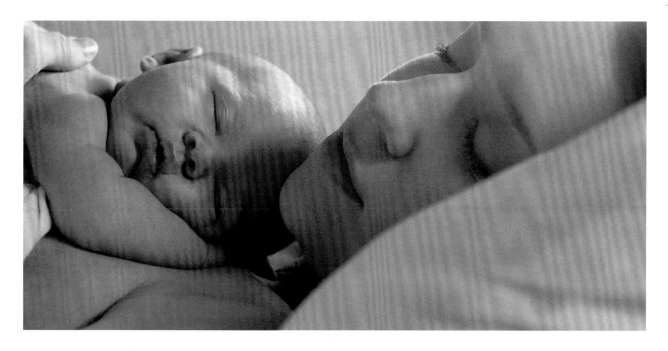

어머니와 유아의 결속은 옥시토신 농도를 높인다.
옥시토신 농도는 엄마와 아기의 피부 접촉처럼 사랑하는 사람끼리 몸을 접촉할 때 높아진다. 옥시토신 농도가 높아지면 엄마와 아기 모두 건강상의 이점을 얻을 수 있다.

옥시토신 분비를 촉진하는 법

별도로 의사나 실험실을 찾지 않아도 옥시토신 농도를 높일 수 있다. 스트레스 상황에서 스스로를 진정시키고 자연적으로 옥시토신 분비를 촉진하는 데는 여러 가지 방법이 있다. 대표적으로 성행위, (정기 마사지 요법의 건강 효능이 입증된 것만 보아도 알 수 있듯이) 마사지, (스트레스성 과식의 원인을 설명해주는) 음식물 섭취, 사랑하는 사람과의 포옹, 운동, 수유, 햇볕을 쬐어 비타민 D 보충하기, 애완동물 쓰다듬어 주기 등이 해당된다.

개를 키우는 사람의 옥시토신 농도가 그렇지 않은 사람에 비해 높다는 연구 결과를 바탕으로 최근 의사들은 환자에게 불안증, 우울증, 심혈관 질환 치료의 일환으로 개를 키우라고 권장한다. 심장발작 생존자 가운데 '옥시토신화'된 견주는 개를 키우지 않는 사람보다 경과가 호전될 가능성이 크다. 개를 키우면 옥시토신을 반복 투여하는 것과 마찬가지로 스트레스를 낮추는 효과가 있다. 특히 하루 중 여러 차례 개를 쓰다듬거나 데리고 놀아주면 옥시토신 농도를 주기적으로 높일 수 있다. 수유도 하루에 여러 번 이루어진다는 점에서 옥시토신 농도를 높게 유지하는 데 도움이 되는데 수유 중인 여성의 2형 당뇨병과 심혈관질환 발병 위험이 낮다는 연구 결과가 이를 뒷받침한다. 그뿐만 아니라 수유 횟수가 늘어날수록 발병 위험은 한층 더 줄어든다. 이는 옥시토신에 오랫동안 반복적으로 노출될 때 항스트레스 효과와 건강증진 효과가 극대화된다는 가설을 입증하는 결과다.

자연적인 요법만으로 부족할 때는 프로작Prozac을 비롯한 세로토닌 재흡수 억제제 등 세로토닌성 항우울제를 복용하여 옥시토신 농도를 높일 수 있다. 세로토닌성 항우울제에 옥시토신 생성을 촉진하는 특성이 있다는 사실은 잘 알려져 있지 않지만 그러한 특성이 항우울 효능으로 이어진다고 보는 학자들도 있다. 옥시토신과 마찬가지로 세로토닌은 뇌의 중요한 천연 화학물질로 스트레스와 불안감을 덜어준다. 따라서 옥시토신과 세로토닌이 어떤 식으로든 연관되어 있다는 것은 그리 놀라운 일이 아니다.

스트레스와 임신

스트레스는 태아에게 어떤 영향을 줄까?

생애 초기의 스트레스가 얼마나 해로운지는 제8장에서 자세히 다루겠지만 이번 항목에서는 최초의 스트레스 요인을 알아보기로 한다. 태아는 임신 상태의 엄마가 겪는 스트레스의 영향을 받는다. 스트레스 호르몬은 태아의 기관과 조직이 제대로 성장하는 데 반드시 필요한 요소이나 엄마가 만성적이거나 극심한 스트레스에 시달리면 연쇄적인 스트레스 반응이 일어나 태아의 몸에 악영향을 준다. 거듭 강조하지만 끊임없는 만성 스트레스가 건강에 가장 해롭고, 이는 임신 중 스트레스에서도 마찬가지다.

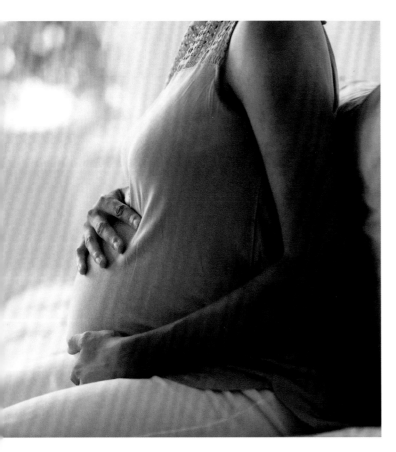

산전 스트레스

스트레스는 태반에 구멍을 내는 유전자를 활성화한다. 태반은 뱃속에서 자라는 태아와 엄마를 연결하는 주요 기관이며 태반에 난 구멍 사이로 새어 들어온 엄마의 스트레스 호르몬은 물론 염증성 시토카인 같은 염증표지자에 태아가 노출될 가능성이 커진다. 그리고 염증이 발생하면 태반에 더 많은 구멍이 생기는 악순환이 이어진다. 이러한 과정을 통해 엄마, 태반, 태아는 임신 기간에 나타날 수 있는 스트레스 요인에 대해 어김없이 과도한 면역반응을 보이도록 준비를 갖춘다. 앞서 보았듯이 과도한 면역반응은 과도한 스트레스 반응과 마찬가지로 건강에 도움이 되지 않는다.

임산부가 정신적인 스트레스, 영양 결핍, 산소 부족, 감염 등 신체적인 스트레스 요인을 포함한 각종 자극에 과도한 면역반응을 보일 경우 태반뿐 아니라 발달 중인 태아의 뇌와 기관이 손상을 입을 수 있다. 게다가 이러한 변화는 유전자의 중재로 이루어지는데 최종적인 결과는 면역반응의 시점과 강도, 태아의 성별에 좌우된다(남아가 더 취약하다). 최악의 상황에서는 뇌의 구조적 변화가 일어나고 정서와 인지기능이 장기적인 영향을 받아 태아의 스트레스 반응성이 증가할 수 있다.

산전 스트레스의 유전성

흥미롭게도 스트레스에 의한 유전자 변화는 몇 대에 거쳐 유전된다. 만약 우리의 증조모가 임신 중에 극심한 스트레스에 시달렸다면 그러한 유전자를 받은 우리 역시 스트레스성

임신

특히 임신 중에 스트레스를 잘 관리해야 하는 이유는 임신 기간이야말로 엄마와 아이의 일생에서 가장 중요한 시기이기 때문이다. 임산부가 극심하거나 지속적인 스트레스를 받으면 태반과 발달 중인 태아의 뇌에서 과도한 면역반응이 일어날 수 있다. 결과적으로 아이의 뇌 구조, 기능, 스트레스 반응성에 장기적인 변화가 나타날 가능성이 있다.

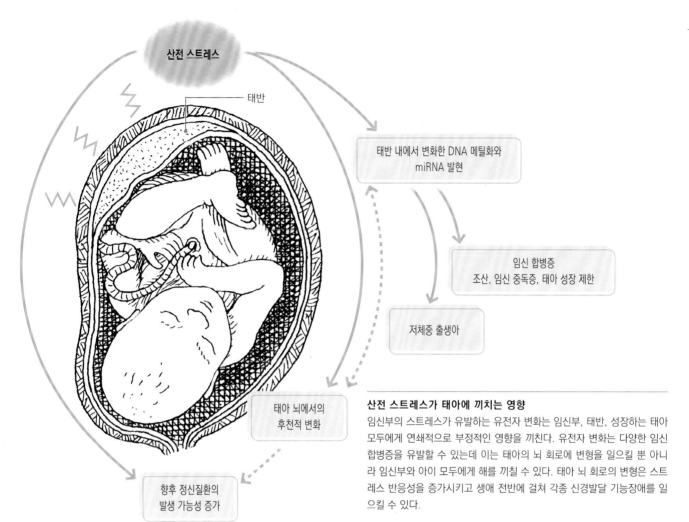

산전 스트레스

태반

태반 내에서 변화한 DNA 메틸화와
miRNA 발현

임신 합병증
조산, 임신 중독증, 태아 성장 제한

저체중 출생아

태아 뇌에서의
후천적 변화

향후 정신질환의
발생 가능성 증가

산전 스트레스가 태아에 끼치는 영향
임신부의 스트레스가 유발하는 유전자 변화는 임신부, 태반, 성장하는 태아
모두에게 연쇄적으로 부정적인 영향을 끼친다. 유전자 변화는 다양한 임신
합병증을 유발할 수 있는데 이는 태아의 뇌 회로에 변형을 일으킬 뿐 아니
라 임신부와 아이 모두에게 해를 끼칠 수 있다. 태아 뇌 회로의 변형은 스트
레스 반응성을 증가시키고 생애 전반에 걸쳐 각종 신경발달 기능장애를 일
으킬 수 있다.

질환에 걸릴 가능성이 높다는 뜻이다. 유전학에 회의적인 사람들은 스트레스가 심한 부모를 보고 자란 아이가 부모의 행동에 '전염'되기 때문에 스트레스에 시달리는 것이라고 주장하지만 스트레스 반응의 세대 간 전달을 입증하는 근거는 충분하다. 심지어 체외 수정되어 양부모에게서 자라난 아이도 친부모와 스트레스 수준이 유사하다는 연구 결과도 있다. 이는 스트레스성 유전자 변화가 정자와 난자를 통해 다음 세대로 전달될 가능성이 크다는 점을 시사한다.

산전 스트레스 극복하기

그렇다면 임산부는 어떻게 스트레스를 극복할 수 있을까? 다행히 임산부에게는 간접적인 방식으로 스트레스를 제거하

는 임신 호르몬이 꾸준히 분비된다. 따라서 아무런 조치를 취하지 않아도 부분적으로는 스트레스로부터 몸을 보호할 수 있다. 임신 기간 동안에는 에스트로겐 농도가 상승하는데 이는 세로토닌의 농도를 높인다. 앞서 보았듯이 뇌에서 생성되는 세로토닌은 쾌감을 유발하는 화학물질이며 가장 일반적인 항우울제의 표적 물질이기도 하다. 흥미로운 점은 여아가 남아에 비해 자폐성 범주장애와 ADHD 같은 신경발달 장애의 발병 가능성이 낮다는 사실이다. 그 이유는 남아에 비해 에스트로겐의 농도가 높고, 에스트로겐이 뇌의 정상적인 발달을 돕는 세로토닌의 분비를 촉진하기 때문이다.

프로게스테론의 특성

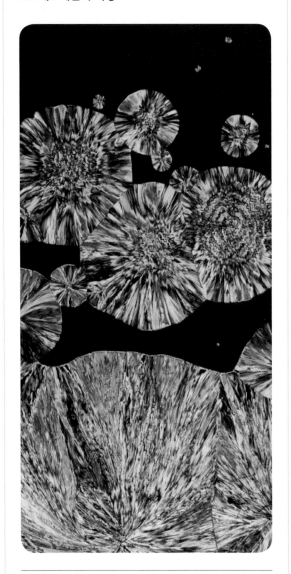

프로게스테론 호르몬
여성의 성 호르몬인 프로게스테론 결정체의 편광현미경 사진이
다. 과거에는 프로게스테론이 주로 (옥시토신과 아주 유사한) 생식기
능을 하는 것으로 여겨졌으나 최근에는 스트레스 완화와 불안
감소 효과가 있어 스트레스를 감소시킨다고 밝혀졌다.

스트레스 퇴치를 돕는 프로게스테론

프로게스테론도 임신에 필요한 주요 생식 호르몬일 뿐 아
니라 항스트레스 작용을 한다. 임신 기간 동안에 프로게스테
론 농도가 높아지면 임신부의 뇌에서 천연 진정제인 감마아
미노부티르산GABA이 생성된다. 앞에서도 언급했듯이 GABA
는 주요 억제성 신경전달물질인데 천연 발륨이라 해도 과언
이 아니며 휴식과 이완 상태에서 농도가 높아지고, 특히 명
상과 요가를 하는 동안에 많이 생성된다. 이처럼 휴식, 이완
작용을 하기 때문에 '임신부 건망증Mommy Brain'을 유발하는
것으로도 알려졌다. 프로게스테론은 GABA의 농도를 높일
뿐 아니라 임신부의 세포를 스트레스로부터 보호하는 강력
한 항염증 유전자를 활성화한다. 한마디로 프로게스테론은
염증과 스트레스와의 싸움을 돕는 지원군으로 여성의 수술
경과를 호전시키는 역할까지 하는 것으로 추정된다. 실제로
몇몇 암 연구를 통해 월경 기간 동안에 프로게스테론 농도가
높은 여성은 그렇지 않은 여성보다 수술 후 경과가 좀 더 양
호한 것으로 드러났다. 이 모든 점을 감안하면 임신 기간 내
내 프로게스테론 농도가 높게 유지된다는 것은 임신부에게
득이 되는 일이다. 한마디로 프로게스테론은 임신부와 태아
의 건강을 최적화하도록 대자연이 선사한 호르몬이다!

스트레스 최소화 전략

그러나 제아무리 준비가 잘 되어 있는 임산부라도 스트레
스에 무너질 수 있기 때문에 스트레스 수준이 방어 메커니즘
을 압도할 정도로 치솟을 경우, 임산부는 명상, 요가, 저강도
운동, 충분한 수면, 올바른 식생활 등 다양한 방법으로 스트
레스를 최소화하거나 적어도 스트레스의 악영향을 줄여야
한다.

스트레스 퇴치를 위해 임신부와 태아 모두에게 유익한 영
양 습관은 정어리와 연어 등 수은 농도가 낮으며 지방이 풍
부한 어류, 진정 효과가 있는 세로토닌 생성을 촉진하는 비
타민 D식품, 세로토닌의 원료인 트립토판Tryptophan이 풍부한
어류, 닭고기, 달걀, 견과류, 콩을 섭취하는 것이다. 수은 농
도가 낮은 어류는 비타민 D과 오메가-3 지방산뿐 아니라 트

립토판을 함유하고 있어 불안감과 우울감의 원인인 세로토닌 결핍을 방지하기 때문에 스트레스 완화 효과가 가장 뛰어나다. 연구에 따르면 임신 중 프로바이오틱스Probiotics 섭취도 임신부와 태아의 건강에 도움이 되며, 언급한 물질들에는 만성 스트레스에 과도해진 면역반응과 염증반응을 억제한다는 공통점이 있다. 종합하자면 임신 기간 동안 영양 보조제를 복용하거나 식생활을 바꾸거나 충분한 햇볕을 받아 비타민 D를 보충하는 등 몇 가지 간단한 습관만 들여도 염증성 뇌 손상에서 비롯되는 태아의 신경발달 장애를 예방할 수 있다는 것이다. 그러나 임신 중 영양 보조제를 선택할 때는 반드시 의사와 상의한 후 결정해야 한다. 대체로 산전 비타민의 비타민 D 용량만으로는 권장량에 미치지 못하기 때문에 임신부가 산전 비타민을 복용 중이더라도 따로 비타민 D 보조제를 복용해야 한다. 특히 타고난 피부색이 어둡거나 주기적으로 자외선 차단제를 바르는 임신부는 체내 비타민 D 합성능력이 떨어지므로 비타민 D 보조제를 복용하는 것이 바람직하다.

진통과 분만에서도 엄마의 스트레스와 고통을 완화할 수 있는 전략이 있다. 가장 좋은 방법은 자연분만이다. 자연분만을 택하면 아기가 산도로 나올 때 엄마의 중요한 이완신경인 미주신경이 활성화되어 뇌에서 옥시토신이 급격하게 분비되기 시작한다. 이러한 옥시토신 급증은 진화적으로 유리한 현상이며, 엄마의 뇌가 양육과 바람직한 모성 행동에 적합하도록 조성된다. 게다가 옥시토신은 천연 진통 효과가 있는 호르몬 샘섬을 촉진하므로 분만통을 완화한다. 제왕절개의 경우에는 분만 직후 엄마와 아기가 맨살 접촉을 하는 것이 옥시토신 농도를 높이고 향후 엄마와 아기 사이의 조화로운 관계 구축에 도움이 된다는 사실이 밝혀졌다. 또한 제왕절개로 출산한 산모는 의료진에게 '거즈 기법Gauze Technique'을 요청해야 한다. 이는 맨살 접촉과 비슷한 효과를 내는 방법으로, 아기의 미생물군 유전체Microbiome를 건강하게 유지하는 데 중요한 역할을 한다. 산모의 질에 한 시간 동안 넣었다가 밀봉해둔 살균 거즈로 갓 태어난 아기의 얼굴을 닦아주는 기법이다.

평형 촉진

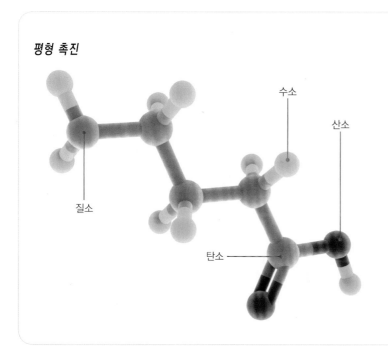

수소
산소
질소
탄소

감마아미노부티르산GABA의 분자모형

GABA는 신경계의 주요 억제성 신경전달물질이다. 이는 휴식 상태를 유도하고 항상성 유지에 중요한 역할을 한다. 일부 항불안성 약물이 GABA 수용체에 작용하기는 하지만 GABA 농도는 명상이나 요가를 할 때뿐 아니라 임신과 같이 프로게스테론 농도가 상승하는 시기에도 자연적으로 증가한다.

현대사회의 도전

생애 초기의 스트레스는 어떻게 최소화할 수 있을까?

인간의 뇌와 스트레스 반응계 발달에는 자궁 안에서 보내는 최초의 몇 달 못지않게 출생 직후의 기간도 중요하다. 엄마와 신생아 사이의 역학이 아이의 기질 형성에 영향을 주는 생물학적 변화로 전환되는 기간도 바로 출생 초기다. 실제로 이 기간 동안 신생아가 극심한 스트레스를 받으면 성인이 될 때까지 지속되는 물리적 변화를 겪을 수 있고 무엇보다도 뇌의 주요 스트레스 조절중추가 변형된다. 생애 초기의 최대 스트레스 원인은 엄마와 아이의 불화나 지속적인 분리다. 이는 특히 맞벌이 가정의 증가, 직장인 산모에게 출산 후 조속한 복직을 기대하는 분위기와 관련된다. 생애 초기의 발달 기간이 아이의 향후 정신적, 신체적 건강을 좌우한다는 점을 감안하면 부모는 직장과 가정생활 사이의 균형을 적절히 유지하고 자녀와 조화로운 관계를 형성해야 할 필요가 있다.

직장과 가정생활을 병행하는 데에 따른 부담감은 엄마와 아빠 모두에게 해당되지만 자녀 양육에 따른 스트레스는 엄마가 더 받는다. 직관적으로 보더라도 한밤중에 일어나 신생아에게 모유나 우유를 먹이는 사람은 대체로 아빠가 아니라 엄마다. 그뿐만 아니라 출산 후에는 스트레스 반응성과 관련이 있는 뇌내 호르몬 농도가 급격하게 변화한다. 산후 몇 주 이내에 에스트로겐과 프로게스테론 등 스트레스 완화작용을 하는 생식 호르몬의 분비가 중단되고, 그에 따라 신체 전반의 과민성과 스트레스 취약성이 증가하여 산모가 우울증에 걸릴 위험 등 엄마는 물론 아기의 건강까지 연이어 부정적인 영향을 받을 수 있다.

일반적으로 스트레스와 우울증에 시달리는 엄마는 아기와 관계를 맺고 상호작용하는 데 소극적이다. 예를 들어, 아기를 안아주거나 다정한 말로 어르거나 아기와 놀아주려 하지 않을 가능성이 크다. 뇌 발달에 매우 중대한 시기에 정서적으로 무기력한 엄마로부터 충분한 감각 자극을 제공하지 못한 아기는 뇌에 실질적인 변화를 겪는다. 그 결과 자라서까지 긍정적인 감정을 느끼는 능력이 떨어질 수 있다.

엄마와 아이 간의 불화가 극단적으로 치닫는 사례가 바로 방치와 학대다. 방치와 학대에 노출된 아이는 훗날 기분장애, 불안장애, 외상 후 스트레스 장애, 반사회적 행동 같은 정신 건강의학적 장애를 겪을 가능성이 높다. 이는 생애 초기의 유전자 변화가 스트레스 조절장애와 옥시토신 시스템의 결함으로 이어지기 때문인 것으로 보인다.

다행히 아이의 옥시토신 시스템을 정상화하고 스트레스 반응을 이끌어내는 데에는 여러 가지 방법이 있다. 스트레스성 사건을 겪은 아이에게 엄마가 목소리를 들려주고 피부 접촉을 하기만 해도 아이의 옥시토신 농도가 높아진다는 연구 결과도 있다. 따라서 안 좋은 하루를 보낸 아이에게 엄마가 말을 건네거나 안아준다면 아이는 옥시토신 농도 상승 덕분에 스트레스에서 좀 더 빨리 회복할 수 있다.

조산도 아기를 위협하는 주요 스트레스 요인이다. 미숙아 연구에 따르면 '캥거루식 돌봄Kangaroo Care'으로 불리는 맨살 접촉을 양육자와 아기가 자주 나눌수록 아기는 몸무게가 증가하고 중요한 발달 이정표에 좀 더 빨리 도달할 수 있다. 또한 감염에서도 더 빨리 회복하고 울음도 덜해질 뿐만 아니라 캥거루식 돌봄을 제공하는 엄마도 더 큰 안정감과 만족감을 느끼게 된다. 이처럼 여러 가지 긍정적인 효과가 나타나는 것은 캥거루식 돌봄이 '옥시토신의 반복 투여'와 같은 작용을 하기 때문이라는 의사들도 있다.

수유

수유는 엄마와 아기의 건강에 여러 가지로 이로우며 아기에게 젖을 먹이는 행위만으로도 엄마의 민감성이 커진다. 실제로 신생아에게 수유하는 엄마의 뇌는 신생아의 다양한 신호에 좀 더 민감하게 반응한다는 것이 뇌 영상 연구로 밝혀졌다. 민감성이 증가한 엄마는 아기에게 좀 더 동조적으로 반응하고 아기가 내는 울음소리와 발성만 듣고도 무슨 뜻인지 정확하게 파악하는 경향이 있다. 이처럼 아기의 요구를 일관되게 맞춰주면 아기의 안정적인 애착 형성에 도움이 될 뿐 아니라 스트레스 반응계의 과잉 활성화를 막을 수 있다. 반면에 고통스러워하는 아기를 세심하게 보살펴주지 않으면 아기의 스트레스 반응계가 과도하게 활성화된다. 그러나 생애 초기의 스트레스라고 해서 하나같이 나쁜 것만은 아니다.

'스트레스 면역Stress Inoculation'을 연구하는 학자들은 생애 초기의 스트레스가 회복력이나 스트레스 대처 능력을 개발하는 데 반드시 필요하다고 주장한다. 가끔은 스트레스를 경험해야 이에 대응하는 방법도 배울 수 있다는 것이다. 관건은 스트레스 요인의 지속 기간과 강도인데, 스트레스가 극심하거나 주기적으로 반복되는 '스트레스 중독' 상태가 되면 탈진된 기분을 느끼고 정신적, 육체적 질병에 취약해진다(아래 참조).

아동기 스트레스

생애 초기의 스트레스는 단기적, 장기적으로 유전자, 뇌 구조, 뇌 기능에 영향을 끼치지만 그 가운데에는 적응능력과 회복력을 키우는 데 도움이 되는 것도 심한 스트레스는 정신장애와 건강이상으로 이어질 수 있다.

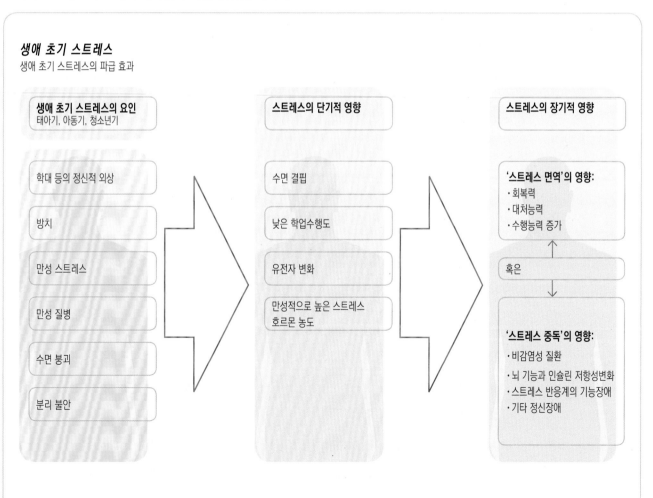

생애 초기 스트레스
생애 초기 스트레스의 파급 효과

생애 초기 스트레스의 요인
태아기, 아동기, 청소년기

- 학대 등의 정신적 외상
- 방치
- 만성 스트레스
- 만성 질병
- 수면 붕괴
- 분리 불안

스트레스의 단기적 영향

- 수면 결핍
- 낮은 학업수행도
- 유전자 변화
- 만성적으로 높은 스트레스 호르몬 농도

스트레스의 장기적 영향

'스트레스 면역'의 영향:
· 회복력
· 대처능력
· 수행능력 증가

혹은

'스트레스 중독'의 영향:
· 비감염성 질환
· 뇌 기능과 인슐린 저항성변화
· 스트레스 반응계의 기능장애
· 기타 정신장애

스트레스와 폐경

호르몬 변화는 어떻게 해서 스트레스를 일으킬까?

폐경은 월경이 12개월 이상 중단되는 현상으로 일반적으로 만 49~52세 사이의 여성에게 일어난다. 폐경 전환을 뜻하는 '폐경전후증후군Peri-Menopause'은 보통 폐경이 되기 몇 년 전에 나타난다. 월경 주기의 변화로 시작되고 생식 호르몬의 농도가 요동을 치는 것이 특징으로서 특히 에스트로겐 농도가 오르락내리락하고 프로게스테론 농도는 서서히 낮아지다가 결국에는 이 두 가지 호르몬의 난소 생성이 중단된다.

이러한 호르몬 변화가 끼치는 영향은 여성의 생식능력에만 국한되지 않는다는 점이 갈수록 분명해지고 있다. 에스트로겐과 프로게스테론의 농도가 변화하면 갖가지 심리 상태가 나타날 수 있다. 앞서 보았듯이 에스트로겐 농도가 낮아지면 세로토닌 농도도 낮아져서 폐경기 여성은 스트레스에 시달릴 위험이 커진다. 그뿐만 아니라 프로게스테론 농도가 고갈되면 GABA 농도까지 낮아져 스트레스에 더욱 취약해진다.

폐경기의 기분 변화

폐경기 여성이 스트레스에 제대로 대응하지 못하고 기분 변화가 잦은 까닭은 호르몬의 농도가 낮아질 뿐만 아니라 오르락내리락 변동하기 때문이다. 폐경기 여성은 가임기가 끝났다는 사실 때문에 스트레스를 받는 것이 아니라 호르몬 농도가 변화함에 따라 뇌의 화학작용과 스트레스 반응성에 직접적인 영향을 끼치는 것이다. GABA와 생식 호르몬의 뇌내 농도 변화, 스트레스 축의 기능장애 사이에는 연관성이 있는데 폐경 후 '생식과 관련된'기분 장애도 그러한 연관성 때문에 일어날 수 있다.

생식 관련 우울증은 생식 호르몬의 농도 변화에서 비롯되고, 호르몬 변동에 과민해지면 스트레스 축이 제 기능을 하지 못해 기분이 저조해진다. 자신이 폐경기 우울증을 겪고 있는지 확인하는 방법으로는 기분이 가라앉는 시점을 주의 깊게 파악하는 것이 있다. 대부분 한 달 간격으로 기분이 저하되는데, 임신 중에는 평상시 기분을 유지했으나 출산 후 우울증에 시달린 사람이라면 에스트로겐과 프로게스테론 농도의 변동에 남들보다 취약하다고 할 수 있다. 이런 사람은 호르몬 균형을 유지하는 전략을 취해야 할 것이다.

그런데 폐경 후 우울증은 호르몬 균형 요법에 별 반응을 보이지 않는다는 데 주의해야 한다. 폐경 후 여성에게는 에스트로겐과 프로게스테론의 농도가 급격하게 변동하는 것이 문제가 되지 않는다. 오히려 에스트로겐 농도가 지속적으로 낮게 유지됨에 따라 스트레스를 완화하는 세로토닌과 옥시토신 농도까지 떨어지는 것이 일반적이다. 따라서 폐경 후 우

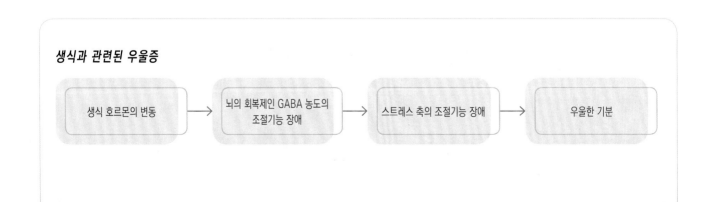

생식과 관련된 우울증

생식 호르몬의 변동 → 뇌의 회복제인 GABA 농도의 조절기능 장애 → 스트레스 축의 조절기능 장애 → 우울한 기분

울증은 전통적인 세로토닌 활성화 요법으로 효과를 볼 가능성이 크므로, 옥시토신 투여로 만족감을 증진하는 방법도 생각해볼 수 있다.

폐경 후 여성에게는 세포 대사기능의 손상과 관련된 변화도 나타난다. 폐경 후 여성은 산화 스트레스와 염증에 취약해지기 쉬운데 항염증 유전자를 활성화하는 프로게스토론 농도가 낮아지는 것도 그 원인 중에 하나다.

멜라토닌의 감소

폐경이 되면 주요 호르몬인 멜라토닌 농도가 떨어진다. 멜라토닌의 몇 가지 주요 기능 가운데서도 강력한 항산화제 기능이 가장 중요하다. 또한 수면을 유도하고 일주기 리듬을 정립할 뿐 아니라 뇌 세포 성장을 돕는다. 멜라토닌은 대부분 뇌의 송과선에서 생성되지만 난소와 고환 역시 멜라토닌을 생성한다. 여성은 폐경 이후 멜라토닌 농도가 낮아짐에 따라 수면에 어려움을 겪을 뿐 아니라 심혈관 질환과 치매 등 산화스트레스성 질환의 발병률이 높아진다.

폐경 후 삶의 개선

다행히 폐경으로 인한 호르몬 감소의 영향을 줄일 수 있는 방법이 있다. 우선 세로토닌 생성이 감소하는 것은 트립토판이 풍부한 식품을 먹고 비타민 D를 충분히 섭취하는 방법으로 보완할 수 있다. 명상으로는 GABA 생성을 촉진할 수 있고 항산화 성분이 다량 함유된 식품은 염증과 산화스트레스를 없애는 데 효과적이다. 또한 밤에는 청색광 전자기기를 사용해 빛 노출을 최소화하면 멜라토닌 농도도 회복할 수 있다.

호르몬에 관한 정보가 갈수록 늘어남에 따라 앞으로 여성 정신 건강에 관한 연구도 활발히 진행될 것으로 보인다. 압도적으로 방대한 관련 자료들로부터 한 가지 주제를 찾아본다면, 스트레스 반응성, 산화스트레스, 염증이 증가하면 질병에 취약해지지만 만성 스트레스와 염증을 효과적으로 억제한다면 생애 전반에 걸쳐 육체적, 정신적 건강을 향유할 수 있다는 것이다. 건강한 식생활을 할수록 몸의 활동성이 증진되고 생각이 깊어지며 사회적 유대관계도 개선된다. 또한 햇

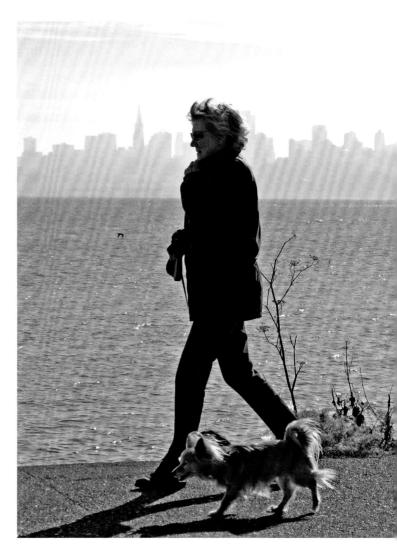

개를 키우는 것의 건강상 이점
개를 키우는 일은 여성의 폐경기 건강에 여러모로 유익하다. 개를 키우면 실외 신체 활동이 늘어나 엔도르핀과 비타민 D의 생성이 촉진된다. 개를 어루만지는 행위도 스트레스 완화 효과가 있으며 폐경기에 고갈되기 쉬운 옥시토신과 세로토닌의 농도를 높인다.

빛과 어두움에 대한 적응성을 키울 수 있고, 무엇보다 이 모든 효과가 쌓이면 산화스트레스성 신체 손상을 완화하고 결과적으로 행복감을 느낄 수 있다.

Chapter Seven

스트레스와 영양

지금까지 실퍼보았듯이 만성 스트레스는 우리 몸의 적응력을 크게 떨어뜨리고 질병 위험을 높이며 경제학적인 관점에서도 막대한 비용을 초래한다. 우리 몸의 안전을 위협하는 요인과 싸우다 보면 에너지 소모가 크기 때문이며 그 위협이 실제로 존재하든 상상으로 만들어낸 것이든 과장된 것이든 결과는 다르지 않다. 연료(식품)를 끊임없이 공급함으로써 급격하게 증가한 에너지 수요를 맞추지 못하면 우리 몸은 얼마 못 가 탈진 상태가 된다. 이번 장에서는 식품과 스트레스 사이의 역학 관계와 영양이 스트레스 생물학에서 담당하는 복합적인 역할을 탐구하고자 한다. 실제로 식품을 섭취하기만 하면 에너지를 비축할 수 있어 일상생활의 에너지 수요를 맞출 수 있다는 생각은 구시대적 발상이다. 최근에는 식품이 우리의 신체, 정신 건강뿐 아니라 스트레스 반응 방식에도 직접적인 영향을 끼친다는 이론이 갈수록 힘을 얻고 있다. 그뿐만 아니라 서구식 식단에 흔히 등장하는 식품들이 영양학적으로 불균형하며 그 자체로 스트레스의 원인이 될 수 있다는 점을 알리고자 한다. 반면에 식물성 화학물질Phytochemical이 풍부한 식품이 영양학적으로 이로운 까닭은 무엇이며 어떻게 해서 스트레스성 대사기능 손상을 억제하고 회복시키는지도 알아보기로 한다. 식품의 순기능과 역기능을 제대로 이해하기 위해 우리는 식생활이 산화스트레스, 염증, 미생물군 유전체-위장-뇌 축에 어떠한 영향을 끼치는지 살펴볼 것이다.

뇌가 요구하는 것

뇌의 연료

식생활의 중요성을 이해하려면 평소 상황에서 뇌가 어떻게 작동하는지부터 알아야 한다. 성인의 뇌는 무게로 따지면 몸의 2~3%에 불과하지만 몸 전체 에너지의 20%나 되는 양을 사용한다. 뇌의 대사활동은 책을 읽거나 잘 때와 같은 휴식 상태에서도 활발하게 일어나고 순전히 포도당 형태의 연료만을 사용해 기초 대사활동을 수행한다. 포도당은 단당류Monosaccharide의 일종으로 우리가 먹는 각종 음식에서 섭취할 수 있다.

소화효소는 우리가 먹은 음식을 분해하여 포도당 중 분자 구조가 가장 단순하며 뇌의 연료가 되는 녹말과 당류로 분해한다. 그런 다음에는 체내 곳곳에서 분비되는 인슐린 호르몬이 세포막의 인슐린 수용체에 달라붙어 포도당이 세포로 흡수되도록 돕는다. 포도당이 세포 안으로 흡수되자마자 복잡한 과정이 시작되고 결국에는 포도당이 화학적 에너지이며 우리 몸이 직접 이용할 수 있는 삼인산 아데노신Adenosine Triphosphate, 이하ATP으로 전환된다. '산화 대사Oxidative Metabolism'로 불리는 이 과정은 산소와 효소에 의존하여 이루어진다. 산화 대사는 모든 산소 호흡 동물의 기본적인 에너지 생성 과정일 정도로 효율적이나 그러한 효율성에는 산화스트레스가 뒤따른다. 산화스트레스는 방치할 경우 항상성을 해쳐 세포 손상(산화 손상)과 세포 사멸을 유발한다. 주의할 것은 고열량 섭취로 필요보다 많은 에너지가 생산되면 신체 균형이 무너지고 산화 세포 손상이 일어난다는 점이다. 당연하게도 고열량 식생활은 인지기능 저하와 연관성이 있는 것으로 알려졌다.

우리의 뇌가 제 기능을 하기 위해서는 포도당과 산소를 에너지로 전환해야 한다는 사실을 살펴보았다. 그러나 포도당과 산소를 뇌에 주입하는 것은 불가능하다. 그 대신 포도당과 산소의 세포 단위 에너지 전구물질은 안쪽이 내피세포로 이루어진 혈관으로 전달된다. 내피세포가 온전해야 뇌 혈류가 정상적으로 이루어지고 뇌에 산소와 영양소가 원활하게 공급된다. 따라서 균형 잡힌 식생활을 하고 소화관을 통해 영양소를 제대로 흡수하더라도 내피세포에 이상이 있으면 산소와 영양소 공급에 차질이 생기기 때문에 뇌가 타격을 받는다.

영양소

영양소 흡수와 전달이 원활하게 이루어진다고 가정할 때 그 다음으로 알아보아야 할 주제가 바로 식품을 통한 영양분 섭취다. 인간은 비타민, 무기질, 지방산, 아미노산 등 다양한 영양소를 섭취해야 세포기능과 건강을 정상적으로 유지할 수 있다. 식이성 영양소 결핍은 갖가지 신경기능 장애를 초래할 수 있다. 몇 가지 사례를 들어보면 다음과 같다.

- 에너지 이용에 차질이 생긴다. 예를 들어 효소의 보조인자로서 에너지 생산에 관여하는 비타민 B군과 마그네슘을 활용하지 못하게 된다.
- 신경전달물질이 고갈된다. 예를 들어 식이성 트립토판이 결핍되면 스트레스 완화 효과가 있는 세로토닌이 충분히 생성되지 않는다. 트립토판은 세로토닌의 전구체이기 때문이다. 또한 칼슘이 부족해지면 신경전달물질 분비에 이상이 생긴다.
- 비타민 D 등의 영양소가 결핍되면 신경전달물질 수용체의 작용과 면역기능이 타격을 받는다.
- 세포막 유동성이 약화된다. 대표적으로 오메가-3 지방산이 결핍될 때 나타나는 일이다.
- 신경세포의 생존, 성장, 발달에 필요한 뇌 유래 신경 성장인자Brain-Derived Neurotrophic Factor, BDNF의 농도가 낮아진다.

다음 표에는 건강 전반에 중요하다고 생각되는 필수 영양소가 정리되어 있다. 그동안의 연구를 보면 염증, 산화스트

필수 영양소

미량영양소	기능	인지와 정서에 미치는 영향	주요 함유 식품
비타민A	항산화, 정상 시력과 면역기능 유지	항산화 비타민은 인지 저하를 늦춘다.	달걀, 버터, 간, 당근, 고구마, 시금치, 케일
비타민B군	세포 에너지 생성, DNA 복구, 적혈구 생성	기억력을 개선하고 인지 손상을 줄인다.	육류, 콩, 강화곡물, 시리얼 (채식만 하면 B12 결핍 위험이 있다.)
비타민C	항산화, 도파민 생성, 철 흡수, 면역기능 강화	인지 저하를 늦추고 기분을 개선한다.	키위, 시금치, 케일, 오렌지, 토마토
비타민D	면역기능 강화, 뼈 건강과 신경 건강 개선, 세로토닌 생성	인지 기능을 유지하고 기분을 개선한다.	지방이 풍부한 어류, 우유, 달걀, 햇빛으로 얻는 자외선
비타민E	항산화, 세포막 강화, 정상적인 신경기능 유지	인지 저하를 늦춘다.	올리브유, 견과류, 시금치, 아보카도, 아스파라거스, 맥아
비타민F (오메가-3)	항염증 작용, 세포막 강화, 정상적인 신경기능 유지	인지 저하와 기분을 개선하고 불안증세를 완화한다.	어류, 아마 씨앗, 크릴유, 해조류, 호도
콜린	아세틸콜린(기억, 인지에 관여하는 신경전달물질)의 전구체	인지 기능을 유지한다.	달걀 노른자, 우유, 땅콩, 닭고기, 쇠고기, 간
칼슘	세포로부터 (세포기능에 필요한) 시토카인과 신경전달물질의분비 촉진	최적의 정서와 인지에 필요한 칼슘 항상성을 유지한다.	우유, 유제품, 정어리, 두부, 콜라드 양배추
마그네슘	다양한 세포화학반응에 관여, 신경/근육/혈관 기능 강화	불안 증세를 완화한다.	씨앗, 견과류, 시금치, 콩, 우유, 현미, 코코아, 바나나
철	혈액 내 산소 운반, 헤모글로빈과 신경전달물질 합성, 면역기능 개선	인지 기능과 빈혈, ADHD, 우울증 등 에너지 결핍 증세를 회복시킨다.	육류, 어류, 콩, 렌틸콩, 시금치, 달걀, 건포도
아연	면역기능 개선, 도파민 생성	항우울 작용을 하며 인지 저하를 방지한다.	굴, 콩, 견과류, 통곡물
셀레늄	항산화, 갑상선 기능 촉진	기분과 인지 기능을 유지한다.	견과류, 시리얼, 어류, 육류, 달걀
구리	에너지 생성, 철 이용, 신경보호, 신경전달물질 합성	인지 기능을 유지한다.	굴, 게, 가리비, 해바라기 씨, 케일
칼륨	체액과 전해질 평형 유지, 신경전도와 근육수축 촉진	인지 기능을 유지한다.	콩, 감자, 건포도, 바나나, 시금치, 토마토
요오드	세포의 에너지 대사 촉진, 갑상선 건강 유지	인지 기능을 유지하고 기분을 개선한다.	요오드화 소금, 어류, 해조류, 일부 채소와 유제품
아르기닌	혈관확장제의 전구체인 질산 생성, 성장호르몬 분비	인지 기능을 유지한다.	육류, 어류, 유제품

레스, 면역조절이 서로 연관되어 있다는 의견이 공통적으로 나타나는데, 실제로 면역계 조절장애, 내피세포 기능장애, 염증이 만성 비감염성 질환의 주요 원인이다. 유전적 차이가 다양한 영양소에 대한 개개인의 반응에 어떠한 영향을 주는지 도 최근 대두되는 연구 주제로, 실제로 유전적 차이가 약물과 영양소의 대사방식에 영향을 끼친다는 점이 연구를 통해 밝혀지고 있다.

식품과 정신사회적 스트레스

스트레스는 어떻게 해서 영양소를 고갈시킬까?

바로 앞에서 뇌의 평상시 활동에 무엇이 필요한지 알아보았다. 그렇다면 스트레스 상황에서는 뇌에 필요한 것이 어떻게 달라질까? 이 질문에 대한 답을 찾으려면 우선 스트레스 상황에서 우리에게 어떤 일이 일어나는지부터 살펴볼 필요가 있다.

앞선 장에서 살펴보았듯이 스트레스는 HPA 축과 맞섬도피반응을 관장하는 교감신경계를 활성화하여 코르티솔 호르몬인 코르티솔과 에피네프린(아드레날린)을 방출시킨다. 에피네프린이 분비되면 맥박수가 증가하며 심장이 말단기관까지 한층 더 빠른 속도로 혈액을 공급하고 알도스테론Aldosterone이 HPA 축 바로 윗부분에서 분비되어 체액을 유지시킴에 따라 혈압이 상승한다. 우리가 위협에 직면할 때는 코르티솔이 혈당을 높은 수준으로 유지함으로써 세포에 충분한 영양분이 공급되도록 한다. 위험한 상황에서 생각의 속도가 빨라지는

등 흥분성 아미노산이 다량으로 분비됨에 따라 세포의 상호 소통이 좀 더 신속하게 이루어진다. 핵인자인 NF-κB(p.62-3 참조)가 활성화되면서 우리 몸은 염증이 일어나기 쉬운 상태에 돌입하고 혈관 벽의 내피세포에서 염증성 시토카인이 분비되며 면역세포가 활성화됨에 따라 염증성 시토카인, 급성기 단백질, 활성산소 등이 추가로 합성되고 분비된다. 이처럼 스트레스 반응계의 활성화는 상호 협력 하에서 효율적으로 이루어지지만 그만큼 엄청난 에너지를 소모한다. 우리 몸은 이에 대한 대응책으로 음성 피드백 시스템을 작동함으로써 항상성을 회복한다. 안전을 위협하는 요인이 약화되면 코르티솔이 시상하부에 코르티코트로핀분비인자를 그만 분비하라는 신호를 보낸다. 이로써 ACTH의 뇌하수체 분비가 중단되고 마지막으로 부신의 코르티솔 분비도 멈춘다.

만성 스트레스와 영양소

불행히도 현대인은 끊임없는 정신적 스트레스에 노출되어 있다. 만성 스트레스는 대사기능에 지속적인 손상을 초래함으로써 우리 몸의 방어 메커니즘을 파괴하고 질병 취약성을 높인다. 더욱이 만성 스트레스로 과잉 대사 상태가 되면 우리 몸이 더 많은 영양소를 소모하게 됨에 따라 세포의 생리적 안정성을 회복하는 데 필요한 주요 비타민, 무기질, 항산화제가 고갈된다. 우리가 주의를 기울이지 않으면 불과 몇 주 만에 갖가지 영양소가 결핍될 수 있고 뒤이어 미량영양소까지 결핍되면 불붙은 장작에 기름을 끼얹듯이 신체 스트레스가 가중된다. 다행인 점은 우리 몸이 이형안정성을 추구할 수 있다는 것이다. 제1장에서 알아보았듯이 이형안정성은 항상

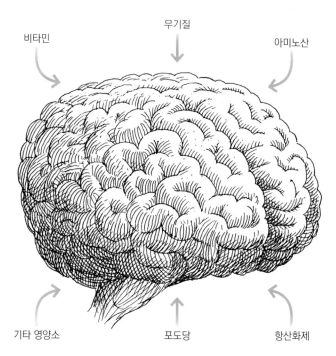

비타민   무기질   아미노산

기타 영양소   포도당   항산화제

뇌에 좋은 식품
뇌 기능에 필요한 영양소를 얻으려면 건강한 식품으로 다양한 식단을 구성하여 섭취해야 한다. 영양가 있는 음식은 항상성 회복에 도움을 주기 때문에 스트레스가 있을 때는 더더욱 중요한 역할을 한다.

지중해식 식단
수명을 늘리고 건강을 증진하는 것으로 알려진 지중해 음식 피라미드.
채소, 콩류, 견과류, 건강한 지방, 어류가 많이 포함되어있다는 점이 특징이다.

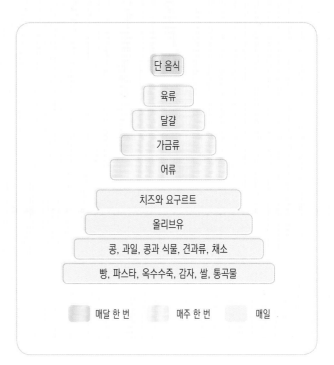

- 단 음식
- 육류
- 달걀
- 가금류
- 어류
- 치즈와 요구르트
- 올리브유
- 콩, 과일, 콩과 식물, 견과류, 채소
- 빵, 파스타, 옥수수죽, 감자, 쌀, 통곡물

매달 한 번 · 매주 한 번 · 매일

성이 위협을 받을 때 다른 목표점을 설정함으로써 우리 몸의 자연 방어 메커니즘을 강화하고 스트레스로 인한 대사기능의 손상을 완화하는 기능이다. 이러한 이형안정성을 추구하려면 영양소가 반드시 필요하다. 영양소는 알로스테시스 감시 장치 역할을 하며 뇌를 돕고 그 덕분에 우리 몸은 신체 외부와 내부의 환경적 도전에 직면하더라도 안정적인 생리 기능을 유지할 수 있다. 따라서 영양소 섭취는 심신요법과 마찬가지로 치유 효과는 없지만 방어 메커니즘을 개선하고 건강을 유지하는 데 기여한다고 할 수 있다.

건강에 유익한 식생활 패턴에 관해서는 지금까지 다양한 연구가 진행되었다. 그 가운데는 대사증후군, 암, 우울증, 치매 같은 스트레스성 비감염성 질환을 예방하는 식생활 패턴도 있다. 그 예로 지중해식 식단Mediterranean diet, 항염 식단Anti-Inflammatory Diet, 구석기 식단Paleolithic diet, 저혈당 지수 식단Low-Glycemic Diet 등을 들 수 있는데 이 식단들에는 한 가지 공통점이 있다. 과일, 채소, 견과류, 어류, 살코기 등 '기능성 식품Functional Food'을 다량 섭취하도록 구성되어 있으며, 현재 서구식 식단에서 일반적인 정제 곡물과 당류가 거의 포함되어 있지 않다는 점이다(위의 사항과 p.127의 표 참조).

이 가운데서 흥미롭게도 곡물을 먹지 않는 구석기 식단이 건강에 가장 이롭다는 연구 결과가 많다. 이러한 기능성 식품으로 구성된 식단을 꾸준히 섭취하면 항상성을 회복하고 산화스트레스와 그로 인한 염증을 줄임으로써 세포의 생리 메커니즘을 복구할 수 있는 것으로 보인다. 이런 식으로 원기와 활력소를 재충전하면 실제든 가상이든 다음 위협에 대응할 준비를 갖출 수 있게 된다.

내피세포의 건강

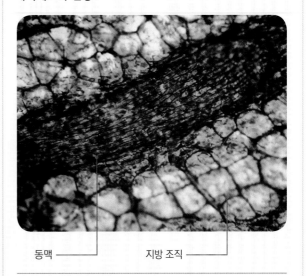

동맥 ── ── 지방 조직

지방 조직의 동맥
위 사진은 지방 조직을 관통하는 동맥의 모습이다. 가운데 보이는 동맥을 내피세포가 둘러싸고 있는데 내피세포의 건강은 날이 갈수록 전신 건강의 지표로 여겨지고 있다. 내피 세포에 상처나 손상이 생기면 해로운 염증성 시토카인이 방출되어 항상성이 깨지고 이 세포의 염증을 방치하면 질병으로 이어질 수 있다.

맛있는 음식의 문제점

스트레스가 있을 때 나쁜 음식에 끌리는 이유는?

사람들은 흔히 몸에 나쁜 음식을 택한다. 현대식 식단으로 전환되면서 정제 곡물, 설탕, 포화지방의 섭취가 급격하게 늘었고, 여기에 몸을 움직이지 않는 생활방식과 정신적 만성 스트레스까지 결합되다 보니 비만과 대사증후군이 전 세계적으로 확산되는 것도 당연하다.

컴포트 푸드Comfort food, 위안을 주는 음식는 맛깔스럽고 칼로리가 높으며 영양소가 적은 음식으로, 서구식 식단에서 흔히 찾아볼 수 있다. 이는 사람들이 정서적인 스트레스를 받았을 때 즐겨 찾는 음식이기도 하다. 대표적인 컴포트 푸드로는 피자, 아이스크림, 흰 빵이 있는데 설탕, 포화지방, 나트륨의 함량이 높은 음식들이다. '가공식품'은 식품업체가 소비자의 구미를 자극하기 위해 지방과 설탕을 고농도로 첨가하는 한편 빠른 소화흡수를 위해 수분, 섬유소, 단백질 함량을 낮춘 음식이다. 학자들은 가공식품이나 컴포트 푸드의 이러한 특성을 코카인 등의 남용성 약물에 비유하기도 한다.

역학 연구에 따르면 사람은 스트레스를 인지하는 순간 몸에 나쁜 음식에 끌리는 경향이 있다. 예를 들어 스트레스를 자주 느낀다고 응답한 여대생은 다른 사람들보다 단 음식과 패스트푸드를 더 많이 먹고 과일과 채소는 덜 먹는 것으로 나타났다. 이러한 행동은 일종의 '자가 치료'일 수도 있다. 실제로 실험용 쥐와 인간을 대상으로 한 최근 연구에서 설탕 섭취가 스트레스로 상승한 코르티솔의 농도를 일시적으로 떨어뜨린다는 결과가 나왔다. 스트레스를 받은 사람이 '자가 치료용 약물'로서 설탕을 더 많이 섭취한다는 얘기다. 사람들의 스트레스 수준을 생각하면 미국인의 연평균 가당Added Sugar, 식품에 첨가된 설탕 소비량이 약 36킬로그램79 파운드에 이른다는 발표도 전혀 놀랍지 않다. 흥미로운 점은 가공식품을 섭취하면 마약 중독일 때와 마찬가지로 보상 신호 전달과 쾌감 추구에 관여하는 신경전달물질 도파민을 제대로 조절할 수 없게 된다.

혈당 지수

가공식품은 자연에서 얻는 식품에 비해 혈당과 인슐린 수치를 급격하게 끌어올릴 가능성이 크다. 어떤 식품이 혈당을 얼마만큼 증가시키는지 파악하기 위해 고안된 것이 바로 혈당 지수Glycemic Index, 이하 GI다. GI가 높은 식품을 섭취하면 뇌의 보상중추인 중격의지핵Nucleus Accumben이 활성화되어 약물 중독과 비슷한 상태가 된다는 것이 연구를 통해 밝혀졌다.

그렇다면 GI가 특별히 몸에 나쁜 이유는 무엇일까? 특히 가공식품은 탐닉을 불러일으켜 건강한 식품으로 대체하는 것을 어렵게 만들기도 하지만 GI가 높다는 것이 가장 큰 문제다. 가공식품을 먹어 GI가 높아지면 정신적 스트레스 상황일 때와 비슷한 병리 현상이 연쇄적으로 발생할 수 있다. 따라서 만성 스트레스에 시달리는 사람이 가공식품 등의 서구식 컴포트 푸드를 섭취하면 가뜩이나 교란된 대사체계가 한층 더 망가질 수 있다. 정제 곡물을 다량으로 섭취하면 당뇨병, 비만, 심장질환, 우울증, 기타 만성 질환으로 이어진다는 연구 결과도 있다.

GI가 높은 식품을 섭취하면 체내의 포도당과 트리글리세리드Triglyceride가 과도하게 늘어나면서 염증 매개인자인 인터루킨-6IL-6과 C-반응성 단백질의 분비가 급격하게 증가하고, 결국 내피세포의 기능장애와 동맥벽의 지방 축적으로 이어진다. 또한 설탕은 우리 몸의 오랜 친구이자 적인 NF-κB를 활성화하여 염증성 시토카인의 농도를 높이고 BDNF의 농도를 낮추는 데 일조하는 것으로 알려졌다. BDNF 같은 성장인자를 감소시키는 것을 감안하면 GI가 높은 식품 섭취가 기

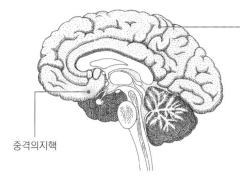

중격의지핵

패스트푸드의 영향
혈당이 급증하면 뇌의 중독중추인 중격의지핵이 활성
화되고 인슐린과 염증성 시토카인의 농도가 상승하는
등 해로운 현상이 연달아 나타난다. 이는 몸무게 증가
와 대사증후군, 우울증, 심혈관질환 등 각종 만성 질
환의 발현으로 이어진다.

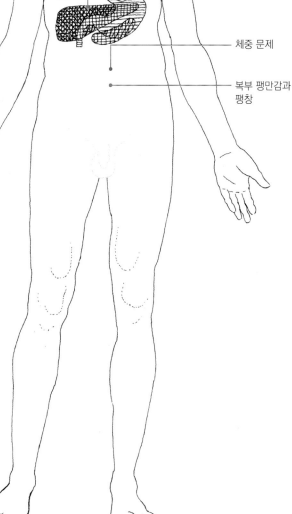

우울증

호흡곤란

고혈압

인슐린 저항성과
당뇨병

두통

잇몸 염증

여드름

심장 질환

고지혈증

체중 문제

복부 팽만감과
팽창

억 형성과 기분 조절에 관여하는 뇌 영역의 위축으로 이어
진다는 연구 결과가 전혀 놀랍지 않다.

혈당이 증가하면 혈액의 인슐린 수치도 높아지는
데 인슐린이 증가하면 체내 염증 수치가 전반적으
로 높아지고 면역기능이 손상되며 대사증후군까
지 발생한다. 그러나 지중해식 식단처럼 식물성 화학
물질이 풍부하고 자연식품을 재료로 하는 과거 선조의 식단
이 신경 변성 질환이나 대사증후군 등 만성 스트레스로 유발
되는 일련의 병리 현상을 방지하고 호전시킬 수 있다는 것을
입증하는 연구 결과가 속속 나오고 있다.

다음 항목에서는 병을 유발하거나 호전시키는 식품의 특
성을 좀 더 상세하게 알아볼 것이다. 산화스트레스와 염증을
별도로 다루겠지만 이 두 가지 작용이 서로 밀접하게 연관되
어 있다는 점을 잊지 말아야 한다.

식품과 산화스트레스

식생활로도 스트레스가 발생할까?

앞서 설명했듯이 산화스트레스는 활성산소종ROS의 생성과 체내 중화 능력 간의 균형이 깨져 활성산소종이 유발한 손상을 복구할 수 없을 때 생긴다. 인류 진화 과정에서 산화스트레스는 바이러스나 세균 같은 병원체의 침입에 대항하는 방어 메커니즘으로 발전했으며 오늘날에도 방어 메커니즘 역할을 한다. 그러나 생물학적 체계가 한쪽 방향으로 너무 많이 기울면 문제가 발생하는 것이 자연의 원리다.

산화스트레스의 유발 요인

우리가 산소를 들이마시면 몸에서 쓸 세포 에너지를 생성하고 반응성이 강한 매개물질인 활성산소종이 만들어진다. 활성산소종 때문에 세포 손상이 노화나 질병을 겪을 때처럼 세포의 자연 복구 능력을 넘어설 정도로 심해지면 세포자살Apoptosis, 정상세포가 노화, 질병, 약물, 방사선에 의해 예정된 시간 내에 스스로 사멸하는 현상으로 화상, 독극물, 타격 등에 의해 세포가 갑자기 죽는 괴사(necrosis)와는 구별됨 – 옮긴이'이 일어날 수 있다. 다행스러운 점은 대자연이 산화 손상에 대응할 수 있는 자연 방어체계를 인간에게 내려주었다는 점이다. 자연 방어체계는 효소 항산화 방어체계Enzymatic Antioxidant Defense System와 비효소 항산화 방어체계로 나뉘며 비효소 항산화 체계에는 내인성 항산화제인 Coenzyme Q10과 음식으로 섭취하는 외인성 항산화제가 있다.

일반적으로는 산화 방어체계와 항산화 방어체계 사이에 균형이 이루어진다. 그러나 스트레스, 노화, 가공식품 섭취로 산화 방어체계가 항산화 방어체계보다 강력해지면 산화스트레스가 발생한다. 산화스트레스가 당화반응Glycation에 관여함을 시사하는 연구도 있는데 당화반응은 단백질을 손상시키는 주요 작용으로서 일반적으로는 단백질을 파괴하는 치료약과 관련이 있고, 포도당이나 과당 같은 환원당이 단백질과 반응할 때 일어난다. '최종당화산물Advanced Glycation End Products, AGE'은 당화되어 망가진 단백질을 말하며 알츠하이머병과 백내장 등 다양한 질병을 일으키는 주범이다.

우리가 섭취한 음식물이 분해되어 에너지를 만드는 과정에서도 슈퍼옥사이드 라디칼Superoxide Radical과 과산화수소 등의 산화제가 생성된다. 정제 곡물이 몸에 나쁜 이유는 정제 과정에서 섬유소, 비타민, 무기질 등 산화스트레스의 생성을 조절하는 영양소 대부분이 사라지고, 혈당과 인슐린 수치를 급격하게 높여 활성산소를 만들기 때문이다. 스트레스가 가벼운 사람이라면 내인성 항산화 요소 덕분에 항상성을 회복할 수 있지만 만성 스트레스에 시달리는 사람이 GI가 높은 음식까지 지속적으로 섭취한다면 세포 복구 메커니즘이 망가져 산화스트레스가 걷잡을 수 없이 증가하고 생물학적인 노화와 질병이 발생할 가능성이 커진다.

항산화제의 보고

블루베리는 '항산화제의 보고'로 그 효능에 대해서도 다양한 연구 결과가 있다. 영양신경과학자들은 쥐 연구를 통해 블루베리 섭취가 해마에서 열충격 단백질의 노화성 저하를 역전시켜 객관적인 재인 기억Recognition Memory, 주어진 단서를 통해 기억하는 능력 – 옮긴이을 개선하고 노화된 NF-kB 농도를 감소시킨다는 것을 입증했다. 견과류 섭취도 지질 균형을 회복시키고 내피세포의 기능을 개선함으로써 인지와 혈관 기능을 향상할 뿐만 아니라 염증표지자의 농도를 낮추는 것으로 나타났다. 특히 견과류는 껍데기에 폴리페놀이 함유되어 있어 껍질째 먹을 때 효능이 높아진다.

항산화제

　무엇보다 정신적인 스트레스, 몸에 나쁜 식품 섭취, 노화가 내인성 항산화제 중에서도 가장 효능이 큰 글루타티온Glutathione의 농도를 떨어뜨린다는 점을 명심해야 한다. 연구를 통해 글루타티온 농도는 건강한 젊은이가 가장 높은 반면, 건강하지만 나이가 많은 사람은 글루타티온 농도가 떨어지고 질병을 앓는 노인은 그보다 한층 더 농도가 낮다는 점이 입증되었다. 글루타티온에 포함된 황은 활성산소를 중화하고 세포 손상을 방지하며 항상성을 회복시키는 등 항산화 작용을 한다. 글루타티온 농도가 낮을 때는 세포 복구 메커니즘이 제 작동을 하지 못하므로 스트레스성 질환과 노화가 뒤따를 수 있지만 황이 풍부한 식품(양파, 마늘, 녹황색 채소)을 먹거나 적당한 운동과 이완요법으로 농도를 높일 수 있다. 　그러나 농도가 정상이라도 식품을 통해 비타민 B6, B12, C, E, 엽산 등의 미량 영양소를 섭취하지 않으면 글루타티온의 재생과 생산이 제대로 이루어지지 못할 수 있다. 식품에 함유된 항산화제로는 비타민 A, C, E, 식물성 폴리페놀Plant Polyphenol 등이 있고, 식물성 폴리페놀로는 카로티노이드Carotenoid, 플라보노이드Flavonoid, 차 카테킨Tea Catechin 등이 있다. 이러한 항산화제는 내인성 항산화 체계와 힘을 합쳐 활성산소의 위협에 직면한 세포의 생리적 안정성을 회복하고 스트레스성 질환과 노화를 방지하는 것으로 알려졌다.

　그러나 특정 영양소 한 종류만을 보충해서는 역효과가 발생할 수 있다는 점을 주의해야 한다. 비타민 E의 일종인 알파 토코페롤Alpha tocopherol은 비타민 E 가운데 가장 많은 연구가 이루어지고 생물학적 활성도가 가장 높지만 다른 종류의 비타민 E도 각자 중요한 효능을 발휘하므로 알파 토코페롤만을 섭취할 경우 체내에 있는 다른 종류의 비타민 E가 고갈될 수 있다. 약품이 아닌 과일과 채소로 항산화제를 얻으면 자연적으로 균형을 이룬 항산화제뿐만 아니라 대사기능을 원활하게 하는 섬유소까지 함께 섭취할 수 있어 일거양득이다.

원시 식단이 뇌 기능에 발휘하는 효과

원시 식단이나 자연 식단은 풍부한 영양소를 함유하고 있어 다양한 메커니즘을 통해 뇌 기능을 강화하는 데 도움을 준다. 뇌 세포의 수명을 늘리고 에너지 효율을 개선하며 뇌 세포 간 소통을 촉진한다. 또한 쾌감을 유발하고 스트레스 완화 효과가 있는 화학물질의 분비를 증가시킨다.

원시 식단이 뇌에 주는 효과

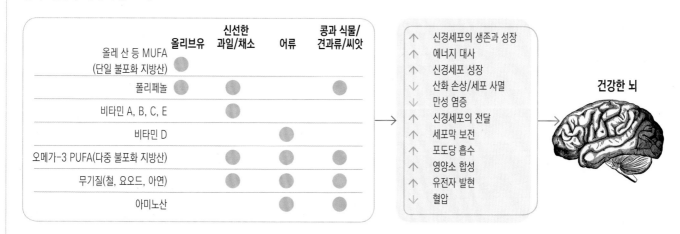

	올리브유	신선한 과일/채소	어류	콩과 식물/견과류/씨앗
올레 산 등 MUFA (단일 불포화 지방산)	●			
폴리페놀	●	●		●
비타민 A, B, C, E		●		
비타민 D			●	
오메가-3 PUFA(다중 불포화 지방산)			●	●
무기질(철, 요오드, 아연)		●	●	●
아미노산			●	●

↑ 신경세포의 생존과 성장
↑ 에너지 대사
↑ 신경세포 성장
↓ 산화 손상/세포 사멸
↓ 만성 염증
↑ 신경세포의 전달
↑ 세포막 보전
↑ 포도당 흡수
↑ 영양소 합성
↑ 유전자 발현
↓ 혈압

건강한 뇌

음식과 염증

식생활로 스트레스를 줄일 수 있을까?

염증은 앞서 말했듯이 부상이나 감염에 대한 면역 반응이며 국소 부위에 일시적으로 생기는 염증은 상처를 치유하는 데 필요하다. 그러나 정신적인 스트레스가 발생하면 부상이나 감염 없이도 전신의 염증반응이 활성화된다. 뇌가 위험을 인식하고 신체 부상에 대비하는 것이다. 우선 스트레스로 HPA 축이 활성화되면 염증성 시토카인의 분비를 촉진하는 NF-κB가 자극된다. 스트레스가 만성화되면 해로운 염증이 계속해서 전신으로 퍼지며 실제로 스트레스성 비감염성 질환은 대부분 이러한 염증 반응에서 비롯된다. 물론 앞서 보았듯이 이완 요법, 사회적인 상호작용, 수면을 통해 병을 유발하는 염증 경로를 억제할 수 있다.

중요한 점은 식품도 주요 염증 경로를 활성화하거나 억제할 수 있다는 사실이다. 일반적으로 산화스트레스를 증가시키는 식품이 염증도 유발한다. 반면에 항산화 성분이 풍부한 식품은 대체로 항염작용을 하는 것으로 보인다. 앞으로 살펴보겠지만 음식의 질뿐 아니라 양도 염증반응에 영향을 끼칠 수 있다.

균형 잡힌 식단

균형 잡힌 식단의 효능은 수 세기에 걸쳐 검증되었다. 영양소가 풍부한 식품으로 적절히 구성된 식단은 염증에 맞서 싸울 힘을 길러주고, 만성 스트레스 때문에 몸 전체로 퍼진 염증을 제거하는 효능이 있다. 17세기 화가 야콥 폽센 판 에스Jacob Fopsen van Es의 〈해산물이 있는 정물화Still Life with Seafood〉는 균형 잡힌 식단을 보여주는 그림이다.

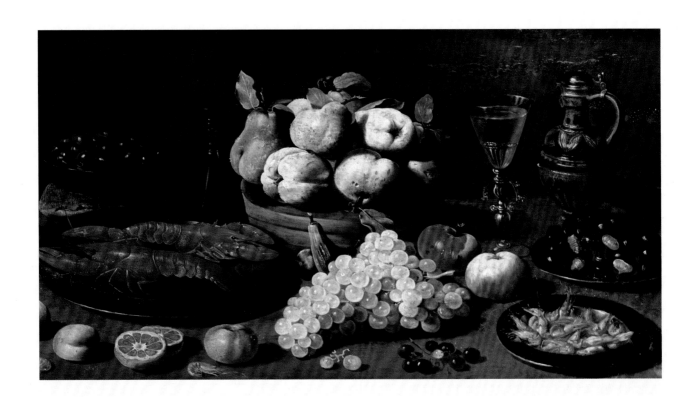

염증을 유발하는 식생활

우선 염증을 유발하는 식생활 패턴과 질병 사이에 어떠한 관계가 있는지 알아볼 필요가 있다. 음식물이 조리되는 방식은 해당 음식물과 우리 혈액 안에 있는 최종 당화 산물_{이하 AGE}의 양에 영향을 주는데 예를 들어, 튀기거나 굽거나 직화로 구운 동물성 식품이 삶거나 끓인 동물성 식품보다 AGE 함량이 높다. 그러나 식품 그 자체의 특성도 있어서, 채소는 조리 방법과 상관없이 AGE 함량이 낮다. 각종 당류는 다른 식품에 비해 더 많은 AGE를 생성하는 것으로 알려졌는데 과당은 포도당보다 반응성이 강하므로 유해한 AGE도 더 많이 생성한다. 연구에 따르면 AGE 함량이 높은 식품을 섭취할수록 체내의 AGE 농도와 CRP 같은 염증표지자의 농도도 높아진다. 실제로 동물에게 열량과 지방 함량은 동일하되 AGE 함량을 달리한 사료를 먹인 실험에서 AGE 함량이 높은 사료를 먹은 실험군 쥐가 대조군 쥐보다 수명이 짧았다.

오메가-6 지방산도 염증을 증가시키는 주범으로 옥수수, 해바라기, 홍화 등의 식물을 원료로 한 정제 식용유에 들어있으며 염증성 시토카인의 생성을 촉진한다고 알려졌다. 서구식 식단은 항염 효과가 있는 오메가-3 지방산에 비해 오메가-6 지방산 함량이 지나칠 정도로 높다. 관련 연구를 보면 오메가-3 지방산 대비 오메가-6 지방산의 비율이 낮은 어류, 호두, 맥아 등의 식품이 염증성 시토카인의 생성을 억제한다는 것을 알 수 있다. 무작위 위약 통제 실험에서는 오메가-3 지방산의 혈중 농도가 염증성 시토카인의 농도는 물론 우울 증상과 역_逆 상관관계에 있다는 점이 입증되었고, 오메가-3 지방산은 NF-κB 활성을 억제하는 한편 스트레스로 인한 HPA 축의 변화를 조절하는 것으로 밝혀졌다.

염증을 억제하는 식생활

염증과 기분장애 간의 연관성을 바탕으로 항염 식단과 우울 증상의 관계를 조사한 개입 연구가 계속해서 진행되고 있다. 그 가운데서도 항염 식품으로 구성된 지중해식 식단이 우울증 발병 위험을 줄인다는 연구 결과가 주목을 끈다. 실제로 대규

커큐민

커큐민_{Curcumin}은 인도 향신료인 강황의 노란색을 내는 식물성 화학물질로, 각종 연구를 통해 항염과 항우울 효능을 발휘하는 것이 입증되었다.
또한 인슐린 민감성이 있고 혈당 상승을 억제하는 특성이 있어 대사증후군의 치료에도 효과가 있다.

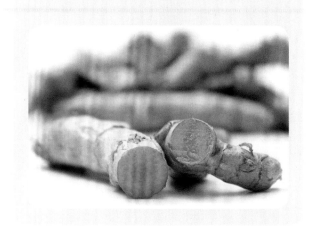

모 연구에서 정제 가공식품의 비중이 큰 서구식 식생활을 하는 사람에 비해 채소, 과일, 육류, 어류, 통곡물로 이루어진 전통적인 식생활을 하는 사람의 우울증과 불안증 발병률이 낮다는 결과가 나왔다. 그러나 인과관계는 확인되지 않았다.

열량 제한도 염증을 줄이고 수명을 늘리는 섭식 방법으로 간주된다. 낮 동안 금식을 한 사람은 몸무게 변화가 없는 상황일 때 식사를 한 사람보다 IL-6과 CRP 농도가 낮았다. 금식 전에 비해서도 농도가 낮아졌다. 열량 제한은 '시르투인_{Sirtuin}'이라는 항노화 유전자를 활성화함으로써 세포 생존의 연장에 기여하는 것으로 보인다. '젊음의 묘약'으로 불리는 레스베라트롤_{Resveratrol}이나 니코틴아미드 리보사이드_{Nicotinamide Riboside} 등의 몇몇 항산화제도 시르투인 유전자를 활성화하고 염증을 줄임으로써 수명을 연장시키고 노화를 방지한다고 한다.

식품과 미생물군 유전체

스트레스는 장내 세균에 어떠한 영향을 미칠까?

이제까지 우리는 식생활과 스트레스 수준이 다량 영양소Macronutrient와 미량영양소의 체내 조성을 바꾸고 산화스트레스와 염증을 증감시킴으로써 건강에 영향을 끼친다는 점을 살펴보았다. 식생활로 인한 스트레스는 직접적이지는 않지만 장내 미생물군 유전체-위장관-뇌 축을 통해 건강에 강력한 영향을 끼칠 수 있다.

미생물군 유전체

미생물군 유전체는 위장 내부든 피부 표면이든 우리 몸에 존재하는 비병원성 미생물과 병원성 미생물을 두루 일컫는다. 인간의 위장에는 수많은 미생물이 서식하고 있는데 그 숫자가 인간의 세포 수보다 10배 이상 많다. 세균은 위장 내 미생물군 유전체의 주요 구성원으로서 그 종류만 1,000종에 이르고 미생물군 유전체는 미생물 생태계, 위장 면역계, 뇌 사이의 양방향성 상호작용에 관여한다는 점 때문에 '제2의 뇌'라고까지 불린다. 세균의 위장 내 집락 형성은 출생 전부터 시작되며 태반을 통해 모체의 미생물군 유전체로부터 영향을 받는다는 사실이 최근 밝혀짐에 따라 그 중요성이 한층 더 부각되고 있다.

장내 세균

장내 세균은 인체의 면역 활동과 대사기능은 물론 신경 행동에까지 작용한다. 예를 들어 특 식생활 패턴이나 프리바이오틱스Prebiotics와 프로바이오틱스 보조제로 장내 세균을 개선할 경우 뇌와 행동에까지 그 영향이 미친다. 반면에 스트레스와 미생물군 유전체의 변화가 발생하면 위장의 투과성이 증가해 세균과 세균 항원이 혈류로 침입하고 염증성 면역반응을 활성화하기가 한층 쉬워진다. 이처럼 미생물군 유전체는 스트레스성 전신 염증의 요인 중 하나다. 장내 세균은 위

장이 평소와 같이 정상적인 기능을 유지하도록 돕는데 장내 세균의 일반 기능으로는 위장 운동과 소화 촉진, 비타민 생성, 무기질 흡수, 독소의 활성화와 파괴 등이 있다.

장내 세균은 위장관 운동과 소화 촉진, 비타민 생성, 무기질 흡수, 독소의 활성화와 파괴 등을 통해 위장관의 정상 기능을 돕는다. 천연 화합물인 장내 세균은 다양한 식품에 함유된 리그난Lignan과 이소플라본Isoflavon을 생리활성Bioactive 물질로 전환시켜 심혈관질환, 골다공증, 일부 암을 예방하는 것으로 알려졌다. 그 외에도 용해성 섬유소를 발효시켜 짧은 사슬 지방산Short-Chain Fatty Acid을 생성하고 이를 위장관-뇌의 신경 회로로 전달함으로써 대사를 촉진한다.

일반적으로 위장에 서식하는 미생물군 유전체가 다양한 사람일수록 건강하다는 연구 결과가 있다. 실제로 장내 세균의 종류가 감소하면 염증성 장 질환, 비만, 암, 자폐 범주성 장애 등의 만성질환으로 이어진다는 보고가 있다. 장내 세균의 다양성 감소가 어떻게 해서 만성질환으로 이어지는지는 명확히 규명된 바는 없지만, 세균 다양성 감소로 면역 조절 기능에 결함이 발생하는 것이 발병 메커니즘으로 추정되며 장내 세균 다양성 감소는 신경전달물질의 신호전달체계에도 변화를 일으켜 질병을 유발한다.

식단과 세균 다양성

우리가 먹는 식품을 바꾸기만 해도 장내 세균 다양성이 증가하고 미생물군 유전체의 활동이 변화한다. 기능성 식품 위주의 원시 식단이 장내 미생물군 유전체의 다양성을 증가시키고 염증표지자를 억제하는 등 신체적, 정신적 건강에 유리하게 작용한다는 연구 결과도 있다. 프로바이오틱스 보조제 복용도 세균 다양성을 높이고 우울증, 불안증, 스트레스성 행동문제를 완화하는 것으로 밝혀졌다. 연구 자료에 따르면 장

내 미생물군 유전체의 변화는 염증성 유전자의 작용과 신경 전달물질 합성에까지 직접적인 영향을 끼치며 일부 세균 종은 스트레스와 불안 완화 효능이 있는 GABA를 생성하는 데 탁월한 능력을 발휘한다. 따라서 프로바이오틱스 치료가 우울증, 불안증, 대사증후군의 예방과 관리에 어떠한 효능이 있는지 알아보는 연구가 갈수록 늘어나는 것도 당연한 일이다.

극심한 스트레스뿐 아니라 미생물군 유전체의 다양성 감소 때문에 알레르기와 사사면역질환이 유행병 수준으로 증가하고 있다는 연구 결과도 흥미롭다. 현대인에게서 미생물군 유전체의 종류가 감소하는 것은 자연과 동떨어진 삶을 살면서 세균, 곰팡이, 효모균을 접할 일이 줄고, 지나친 위생과 정제 식품 위주의 단조로운 식생활 때문이다. 결과적으로 항원이 감소하여 위장 면역계는 낯선 비병원성 항원이 나타나

기만 해도 면역반응을 일으키고, 미생물군 유전체가 다양할수록 위장 면역계가 접하는 항원이 증가하므로 면역 내성이 커지고 면역 조절 결함으로 인한 질병을 예방할 수 있다. 그래서 학자들은 숲으로부터 1.5~3킬로미터 이내에 위치한 곳에 살면 공기 중의 다양한 미생물군 유전체에 노출되기 때문에 면역 조절 기능이 개선되고 스트레스 회복력이 생긴다고 본다. 마찬가지로 개의 세균에 노출되어도 미생물군 유전체의 다양성이 증가하고 천식, 알레르기, 우울증의 발생 가능성이 줄어든다.

미생물군 유전체-위장-뇌 축

위장의 생리 상태가 변하면 뇌의 생리 상태도 변화하며 반대의 경우도 마찬가지다. 대변 세균 이식Fecal Transplantation이 위장 질환과 신경정신 질환의 치료법으로 개발되고 있는 이유도 위장에 어떠한 세균 종이 서식하고 있는지에 따라 건강이 좌우되기 때문이다.

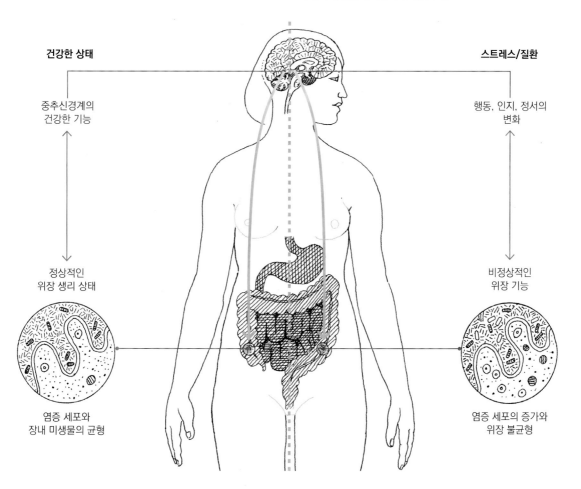

건강한 상태　　　　　　　　　　　　　스트레스/질환

중추신경계의
건강한 기능　　　　　　　　　　　　　행동, 인지, 정서의
　　　　　　　　　　　　　　　　　　　변화

정상적인
위장 생리 상태　　　　　　　　　　　비정상적인
　　　　　　　　　　　　　　　　　　　위장 기능

염증 세포와
장내 미생물의 균형　　　　　　　　　염증 세포의 증가와
　　　　　　　　　　　　　　　　　　　위장 불균형

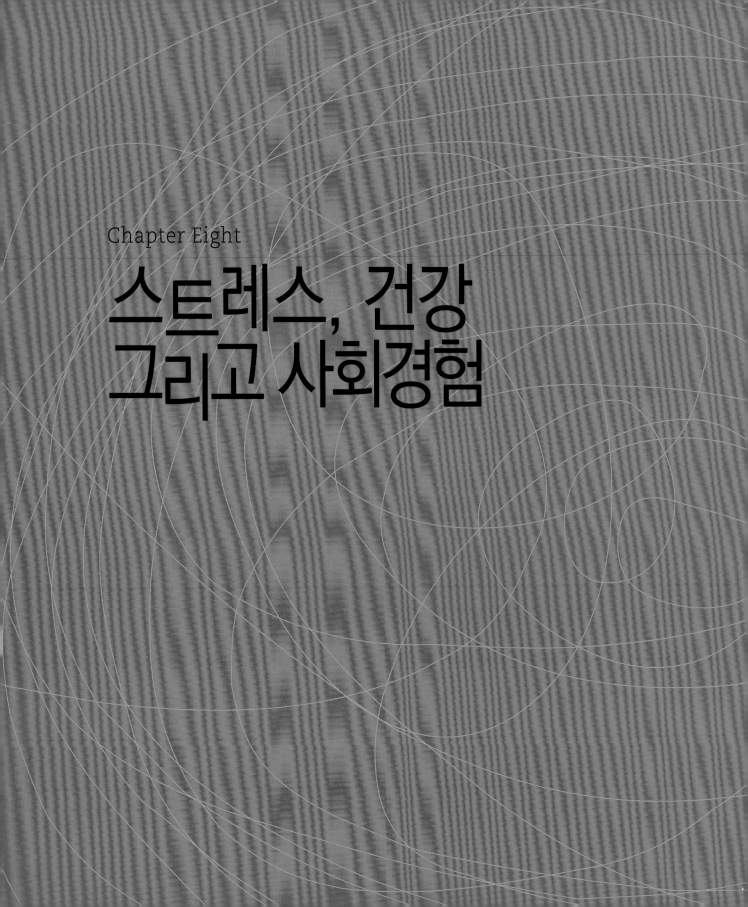

Chapter Eight

스트레스, 건강
그리고 사회경험

일부 유기체는 단독 생물로 자신과 자손만을 부양하고 방어하는 반면에 인간은 극도로 사회적인 동물이다. 고대 문명사회로부터 현대 사회에 이르기까지 인간은 먹이사슬의 정점에 남기 위해 에너지와 자원을 한데 모았다. 사회적 관계는 보호와 지지를 제공하고 사회적 소속감을 길러주며 성공적인 번식을 도움으로써 인간에게 여러 가지로 이득이 된다. 인간의 뇌는 사회적 작용을 하는 데 필요한 신피질Neocortex로 싸여 있다. 크기가 큰 신피질은 언어, 행동과 감정 조절, 의식적 사고, 마음 이론Theory Of Mind, 다른 사람의 말과 행동으로 마음을 추론하는 능력 - 옮긴이, 공감을 관장하는 영역이다. 인간이 사회적으로 고차원적인 인지와 상호 작용을 할 수 있는 것도 그러한 능력 덕분이며 신체적, 정신적 건강을 유지하기 위해서도 사회적 상호작용이 필요하다. 본질적으로 사회적 상호작용은 인간의 가장 중요한 경험이다. 이번 장에서는 사회적 상호작용의 기본적 양상을 다루는 한편 사회적 상호작용이 어떻게 스트레스를 낳는지, 지속적인 스트레스의 영향은 무엇인지, 스트레스가 어린이에게 어떠한 영향을 미치는지 등을 알아보고자 한다. 또한 빈곤층이나 소수자 집단의 구성원이 겪을 수 있는 스트레스와 그에 따라 발생할 수 있는 신체적, 정신적 질환을 다룰 것이다.

사회적 상호작용

사회적 상호작용이란 무엇인가?

사회적 상호작용은 두 명 이상의 아는 사람이 상대방을 염두에 둔 채로 상대방의 생각, 감정, 경험, 의도를 움직이거나 수용하기 위해 하는 행동이다. 같은 공간에 있지 않거나 서로 직접적인 영향을 끼치지 않더라도 이메일을 교환하거나 적대적인 사람을 배제하는 식의 사회적 상호작용이 가능하다.

사회적 상호작용의 5가지 기본 유형

사회적 상호작용에는 교환, 협력, 경쟁, 갈등, 강압Coercion이라는 5가지 기본 유형이 있다. 이러한 기본 유형은 서로 무관하지 않으며 관계 형성 시에 서로 결합되는 일도 있기 때문에 각각을 명확하게 구분할 수 없다. 게다가 사회적 상호작용에는 주관적인 요소가 개입되기 때문에 명확한 구분이

한층 더 어려워진다. 일례로 어떤 사람은 협력으로 인식하는 행동을 다른 사람은 경쟁으로 인식할 수 있다.

사회적 교환

사회적 교환이라는 개념은 사람들이 일반적으로 보상은 극대화하고 비용은 최소화하려고 한다는 이론에 바탕을 둔다. 사회적 교환 이론에 따르면 사람들은 공익을 추구하고 비용을 낮추기 위해 남을 돕고 자신을 도와준 사람에게 해를 끼

협력

협력은 사람들이 공동 목표에 다다르기 위해 함께 일하는 사회적 상호작용이다. 다양한 당사자가 각자의 목표를 이루기 위해 힘을 모으는 것도 협력에 해당한다. 사진에서 노 젓는 사람들은 속도를 내어 다른 팀을 앞지른다는 공동 목표를 위해 협력하는 것이다.

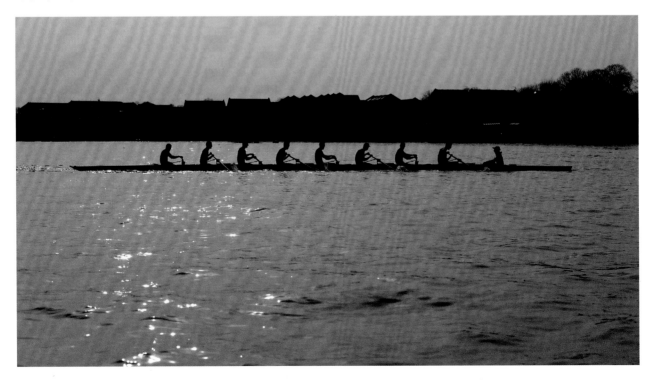

치지 않는다. 이처럼 서로에게 유익한 사회적 교환에 참여한 사람들이 인정, 우정, 선물과 같은 보상을 기대할 때 상호 이익Reciprocity의 규범이 생겨나고 이 규범이 정해지면 해를 끼치는데 대한 비용을 치러야 한다는 의식도 생겨난다. 사회적 교환 이론에서는 사람들이 사회적 상호작용 가운데서도 최소의 비용으로 최대의 이익을 제공하리라 판단되는 가족, 동업자, 친구와의 관계에 가장 많은 에너지를 투입한다고 본다.

협력

협력은 사람들이 공통 목표를 이루기 위해 함께 일하며 생기는 상호작용이다. 목표가 같지 않더라도 목표를 달성하는 과정에 함께 참여하며 개인적인 목표 달성을 위해 남들과 교류하는 것도 협력에 속한다. 예를 들어 배우는 교과목에 통달한다는 학생의 목표를 위해 교사와 학생이 협력하는 경우, 학생의 실제 의도는 좋은 점수를 받는 것이고 교사의 의도는 좋은 교사라는 평판을 얻는 것일 수도 있다.

경쟁

경쟁은 공통 목표를 향해 고군분투한다는 점에서 협력과 유사하다. 그러나 다른 사람들과 목표를 함께 이뤄나가는 것이 아니라 남과 겨뤄가면서 단독으로 달성하려는 것이 차이점이다. 사회에 경쟁이 존재하는 까닭은 돈, 토지, 물 같은 유형자원과 정치적 지지도, 인지도 같은 무형자원이 제한되어 있기 때문이다. 이처럼 한정된 자원을 얻으려면 남과의 싸움에서 이길 수밖에 없다.

갈등

갈등도 공유하는 자원이나 목표를 두고 발생한다. 그렇지만 갈등의 경우 뜻이 다른 개인이나 집단을 꺾으려는 시도가 뒤따른다. 경쟁의 당사자들은 경쟁자에 맞서기보다는 목표를 달성하는 데 초점을 맞춘다. 특히 상대방에게 끼칠 수 있는 해를 일정 수준으로 제한하는 규칙이 경쟁 당사자 모두에게 적용된다. 그러나 갈등 상황에서는 그러한 규칙이 적용되지 않으며 자신이 원하는 바를 얻고자 수단과 방법을 가리지 않는 경향이 있다.

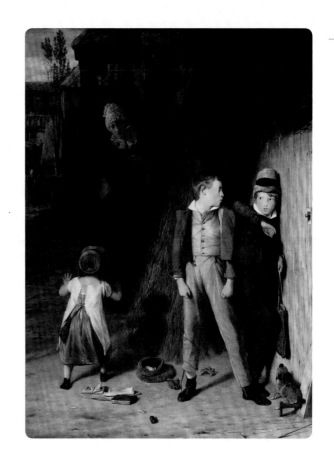

강압

강압은 개인이나 조직이 특정 목표를 이루기 위해 힘으로 다른 개인이나 조직을 억누르는 사회적 상호작용을 말한다. 대개 순응을 얻기 위해 무력이나 위협을 사용하는 일이 많다. 윌리엄 멀레디William Mulready의 그림 〈늑대와 양The Wolf and the Lamb, 1819~1820년경은 어린이 역시 남을 위협하고 괴롭힐 수 있다는 점을 생생하게 보여준다.

강압

강압이란 사회적 상호작용은 목표를 위해 힘으로 남을 억누르는 것이다. 힘의 우위에 있는 부모가 순응하지 않거나 흡족하지 못한 행동을 하는 자녀에게 애정을 표현하지 않고 엄한 태도를 취함으로써 태도를 바꾸려는 것도 강압에 해당된다.

스트레스와 어린이

스트레스는 유아에게 어떤 영향을 줄까?

초기 아동기는 만 5살경에 시작되며, 중대한 신체적, 인지적, 사회적, 정서적 성장과 발달이 이루어지고, 자아 감각Sense of Self, 남에 대한 애착, 안전 감각의 발달이 시작되는 시기다. 또한 초기 아동기는 위협 평가Threat Appraisal와 반응계가 발달하고 환경 요인에 의해 쉽사리 수정되는 시기이기 때문에 이 시기의 어린이는 정신사회적 스트레스의 영향에 특히 취약하다.

정신사회적 스트레스

정신사회적 스트레스는 다른 사람과의 관계를 깨뜨리거나 위협하는 요인이 있을 때 발생하며 사회적 지위가 낮거나 괴롭힘을 당하거나 새로운 사람을 만나는 것은 모두 정신사회적 스트레스를 발생시킨다. 사회적 교환, 협력, 경쟁, 갈등, 강압 등도 대체로 예측불가능하고 당사자에게 불편과 혼란을 초래한다. 사실 정신사회적 스트레스는 개인이 가장 흔히 접하는 스트레스다.

신체는 스트레스에 어떻게 반응하는가?

앞서 살펴보았듯이 우리 몸은 실제 위협이나 위협으로 인지한 요인을 직접 상대하거나 회피하는 맞섬도피반응을 통해 스트레스에 대응한다. 개인이 위협에 직면하면 HPA 축이 활성화되며 편도는 위협을 감지하고 시상하부를 자극해서 코르티코트로핀 분비 호르몬을 방출한다. 이는 뇌하수체를 자극해서 부신피질 자극 호르몬을 분비하여 코르티솔 호르몬의 생성과 분비를 증가시킨다. 코르티솔이 증가하면 포도당의 생성이 늘어나고 혈압이 상승하며 면역계가 억제된다. 이러한 스트레스 반응을 통해 우리 몸은 에너지원을 보강하고 불필요한 에너지 소모를 줄임으로써 위협에 좀 더 효과적으로 대응할 수 있다.

만성 스트레스의 위험

이처럼 스트레스 반응은 인간의 생존에 필수적이며 유용할 때도 있지만 한편으로는 개인의 건강을 해칠 수도 있다. 스트레스가 만성적이고 HPA 축이 오랫동안 활성화된 상태라면 코르티솔이 계속해서 높은 농도를 유지한다. 그 결과 지방 축적, 몸무게 증가, 갑상샘 기능 저하, 인지 수행능력 손상, 골밀도와 근육조직의 감소가 나타난다. 또한 코르티솔 농도가 지속적으로 상승하면 면역계가 약화되어 감염 위험이 커진다. 에피네프린의 농도가 높아도 혈압이 장기간에 걸쳐

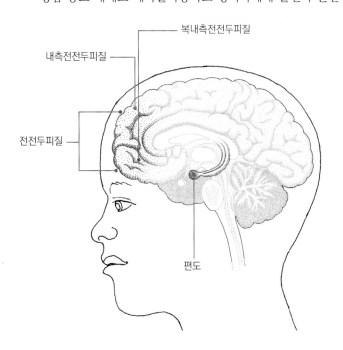

복내측전전두피질

내측전전두피질

전전두피질

편도

스트레스가 어린이의 뇌에 끼치는 영향

전전두피질은 작동 기억, 자기 조절, 목표 지향적인 행동에 관여한다. 영구적이진 않더라도 초기 아동기에 경험한 스트레스는 전전두피질의 발달에 오랫동안 영향을 끼칠 수 있다.

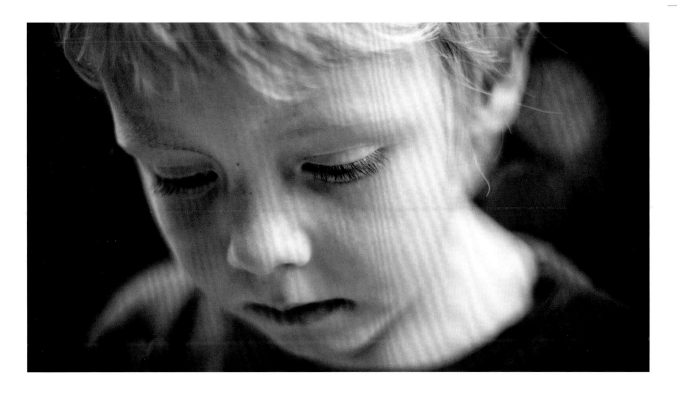

상승할 수 있고 심장발작이나 뇌졸중 위험이 커지며 코르티솔 농도의 상승이 이어지면 스트레스성 질환에 한층 더 취약해 스트레스가 만성화되면 스트레스 반응계가 과민해져서 스트레스 반응계가 좀 더 자주 활성화되고 반응 정도도 격렬해질 뿐 아니라 기준치로 회복하는 데도 좀 더 오랜 시간이 걸린다.

초기 아동기 만성 스트레스의 영향

초기 아동기에 경험한 만성 스트레스는 장기간에 걸쳐 타격을 줄 수 있다. 코르티솔 농도가 지속적으로 증가하면 어린이 역시 앞서 언급한 악영향에 노출되고, 초기 아동기에 경험한 스트레스가 전전두피질의 발달에 지장을 준다는 연구 결과도 있다. 극심한 스트레스 사건을 겪은 어린이는 향후 스트레스 요인에 무기력하게 반응하고 주의력 조절에 어려움을 겪게 될 위험이 크다. 또한 만성 스트레스는 발달 과정에 있는 스트레스 반응계에 영향을 끼칠 수 있는데 스트레스 반응계가 과민해져 불필요하게 위협으로 인식하는 상황이 늘어난다. 그 때문에 스트레스 받는 것에 대한 부담이 커지고

취약한 초기 아동기

초기 아동기는 위험 평가 체계와 스트레스 반응계가 계속해서 발달하는 시기다. 따라서 이 시기 어린이는 특히 스트레스에 취약하다.

만성 스트레스가 되는 악순환이 이어진다.

부정적인 영향의 역전

앞서 알아보았듯이 위협 평가와 스트레스 반응계는 초기 아동기에 발달한다. 만성 스트레스에 시달리는 어린이에게는 불리한 일이지만 긍정적인 면도 있다. 스트레스 반응계는 완성되기 전까지는 유동적이며 '가소성Plasticity, 외부 힘에 의해 변형되며 힘이 사라져도 변형된 형태를 그대로 유지하는 성질 – 옮긴이'이 있다. 따라서 만성 스트레스를 받는 어린이라도 한결같이 반응해주고 신경을 써주는 보호자와 지내게 되면 위협 평가 체계와 반응계를 재설정할 수 있으며 결과적으로 스트레스에 적절하게 반응하고 더 이상 과도한 스트레스 반응의 악영향에 시달리지 않아도 된다.

어린이와 독성 스트레스

어린이의 극심한 스트레스

위협적인 사건이 발생할 때 사람들은 제각각 다른 스트레스 반응을 보이는데 흔히 나타나는 스트레스 반응으로는 긍정, 감내, 독성 반응이 있다. 모두 그 자체로는 위협이나 스트레스 요인이 아니지만 신체 건강에 여러 가지 영향을 끼친다.

긍정 반응

긍정 반응은 심박수가 증가하고 호르몬 농도가 다소 상승하지만 그러한 상태가 오래 지속되지 않는 반응을 말한다. 새로운 상황이나 위협에 긍정적으로 반응할 경우 우리 몸은 만약의 위협에 대비하여 준비는 갖출 수 있지만 스트레스의 장기적인 영향은 받지 않는다.

감내 반응

감내 반응은 각성계가 비교적 짧은 시간 동안 적당히 활성화되는 것을 말한다. 이러한 스트레스 반응은 긍정 반응보다는 길게 지속되며 좀 더 극심하고 대처하기 어려운 위협이 있을 때 나타난다. 이때 반응이 너무 오랫동안 지속되지 않고 타인의 배려 같은 사회적 지지를 얻을 수 있다면 우리 몸은 그 이전 상태를 회복할 수 있다.

독성 반응

독성 반응은 스트레스 요인에 비해 비정상적으로 강력하거나 반복적, 지속적인 생리 반응이다. 일반적으로 이러한 반응은 신체적, 정서적 학대나 무관심, 폭력, 경제적 곤란, 물질 남용, 가족이나 양육자의 정신질환을 비롯한 극심한 위협이나 외상 경험이 있을 때 나타난다. 독성 스트레스는 만성 스트레스와 마찬가지로 개인의 건강에 온갖 해로운 영향을 끼칠 수 있다.

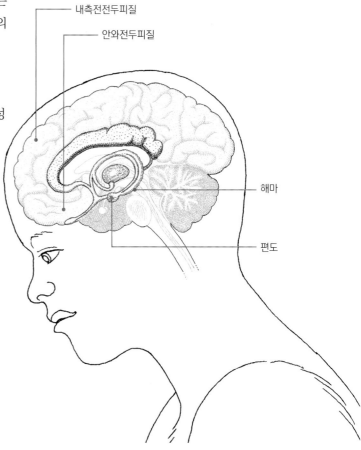

내측전전두피질
안와전두피질
해마
편도

우울증의 영향이 나타난 어린이의 뇌

어린이도 우울증을 겪을 수 있다. 우울증이 심한 경우 발달 과정인 뇌가 타격을 받을 수 있고 성인기까지 이어질 수 있다. 우울증으로 인해 만성 스트레스가 발생하면 편도와 안와전두피질은 기존 세포 크기가 커져 비대해질 뿐 아니라 과잉 활성화될 수 있으며 해마와 내측전전두피질의 신경세포와 신경연결이 크게 감소할 수 있다.

아동기 독성 스트레스의 예방과 치료

어린이의 고통을 빨리 파악할수록 해결이 쉽다. 일단 어린이가 스트레스 조짐을 보이면 소아과 의사, 보건 관계자, 교사는 사회적 고립, 빈곤, 보호자의 실직, 낮은 학업성취도, 한부모 가정, 새아버지와의 생활, 가족이나 동거인의 폭력, 어린 부모, 보호자의 낮은 자존감, 물질 남용, 우울증 등의 위험 요인부터 파악해야 한다. 반대로 부모로부터 관심과 애정을 충분히 받은 어린이는 독성 스트레스를 받아도 건강을 유지할 가능성이 크나. 체계화된 학교 환경, 방과 후 활동 참여, 보건의료와 사회보장 서비스, 치료 등이 어린이의 스트레스 완화에 효과적이며 호흡법, 심상 유도Guided Imagery, 증상 완화, 스트레스 이완을 위해 마음속에 떠오른 영상에 집중하도록 하는 치료법 – 옮긴이, 명상, 생체 피드백Biofeedback, 환자가 생리 변수 측정기에 나타난 결과를 직접 보고 느낌으로써 건강에 유리한 방향으로 스스로의 행동을 조절하는 행동치료법 – 옮긴이 등 마음챙김 심신요법도 효능이 있는 것으로 나타났다.

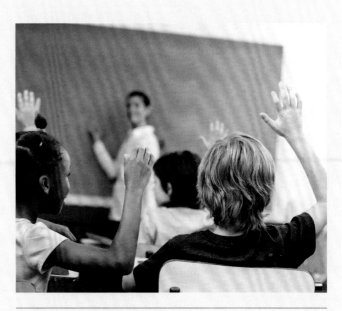

스트레스가 어린이의 뇌에 끼치는 영향
지지받는 환경에서의 학습은 어린이에게 긍정적인 스트레스가 될 수 있고, 긍정적인 스트레스는 발달에 반드시 필요하다. 특히 위협 상황에서도 능숙하게 행동하는 능력을 키워준다.

부정적 경험과 독성 스트레스

아동기의 부정적 경험Adverse Childhood Experiences, ACEs은 착상 이후 18세에 이를 때까지 발생하는 고통스러운 사건들에 대한 경험으로, 독성 스트레스를 유발하기 때문에 신체와 정신 건강에 좋지 않다. 이러한 경험으로는 학대의 목격이나 경험, 무관심, 역기능적인 가족 관계, 가정 폭력, 범죄, 부모에 의한 감금, 부모의 불화, 부모의 죽음, 인종주의나 차별 경험, 물질 남용, 경제적 곤란, 정신질환자와의 생활 등을 들 수 있다. 미국의 연구 결과에 따르면 0~17세 어린이의 48%가 한 번 이상 부정적 경험을 하며 23%는 두 번 이상 경험한다는 보고가 있다.

어른으로부터 일관된 보살핌과 지지를 받는 어린이는 스트레스 상황을 경험하더라도 완충재 역할을 하는 어른의 보호와 지도가 있기 때문에 원래 상태를 쉽게 회복하지만, 안정적인 관계를 경험하지 못한 어린이가 독성 스트레스를 겪으면 스트레스 반응계의 균형이 깨지기 쉽고 아동기는 물론 성인기까지 지속되는 여러 가지 건강 이상이 생길 수 있다. 아동기의 부정적 경험이 어린이의 뇌에 영구적인 손상을 입힐 가능성도 있는데 유전자 발현이 변화하고 스트레스성 질환이 발생하며 심각한 감염이 잦아지고 스트레스를 효과적으로 관리하지 못하게 된다. 우울장애, 행동조절장애, 외상 후 스트레스 장애, 정신병과 같은 정신건강의학적 질환이 발생할 수도 있다. 아동기에 부정적인 경험을 한 사람은 성인이 되어서도 알코올 중독 등의 물질 남용 문제, 대인관계 미숙, 건강하지 않은 생활방식, 폐질환, 비만, 기타 만성질환을 겪을 가능성이 다른 사람들에 비해 크다.

스트레스와 빈곤

빈곤은 어떻게 해서 스트레스를 일으킬까?

전세계적으로 하루 1.25달러 미만으로 살아가는 극빈 인구가 2015년에는 8억 3,600만 명에 이르며 1억 6,000만 명이 넘는 만 5세 미만의 어린이가 식량 부족 때문에 나이에 비해 키가 작은 것으로 드러났다. 게다가 전 세계 어린이의 약 15%가 저체중이다. 전체 미국 인구 가운데 14.5%와 어린이 가운데 19.9%가 빈곤 속에 살고 있다는 2013년 통계도 있다. 미국 정부가 2015년에 제정한 '연방정부 빈곤 수준 지침서'에 따르면 연간 소득이 1만 1,770달러 미만인 1인 가구나 2만 4,250달러 미만인 4인 가구는 빈곤층으로 간주된다. 유럽 연합의 경우 2011년 전체 인구 가운데 24%와 어린이 27%가 빈곤층으로 전락하여 사회적으로 소외될 위험에 처했다. 2012년 말에 발표된 중국의 공식 자료에 따르면 중국인 9,899만 명이 국내 빈곤선인 2,300위안에 못 미치는 소득으로 살아가고 있었다. 2011년 남아시아의 경우 하루 1.25달러 미만으로 살아가는 극빈층이 인구의 24.5%에 달했다.

빈곤은 절대적 빈곤과 상대적 빈곤으로 나눌 수 있는데 절대적 빈곤은 음식, 주거지, 식수 등 생존의 필수품이 없거나 부족한 것이고, 상대적 빈곤은 생활수준과 소득이 거주 지역의 평균에 크게 미치지 못하는 것을 말한다. 어떤 경우든 가난한 삶은 스트레스를 유발하는 것이 사실이다.

사회경제적 지위에 따른 건강 불평등

건강은 사회경제적 지위에 따라 일정 수준으로 편향되는 경향이 있다. 이를 사회경제적 지위 대비 건강 불평등도라 한다. 예를 들어, 지위가 낮을수록 고혈압, 심장질환, 암, 기대수명 단축, 우울증 등의 건강 문제를 겪을 가능성이 지위가 높은 사람들에 비해 10배나 커진다. 또한 빈곤층 어린이와

청소년은 부상, 천식, 혈압 상승, 호흡기 질환의 위험이 증가한다. 사회경제적 지위와 사망률 사이에 역 상관관계가 있음을 밝혀낸 연구도 있는데 사회경제적 지위가 낮은 사람은 높은 사람보다 사망률이 높다는 것이다. 물론 사회경제적 지위가 낮은 사람은 흡연, 음주, 비만, 영양결핍, 운동 부족일 가능성이 클 뿐 아니라 보건의료 혜택을 충분히 받지 못하지만 그 사실만으로는 사회경제적 지위에 따른 건강 불평등 문제를 설명할 수 없다. 그보다는 스트레스가 빈곤한 삶을 사는 사람들의 건강에 가장 큰 영향을 미친다는 사실이 다양한 연구를 통해 드러나고 있다.

빈곤과 스트레스의 영향

빈곤과 스트레스는 서로 밀접한 관계에 있다. 충분한 자원 없이 사는 것은 본질적으로 스트레스를 유발한다. 스트레스는 자원 부족 사실뿐 아니라 그러한 상황을 둘러싼 혼란으로부터 발생한다. 폭력과 주거 불안정에서부터 차별과 비위생적인 환경에 이르기까지 빈곤은 많은 스트레스 요인을 유발한다. 이처럼 개인이 대처해야 할 스트레스 요인이 워낙 많다 보니 새로운 위협에 맞서는 능력이 저하될 수밖에 없다.

자원 결핍과 이를 둘러싼 상황에서 발생하는 스트레스를 빈곤 관련 스트레스Poverty Related Stress, PRS라 부르는데 이는 장기화되는 경향이 있다. 다른 만성 스트레스와 마찬가지로 빈곤 관련 스트레스는 스트레스 반응계의 균형을 깨뜨리고 스트레스에 대한 취약성을 높여 여러 가지 만성 스트레스성 질병을 유발할 수 있다. 실제로 경제적 어려움에서 비롯되는 스트레스와 피로감은 우울, 불안, 알코올 남용 등을 일으키는 것으로 밝혀졌다.

저소득 가정의 빈곤 관련 스트레스 해결 방법

저소득 가정의 빈곤 관련 스트레스를 해소하기 위해서는 부
모의 대처 능력과 대인 관계 능력, 어린이의 대처 능력을 키
우는 것을 목표로 삼아야 한다.

빈곤 관련 스트레스가 있는 저소득층 부모에게 건강한 관계
를 유지하고 갈등을 해소하며 스트레스에 대처하고 어린이
중심의 양육을 하는 방법을 학습시킨 결과, 재정적인 스트레
스가 줄어들고 대처 능력과 문제 해결 능력이 향상되었다는
연구 결과도 있다. 또한 스트레스가 건강, 정서적 만족감, 대
처 능력에 끼치는 영향에 관해 학습한 저소득층 어린이는 침
투 사고Intrusive Thought, 자기 의도와는 무관하거나 원치 않는 생각을 반복적으로 인
식하는 현상 – 옮긴이와 반추 사고Rumination, 주로 과거의 안 좋은 경험을 반복적
으로 되새기는 현상 – 옮긴이 등의 비자발적인 강박 반응이 줄어들고
문제를 자기 탓으로 돌려 고통을 자초하는 경향이 완화되었
으며 문제를 외부로 표출하여 주변 환경과 갈등을 일으키는
일도 적어졌다.

미국의 빈곤

빈곤은 자원 부족, 혼란스러운 생활 환경, 폭력과 차별로 이어진다. 이 모
든 요소가 극심한 생활 스트레스를 유발한다.

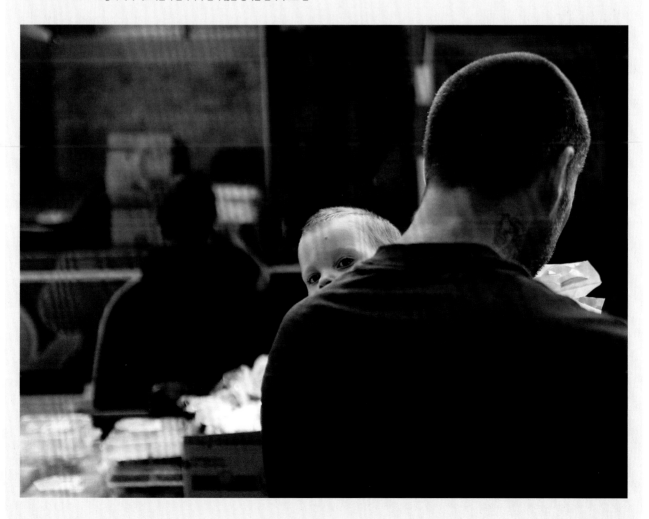

소수자와 건강

소수자는 더 많은 스트레스를 받을까?

세계 어느 곳이든 주류 집단이라 함은 신체와 정신이 건강한 본토 태생의 남성이고 이성애자이자 시스젠더^{Cisgender, 신체적 성과 사회적 성이 일치하는 사람-옮긴이}이며 중상류층에 속하고 교육 수준이 높으며 중장년층 성인으로서 우세한 민족이나 종교 집단에 속한 사람 정도이다. 사회학적 기준에 따르면 다른 집단에 대해 수적 우위가 있다고 해서 '주류'가 되는 것이 아니라 그보다는 사회적인 영향력이나 특권이 상대적으로 커야 '주류'로 인정된다. 예를 들어 미국 인구에서 남성이 차지하는 비중은 절반 정도에 불과하지만 2015년 하원의원과 상원의원 가운데 각각 80.7%와 80%가 남성이었다. 이처럼 남성은 그 숫자에 비해 엄청난 권력을 누리기 때문에 주류 집단으로 간주되는 반면에 여성은 소수자 집단으로 분류된다. 유럽 연합의 조사에 따르면 응답자 중 80% 이상이 레즈비언, 게이, 양성애자, 트랜스젠더 등이 학교 내 왕따나 모욕적인 발언을 듣는 것을 목격했다고 답했고, 동아시아와 동남아시아 문화권에서는 흰 피부색을 선호했다.

소수자 스트레스 이론

소수자 스트레스 이론에 따르면 사회로부터 받는 도전이 소수자의 스트레스를 가중시키는 탓에 소수자의 건강 상태는 다른 사람에 비해 나쁜 것으로 드러났다.

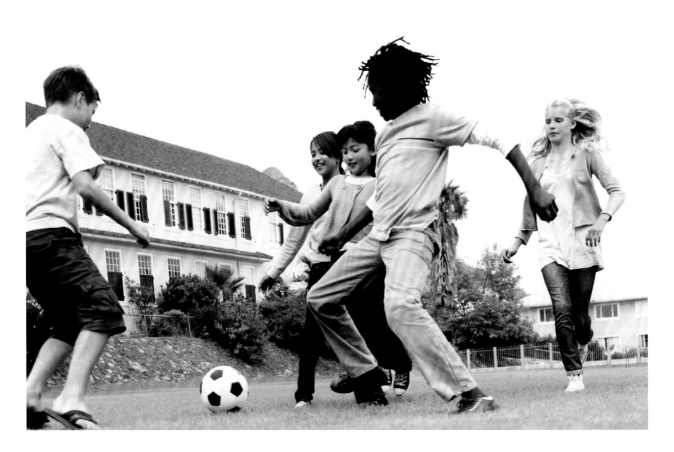

소수자의 건강 불평등

주류 집단과 소수자 집단 사이에 정신적, 신체적 건강 불평등이 존재한다는 사실이 지난 30년 동안 이루어진 연구를 통해 밝혀졌다. 미국의 경우 히스패닉Hispanic, 중남미계 – 옮긴이이 아닌 흑인 성인이 심장질환이나 뇌졸중으로 이른 나이에 사망할 가능성이 히스패닉이 아닌 백인에 비해 50% 이상 높으며 대장항문암, 췌장암, 위암뿐 아니라 우울증과 물질 남용의 비율도 더 높다고 한다. 히스패닉이 아닌 흑인은 히스패닉이 아닌 백인에 비해 영아사망률도 2배 이상 높다. 성인 당뇨병의 경우에도 히스패닉, 흑인, 혼혈인의 유병률이 백인에 비해 더 높다. 교육 수준과 관련한 건강 불평등도 존재한다. 실제로 대학 학위가 없는 성인은 대졸자에 비해 당뇨병 발병률이 높은 것으로 드러났다. 낮은 사회경제적 지위 역시 앞서 언급한 바와 같이 건강 문제를 초래한다.

성별 간 건강 불평등도 존재한다. 여성은 우울증과 불안증에 시달리고 신체 증상Somatic Complaint을 호소할 가능성이 남성에 비해 크고 레즈비언, 게이, 양성애자, 트랜스젠더는 일생 동안 자살, 물질 남용, 우울증, 불안증 등에 시달릴 가능성이 남들에 비해 크며 특정 유형의 암과 면역기능장애를 앓을 위험도 더 크다.

소수자 스트레스 이론

소수자 스트레스 이론은 소수자가 사회로부터 받는 도전에 큰 스트레스를 받는다는 점을 명시하며 사회적 도전에서 비롯된 스트레스야말로 건강 악화를 유발하는 메커니즘이라 밝혔다. 스트레스는 외적, 내적 원인으로 나뉘는데 외적 요인으로는 거절, 편견, 차별이 있다. 예를 들어 성소수자는 지역에 따라 극심하거나 가벼운 차별을 경험한다. 일반적으로 북미, 유럽 연합, 중남미 국가 대부분이 성소수자에 대한 수용도가 높은 반면에 이슬람 국가, 아프리카, 아시아 일부, 러시아에서는 차별 정도가 심하다. 그러나 미국의 전국적인 조사에 따르면 성소수자 청소년 가운데 90%가 교내에서 편견을 경험하는 것으로 밝혀졌으며 미국 흑인 가운데 60%가 사회적 거부, 고용 차별이나 주거 차별을 경험했다고 보고했다.

소수자 집단에 속한다는 사실만으로 얼마나 많은 외적 스트레스를 겪는지 시사하는 결과다. 내적 스트레스 요인에는 차별과 편견에 대한 불안, 과거에 겪은 차별이나 편견에 대한 기억, 열등감, 소외감이 포함된다. 예를 들어 성소수자는 흔히 사회적 차별의 영향으로 형성된 동성애 공포증이 내재되어 있으며 이는 자기혐오와 자존감 저하로 이어진다. 내적 요인과 외적 요인이 결합되면 만성 스트레스를 유발하여 건강에 부정적인 영향을 미친다.

소수 인종 집단에서는 외적인 스트레스 요인 때문에 내적인 스트레스가 일반화된다는 점이 밝혀졌다. 일반적으로 소수 인종은 과거 차별의 경험으로 사회적 상호작용을 할 때 불안감이 커지고, 한 번 편견에 노출된 사람들은 새로운 위협을 찾기 위해 주위 환경을 샅샅이 살피며 차별 경험을 반추하게 된다. 물론 주류 집단에도 '병적인 편견' 때문에 극심한 스트레스에 시달리는 사람들이 있지만, 어쨌든 소수 인종은 경계를 늦추지 않으려 하고 끊임없이 스트레스에 시달릴 수 있다.

소수자의 스트레스 치료

소수자의 스트레스를 치료할 때는 소수자가 대응해야 하는 사회적 스트레스 요인과 그 자신에 초점을 맞춰야 한다. 소수자 집단에 대한 사회적 부당 행위를 지속적으로 줄여나감으로써 외적인 스트레스를 줄이는 것은 쉽지 않지만 다양성 수용을 위한 교육, 법적 평등, 소수자 집단에 대한 정책적 지원이 소수자 스트레스를 완화하는 데 도움을 줄 수 있다. 유쾌하거나 의미 있는 활동으로 차별 경험에 대한 생각에서 벗어나도록 훈련시킨다면 소수자가 부정적인 생각에서 벗어나 긍정적인 경험으로 주의를 돌리게 된다는 것이 임상적으로도 입증되었다. 또한 자기 수용Self Acceptance을 강화하여 내재화된 낙인을 떨쳐버리도록 훈련하는 것도 효과적인 방법이다.

스트레스와 질병의 위험

사회적 상호작용과 건강

지금까지 살펴보았듯이 만성 스트레스가 우리의 건강을 위협하는 것은 분명한 사실이다. 특히 건강에 타격을 끼치는 만성 스트레스 원인 가운데 대다수는 정신사회적 스트레스와 관련이 있다. 이것만 보더라도 정신사회적 스트레스가 얼마나 만연하며 이를 치료하고 퇴치하는 일이 얼마나 중요한지 알 수 있다.

정신사회적 스트레스와 신체적 질병

많은 연구자가 사람들이 살면서 맺는 사회적 관계의 수, 존재, 질이 신체적 건강에 어떠한 영향을 미치는지를 조사했다. 어떤 연구에 따르면 사회적으로 고립된 사람들은 어떤 이유에서든 사망 위험이 증가하며 특히 사회적 접촉이 적은 사람들일수록 심혈관질환 등 신체적 질병의 발생 가능성이 커진다. 사회적 지위는 만성질환의 발생 위험과 역 상관관계에 있어 사회적 지위가 낮은 사람일수록 위장관, 근골격, 폐, 콩팥 질환이 발병할 가능성이 크다.

정신사회적 스트레스와 정신질환

정신사회적 스트레스는 정신질환의 발생 위험도 높인다. 과거 5년 동안 직장 동료나 상사와 갈등을 경험했던 사람들은 정신질환 진단을 받을 가능성이 높고, 사회적 거절 등으로 인한 스트레스를 경험한 사람들은 남들보다 우울증이 3배나 빠른 속도로 진행되었다고 한다. 우울증 진단을 받지 않은 사람이라도 친구나 가족이 요구사항이 많고 비판적이며 갈등을 조장하는 경우에는 우울 증상을 보일 가능성이 커진다. 특히 배우자와의 갈등은 한층 더 큰 심리적 고통과 우울 증상을 유발하며 불행한 결혼생활을 하는 부부는 임상적인 우울증을 겪을 가능성이 10~25배까지 증가한다. 정신사회적 스트레스로 기존의 정신병리적인 장애가 악화되거나 회복이 지연될 수도 있다. 우울증이나 양극성 장애로부터 회복된 사람이 가정 내 갈등을 경험하는 경우 재발할 가능성이 2배가량 커진다고 한다. 마찬가지로 식사장애로부터 회복된 사람도 가족이 비판적인 이야기를 하거나 적대적인 태도를 보이거나 과도하게 간섭하면 재발 가능성이 증가한다. 연구에 따르면 사회적 박탈Social Deprivation도 불안, 우울, 분노, 인지장애, 지각 왜곡, 강박적 사고, 편집증, 정신병을 유발하거나 악화할 수 있다.

스트레스와 대응 전략

스트레스에 어떻게 대처하느냐에 따라 결과적으로 스트레스가 건강에 미치는 영향도 달라진다. 다양한 대응 전략 중에 적극적/회피적, 문제 중심/정서 중심, 반동적/선제적 전략을 소개한다. 이러한 전략은 상호 배타적인 것이 아니므로 결합하여 사용할 수 있다.

- 적극적인 대응은 문제를 직접 처리하거나 해결하는 방식인 반면에 회피하는 대응은 스트레스 상황을 멀리하거나 무시하는 등 다른 곳으로 주의를 돌리는 방식이다.
- 문제 중심 대응은 목표 지향적이고 문제를 바꾸거나 해결하는 데 초점을 맞추는 방식이다. 정서 중심 대응은 스스로를 위로하며 정서를 완화하고 기분을 개선하는 데 초점을 맞추는 방식이다. 친구와 대화하는 것이 여기에 해당된다.
- 반동적 대응은 스트레스가 발생한 이후에 문제를 해결하고 정서를 조절하려는 방식인 반면에 선제적 대응은 택한 사람은 스트레스가 발생할 가능성이 있을 때 스트레스를 미리 예방하거나 완화하기 위한 준비 행동을 하는 것이다.

스트레스에 문제 중심으로 대응하는 사람들은 스트레스 상황에 쉽게 적응하며 심리적 기능이 향상되고 효율도 높다. 정신질환사 가운데서도 문제 중심 대응 전략을 택하는 사람은 정서 중심이나 회피적 대응을 구사하는 사람들보다 관련 증상이 덜하다. 정서 중심과 회피적 대응은 부적응 행동과 건강 문제로 이어질 가능성이 크다고 알려졌다. 주요 정신 질환이 있는 사람들은 문제 중심 대응보다는 정서 중심이나 회피적인 대응 전략을 취하는 경향이 있는데 이러한 대응 전략은 정신건강의학적 증상의 악화와도 관련이 있다.

정신사회적 스트레스를 치료하고 극복하는 법

사회적 상호작용은 스트레스의 주요 원인이지만 사회적 상호작용을 통해 스트레스에 대응하는 사람들도 많다. 많은 임상의가 환자의 정신사회적 스트레스와 그로 인한 건강 문제를 치료하기 위해 관계를 맺고 갈등을 줄이며 건강한 대응 전략을 취할 것을 권고한다. 실제로 여러 공동체의 활동에 참여하여 다양한 관계를 맺는 것은 환자의 건강에 유리하게 작용한다. 가족, 친구, 동료, 연인, 같은 종교 공동체에 소속된 사람과 친교를 나누는 등 다양한 사회적 관계망을 확보한 사람은 감기에 걸릴 가능성이 줄어든다는 연구도 있다.

사회적 관계는 스트레스를 받는 동안에도 지지를 제공하며 특히 여성으로부터 받는 지지는 정신사회적 스트레스를 완화한다. 사회적 지지의 효능을 여성과 남성으로 나누어 조사한 결과 여성의 지지는 남성의 지지에 비해 혈압을 낮추는 효과가 컸다. 그러나 어떤 형태의 사회적 지지든지 전혀 없는 것보다는 스트레스 반응의 완화에 효과적이다. 또한 좀 더 건강한 스트레스 대응 전략을 택하는 것이 유리하다. 적극적, 문제 중심적, 선제적 대응 전략이 회피적, 정서 중심, 반동적 대응 전략보다 여러모로 유익하다.

여성의 지지
정신사회적 지지는 스트레스가 건강에 끼치는 악영향을 줄이는 데 중요한 역할을 한다. 특히 여성의 정신사회적 지지가 스트레스 대응 면에서 효과적인 것으로 보고되었다. 여성의 지지가 남성의 지지에 비해 혈압을 줄이는 데 효과적이라는 연구 결과도 있다.

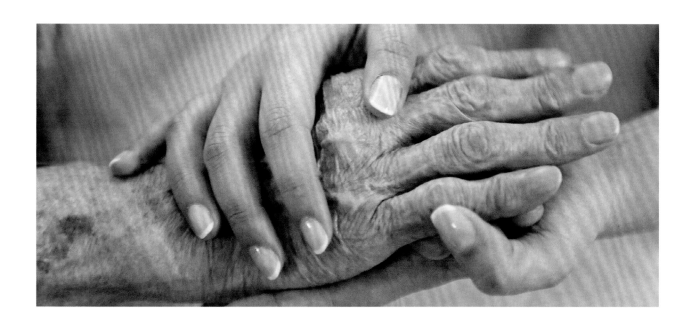

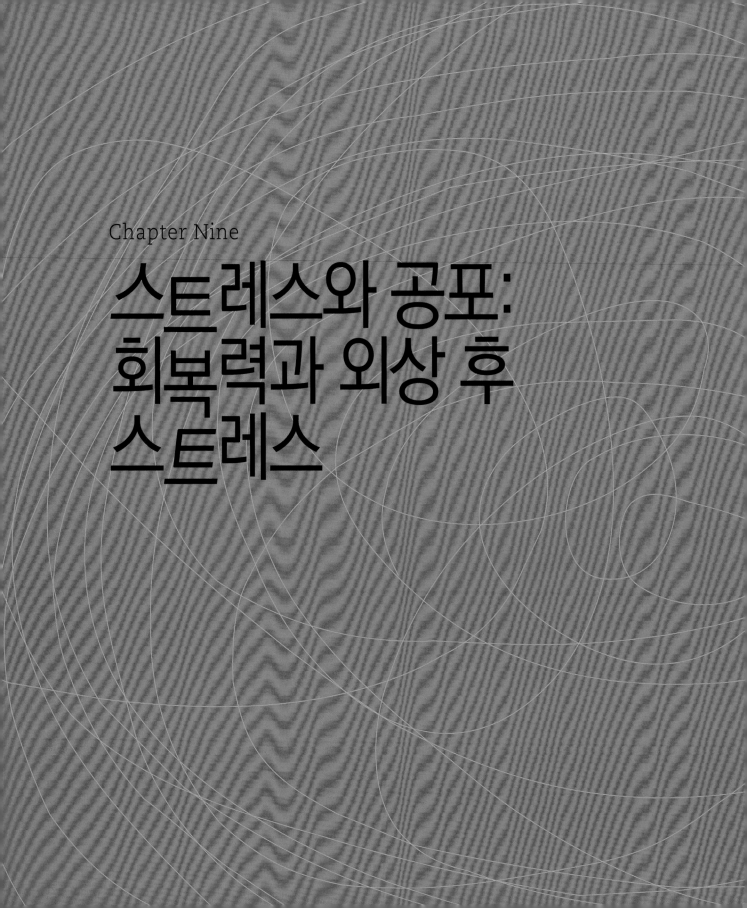

Chapter Nine

스트레스와 공포: 회복력과 외상 후 스트레스

삶은 도전과 역경의 연속이나, 우리는 예측불가능하고 충격적인 사건을 경험하면 생명이 위협에 처했다는 생각에 스스로를 통제할 수 없게 된다. 심각한 외상성 사건이 발생하면 뇌는 항상성을 유지하는 능력을 상실하며 외상성 사건을 재경험하고 외상을 상기시키는 사물이나 사람을 회피하고 불안과 정서적 각성도가 높아지는 등 외상과 관련된 증상을 보인다. 이러한 증상은 엄청난 고통을 유발하고 일상 활동에 지장을 초래한다. 그러나 외상이나 스트레스로부터 남들보다 빠르게 회복되는 사람도 있는데, 그러한 사람의 특징은 정적 정서, 낙관주의, 인지적 유연성, 감정 조절 능력, 높은 자기 효능감, 강력한 사회적 지지, 이타주의, 가치 있는 원칙이나 목적에 대한 헌신, 역경에서 의미를 찾는 능력, 종교적이고 영적인 지지, 건강에 대한 관심, 양호한 심혈관 상태 등을 들 수 있다.

인간의 회복력

회복력이란?

스트레스 회복력Reshilience에 대해서는 아직까지 보편적인 정의가 내려지지 않았으나 미국 심리학회American Psychological Association에 따르면 회복력은 역경, 외상, 비극, 위협, 기타 심각한 스트레스 요인에 직면할 때 잘 적응하는 역동적인 과정이다. 회복력 이론은 역경에 대처하는 개인의 능력을 강조하며, 역경의 의미와 긍정적인 적응이라는 측면에 초점을 둔다. 역경은 빈곤, 질병, 사랑하는 사람의 죽음, 재난적 사건의 경험 등 삶과 관련하여 부정적인 경험을 하는 것이며 반면에 긍정적인 적응은 생애의 특정 단계에서 역경에 직면했을 때 사회적으로 적절한 행동을 보이는 것이다. 특히 재난적 사건을 경험한 이후에는 평정심을 유지하는 방식으로 표현된다. 일각에서는 문화와 상황에 따른 차이를 감안하지 않았다는 점 때문에 위와 같은 정의에 문제가 있다고 주장하지만, 현재는 여러 연구를 통해 스스로의 건강을 유지하거나 위험 요인을 방지하기 위해 심리적, 사회적, 문화적, 신체적 자원을 동원하여 역경을 헤쳐 나갈 수 있는 개인의 기회나 능력으로 받아들여지고 있다.

역경 상황에서 회복력을 유지하는 데는 일부 신경생물학적 요소와 체계가 관여한다. 예를 들어, 해마는 기억을 형성하거나 조직하여 저장하고, 대상피질은 정서 형성과 처리를 관장하며 편도는 정서 반응에 중요한 역할을 한다. 일반적으로 해마와 전측대상피질은 스트레스로 인한 HPA 축의 활성화를 억제하며 편도는 글루코코르티코이드 분비를 촉진한다. 이 모든 뇌 영역은 스트레스가 발생하면 힘을 합쳐 HPA 축, 자율신경계, 면역반응을 조절하고 코르티코스테로이드, 에피네프린, 노르에피네프린, 시토카인을 적절히 분비하여 개인이 스트레스에 대처할 수 있도록 돕는다.

긍정적 정서와 낙관주의, 인지적 유연성, 감정 조절 능력, 높은 자기 효능감Self-Efficacy, 스스로의 상황 대처 능력에 대한 믿음등의 정신 사회적 특성을 지닌 사람은 회복력도 크다 그 이외에 강력한 사회적 지지, 이타주의, 가치 있는 원칙과 목적에 대한 헌

대상회
시상
중격의지핵
전측대상
천장
중격핵
시상하부
후각망울
편도
해마
유두체
해마방회

변연계
변연계는 스트레스 반응에 중요한 역할을 하기 때문에 스트레스에 대한 회복력이 필요한 영역이다. 단기 스트레스 반응이 일어나면 HPA 축의 변연계 활성화를 통해 코르티솔이 적정량 분비되며 스트레스에 적절히 대처하고 피해를 방지할 수 있도록 인체를 준비시키는 식으로 회복력을 이끈다.

신, 종교적이고 영적인 지지, 역경의 상황에서 의미를 찾는 능력, 건강에 대한 관심, 양호한 심혈관 건강, 적절한 수면위생, 건강한 식습관, 스트레스로부터 빠르게 회복하는 능력 등도 회복력에 기여한다.

긍정적 정서

회복력과 긍정적 정서는 밀접한 관련이 있다. 긍정적 정서는 회복력의 산물일 뿐 아니라 스트레스 회복을 돕는 데 중요한 역할을 하고, 대처 과정에서 적응 반응을 유도한다. 역경 속에서 긍정적인 감정을 유지하는 것은 사고의 유연성, 문제 해결 능력, 적응적 대처 능력을 증진하고 개인의 행복감을 증대한다. 장점 찾기Benefit-Finding, 긍정적인 사고, 유머, 낙관주의와 같은 대응 전략을 취하면 어려운 상황도 효과적으로 통제할 수 있다는 자신감이 생기고 스트레스 저항력도 커진다.

그 이외에도 긍정적 정서는 면역계의 기능을 향상함으로써 생리 상태에도 영향을 준다. 특히 호흡기 질환에 대한 1차 방어선 역할을 하며 타액에 존재하는 면역글로불린 A를 증가시킨다. 게다가 부상에서 빨리 회복하며 노인의 경우 재입원율을 낮추고 환자의 입원 기간을 단축하는 데 도움을 준다. 긍정적 정서를 지닌 사람들은 일반적으로 회복력이 뛰어나며 스트레스 사건을 남들보다 빨리 극복한다.

회복력과 우울증

회복력을 높임으로써 우울증을 예방하고 치료하는 요법의 개발에 관해 여러 분야에서 연구가 이루어지고 있다. 그 가운데 몇 가지를 소개한다.

유전학과 환경

유전과 발달 요인은 스트레스와 외상 반응에 중요한 역할을 한다. 유전자는 환경 변화의 영향을 받기 때문에 생물학적, 정신사회적 환경이 달라지면 회복력이 증진되거나 억제될 수도 있다. 예를 들어, 어린이에게 지지와 애정을 제공함으로써 건강한 애착을 형성하고 어린이를 통제 불가능하고 반복적인 스트레스로부터 보호하며 삶의 여러 가지 난국을 헤쳐 나갈 수 있도록 다양한 기회를 제공한다면 회복력을 키워줄 수 있다. 어린이나 성인이나 사회적 적합성Social Competence을 향상하고 사회적 지지를 제공해줄 인맥을 쌓고 유지하는 데 필요한 역량을 익히면 회복력이 개선되고 스트레스성 우울증에 걸릴 위험이 줄어든다.

인지적, 심리적 치료법

위협이나 역경에 대해 긍정적 평가를 내릴 수 있도록 돕는 치료법으로는 집중력 훈련, 감정 조절, 자기 효능감 강화 등이 있다. 집중력 훈련과 마음챙김 훈련 등은 주의력을 통제

예시	부정적 정서	긍정적 정서
정서	분노, 혐오, 공포, 슬픔을 느낌.	행복, 희망, 기쁨, 사랑을 느낌.
메시지	무엇인가 잘못되었다고 인식함.	만사가 괜찮다고 인식함.
충동	공격하거나 도피하거나 몸을 숨기려고 함.	탐구하거나 즐기거나 남들과 어울리려 함.
선택	안전을 유지하기 위해 다른 가능성을 포기함.	발전의 여지가 있는 가능성이 다양함.
결과	스트레스에 대처하는 능력과 선택이 제한됨.	스트레스에 대처하는 능력과 선택이 확대됨.

긍정적 정서와 스트레스
스트레스에 부정적으로 대응하기보다 긍정적으로 대응한다면 적응 반응을 촉진하고 회복력을 강화할 수 있다.

하는 방법으로 우울증 치료에도 효과가 있을 것으로 기대된다. 감정 조절 훈련은 회복력을 강화할 뿐 아니라 극심한 생활 스트레스가 우울증으로 이어지지 않도록 조절하는 능력을 키우는 것이다. 이는 다양한 인지 행동 치료의 핵심을 이루는 치료법으로서 우울증과 외상 후 스트레스 장애에 효과적이다.

자기 효능감은 스스로가 스트레스 상황에 효율적으로 대처하고 스트레스가 주는 부담에서 신속하게 회복할 수 있다고 믿는 것을 뜻한다. 자기 효능감을 얻는 데 가장 필요한 요소는 숙달 경험Mastery Experience인데, 숙달 경험이란 스트레스의 원인을 긍정적으로 다룰 수 있는 기량을 익힌 다음에 그 기량에 통달할 때까지 도전의 난도를 높여가며 연습하는 것이다. 이때 피드백을 받는 것이 바람직하다.

신경생물학적 개입

스트레스와 스트레스 호르몬은 생애 전반에 걸쳐 뇌에 적응적, 부적응적인 영향을 끼친다. 스트레스의 부적응적인 영향으로는 해마, 편도, 전전두피질의 구조가 재형성Remodeling되는 것을 꼽을 수 있으며(제2장 참조) 이는 과도한 불안, 공포, 인지 손상을 초래한다. 따라서 회복력을 신경생물학 차원에서 좀 더 정확하게 이해하게 된다면 우울증이나 외상 후 스트레스 장애와 같은 스트레스성 질환의 예방과 치료에 도움

이 될 것이다. 예를 들어, 신경전달물질인 신경펩티드 Y의 기능을 증진하면 교감신경계와 HPA 축의 활성 정도를 적절한 수준으로 유지할 수 있다. 이는 특히 선천적으로 신경전달물질을 충분히 생성하지 못하는 사람들의 생리적인 회복력을 강화하는 데 도움이 될 것이다. 마찬가지로 스트레스로 인한 코르티코트로핀분비호르몬의 과다 생성을 막아 스트레스 반응을 조절하는 치료약을 개발한다면 외상성 증상의 빈도와 강도를 낮출 수 있을 것으로 보인다.

그 이외에도 스트레스성 우울증의 위험을 감소시켜 회복력을 강화하는 매개물질로 세로토닌성, 도파민성, 노르에피네프린성, 감마아미노부티르산GABA, 글루탐산염 계열 물질을 들 수 있는데, 세로토닌성과 노르에피네프린성 항우울제는 스트레스로 인해 학습된 무기력으로부터 동물을 보호한다. 이러한 항우울제는 스트레스로 손상된 해마에 작용해 신경세포의 재성장을 촉진하며 프로프라놀롤Propranolol과 같은 항노르에피네프린성 약물은 외상성 기억을 감소시킨다.

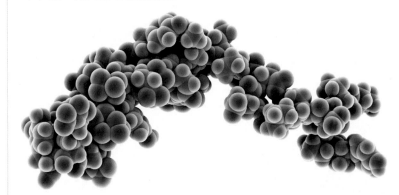

회복력을 촉진하는 신경전달물질

신경펩티드 Y
그림은 신경펩티드 Y의 분자 모형이다. 이 신경전달물질은 스트레스에 반응하여 뇌와 말초 신경계에서 생성되며 스트레스 반응을 조절하는 데 관여함으로써 불안을 완화한다. 여러 연구를 통해 신경펩티드 Y를 많이 생성하는 사람일수록 스트레스 회복력도 뛰어나다는 사실이 밝혀졌다.

외상 후 스트레스 연구

외상 후 스트레스 장애의 이해

외상 후 스트레스 장애PTSD는 우리의 안전을 위협하거나 무기력감을 일으키는 외상성 사건을 경험한 뒤에 발생할 수 있으며 무엇이든 견디기 어려운 경험은 PTSD를 촉발시킬 수 있다. 특히 전쟁, 폭행, 성적·신체적 학대, 사랑하는 사람의 갑작스런 죽음, 자연재해의 경험 등 예측불가능하고 통제할 수 없다는 느낌을 주는 사건이면 PTSD로 이어질 수 있다.

PTSD의 시작은 사람마다 다양하다. 증상은 외상적 사건이 일어난 후 몇 시간이나 며칠 내에 발현되는 일이 많지만 몇 주나 몇 개월은 물론 몇 년이 지나고 나서야 증상이 나타나기도 한다. PTSD는 재난을 직접 경험하거나 목격한 구급대원, 의료진, 경찰관 등 나중에 사태를 수습한 사람들에게도 발생할 수 있다. 심지어 실제 외상을 경험했던 사람의 친구나 가족이 PTSD에 시달리는 경우도 있다.

외상성 사건을 경험한 사람은 대부분 PTSD 증상을 일부라도 경험하게 마련이다. 특히 무감각한 느낌, 공포, 단절감, 악몽 등을 경험하는 것이 일반적이며 이러한 증상이 불과 며칠이나 몇 주 동안 지속되다가 저절로 사라진다. 그러나 증상이 한 달 넘게 지속되고 일상생활에 지장을 받을 정도로 고통을 유발할 때 PTSD라는 진단이 내려진다.

어린이와 PTSD

초기 아동기에 해당하는 어린이의 PTSD는 어른과는 다르게 나타날 수 있다. 어린이의 PTSD 증상으로는 부모로부터 분리될지도 모른다는 두려움, (배변 훈련 등) 이전에 습득한 기술의 상실, 외상의 주제와 양상이 반복되는 강박적인 놀이 등을 꼽을 수 있다. 어린이는 외상과 관련이 없어 보이는 공포증과 불안증에 시달리기도 하며 명백한 원인이 없는 통증을

외상 후 스트레스 장애PTSD의 증상

PTSD 증상의 전형적인 양상은 3가지로 나뉜다.

1. 외상성 사건을 재경험한다. 예를 들어 플래시백Flashback, 순간적이고 연속적인 회상 – 옮긴이과 악몽을 체험하며 사건을 떠올릴 때 강력한 신체적, 정서적 반응을 보인다.

2. 외상성 사건을 상기시키는 것을 피한다. 외상의 중요한 부분을 기억하지 못하거나 일상생활에 대한 흥미를 잃고 주변 환경으로부터 고립됨을 느낀다.

3. 불안과 정서적 각성이 증가한다. 수면 상태를 유지하기 어려우며 집중력이 저하되고 분노 표출이 늘며 깜짝 놀라는 일이 많다.

경험할 수도 있다.

PTSD의 원인과 위험 요인

생명이나 신변의 안전에 심각한 위협을 초래하는 외상성 사건은 PTSD를 일으킬 가능성이 크며 위험이 극심하고 장기간 지속될수록 PTSD가 발생할 가능성도 커진다. 강간, 폭행, 고문과 같이 의도적인 위해는 사고나 재해처럼 개인과 관련 없는 사건에 비해 한층 더 큰 외상을 초래하는 경향이 있고, 외상성 사건의 예측불가능성, 통제불능성, 불가피성이 어느 정도인가에 따라 PTSD의 발생에 영향을 준다. 다른 위험 요인으로는 외상성 사건의 개인력이나 가족력, 정신 질환, 외상 후의 무관심, 대처능력의 부족 등이 있다.

유전자와 아동기 환경 요인도 위험 요인이다. 유전자가 스트레스 반응계의 조절과 교감신경계, HPA 축, 신경펩티드 Y

또한 여러 연구에 따르면 유전자와 환경의 상호작용도 영향을 끼친다. 특히 아동기 학대에 노출되면 인간 세로토닌 전달체 유전자 촉진자Promotor of The Human Serotonin Transporter Gene에 자연적인 변이가 발생하여 우울증 위험이 증가한다고 한다. 유아기나 아동기에 극심한 스트레스를 반복적으로 경험하면 '학습된 무기력'이 나타날 수 있으며 성인이 된 이후에도 스트레스 상황에서 과도하고 감정적인 행동을 보일 수 있다.

PTSD의 치료

PTSD 회복은 점진적으로 진행되는 과정이며 외상이나 이를 상기시키는 것을 회피하기보다는 직면하도록 돕는 것이 증상 완화에 효과적이다. 환자가 외상성 사건에서 느꼈던 정서와 감각을 회상하고 처리하도록 북돋아주는 것이다. 치료는 억제했던 감정에 배출구 역할을 할 뿐 아니라 조절 감각을 회복하고 삶을 강력하게 짓누르던 외상 기억을 약화시키는 데 도움이 된다. PTSD의 치료는 외상에 초점을 맞춘 인지행동치료, 가족치료, 명상, 안구운동 탈감작 재처리Eye Movement Desensitization and Reprocessing, EMDR 등이 있고, PTSD를 스스로 극복하는 치료법으로는 타인과 접촉하여 사회적 지지를 얻거나 약물이나 알코올을 멀리하며 자연 속에서 시간을 보내거나 (다른 사람을 돕거나 긍정적인 행동을 함으로써) 무기력감을 극복하는 방법 등이 있다.

PTSD로 고통 받는 가족이 있는 사람들은 자신의 요구를 간과하다가 탈진하는 일이 많기 때문에 우선 스스로를 잘 돌봐야 하며 별도로 도움을 받아야 한다. 또한 가족이 PTSD에 관해 가능한 한 많은 정보를 파악하면 환자의 회복을 앞당기는 데 도움이 된다.

전쟁터에서의 회복력과 취약성

제2차 세계대전 참전 군인에 대한 연구를 통해 특정한 성격과 경험이 있는 병사는 부대 배치 후에 스트레스로 인한 외상과 물질 남용 장애에 더욱 취약하다는 것이 밝혀졌다.

부대 배치 전Pre-Deployment

우선 부대 배치 전에 발생하는 다양한 요인에 의해 군인들은 스트레스를 경험한다. 흔한 스트레스 요인으로는 불확실성, 일상생활의 변화, 좀 더 나은 부대에 배치 받으려는 노력, 자신과 가족에 대한 걱정 등이 있다. 한부모 가정의 자녀, 예비군, 부대 배치 경험이 없는 사람은 더 큰 스트레스를 경험한다. 일반적으로 배치 전 훈련의 강도와 성격은 배치 후 스트레스를 예측하는 요인이 된다. 미 육군은 전투와 관련된 스트레스 반응을 줄이기 위해 병사의 전투 의지와 사기를 키우고 회복력 전반을 강화하여 궁극적으로 전투에서 승리하는 것을 목표로 하는 '전투정신Battlemind'이라는 프로그램을 개발했다.

배치 후

보고서에 따르면 부대에 배치된 이후 회복력을 키우는 데 가장 필요한 요소는 결집력, 유대 관계, 부대 내 동료의 지지였다. 배치 후에는 전투 노출 정도, 생명 위협 요인의 심각성, 위협 인식 수준 등이 스트레스의 취약성을 증가시킬 수 있는 위험 요인이다. 미 육군의 총사령부는 이라크 전 기간 동안 육군과 해병대의 정신 건강과 만족감을 평가하고 행동 건강 관리가 제대로 시행되고 있는지 조사하기 위해 제4차 정신건강 자문팀Mental Health Advisory Team, 이하 MHAT IV을 구성했다. MHAT IV는 "배치기간이 길수록 정신 건강과 결혼생활에 문제가 나타날 확률이 높아졌다."는 결과를 보고했고, 조사에서 밝혀진 위험 요인은 전투 노출, 배치에 대한 우려, 여러 번의 배치, 배치 기간, 기존의 행동 건강 문제, 분노, 결혼 생활에 대한 걱정 등이었다.

살해 경험

책임감과 죄책감은 일부 참전 군인의 전투 후 스트레스 영향을 악화시킬 수 있다. 교전 지역의 폭력 행위에 연루된 군인은 제대 후 자신이나 배우자, 타인에게 폭력을 행사하는 경향이 있다. 전투에서 사람을 죽인 참전 군인은 PTSD 위험을

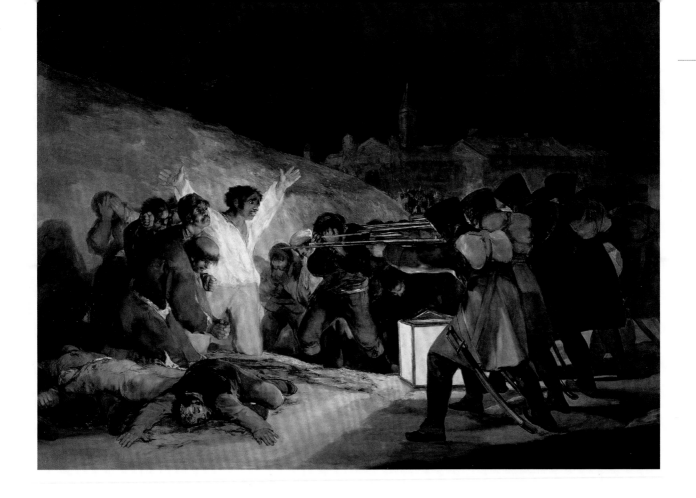

알아보는 검사에서 남들보다 높은 점수를 받고, 전쟁 중 잔혹 행위에 직접 참여한 사람은 더욱 높은 점수를 기록했다. 그 외에도 베트남전 참전 군인의 자살 시도에 관한 연구에서는 전투 행위에 대한 죄책감이 가장 정확한 예측 요인이었다는 결과도 나왔다.

교전 지역에서의 대응 방식

높은 사회성, 신중함, 적극적인 대응, 스스로의 운명을 통제할 수 있다는 강력한 믿음 등이 외상성 스트레스에 대한 저항성과 연관이 있다는 것이 밝혀졌다. 전쟁과 재난에서 살아남은 사람 가운데 타인과 협력하여 대응하는 이들은 외상과 외상 후 영향을 금세 탈피하는 경향인 반면 공포로 얼어붙거나 충동적인 단독 행동을 하는 사람은 대체로 더 심각한 외상 후 반응을 보인다. 전쟁 포로로 잡혀 있었으나 PTSD, 우울

전쟁의 영향

전쟁에서 사람을 죽이거나 잔혹 행위에 가담했다고 보고한 퇴역 군인은 높은 PTSD 점수를 기록하는 경향이 있고 자살 위험도 크다. 프란치스코 고야Francisco Goya의 유명한 그림 〈마드리드 저항군의 처형Execution of the Defendesrs of Madrid, 1808〉은 전쟁의 끔찍함을 생생하게 드러낸다.

증을 앓지 않은 베트남전 참전군인 750명을 연구한 결과 낙관주의, 이타주의, 도덕적 잣대, 영적인 믿음, 유머 감각, 역할모델의 존재, 사회적 지지, 공포에 대한 정면대응, 사명감, 훈련 등이 회복력을 결정하는 10가지 요인으로 밝혀졌다.

회복력의 요소

스트레스에 어떻게 대항할 것인가?

회복력은 심리학 이론이 대부분 그러하듯이 추상적인 개념이다. 그렇기 때문에 회복력을 정의하고 등급화하는 것이 중요하다. 코너-데이비슨 회복력 척도Connor-Davidson Resilience Scale, 이하 CD-RISC는 흔히 특정 인구 집단 내 회복력을 평가하는 데 사용된다. 해당 척도는 25개 항목으로 구성되며 총점은 0점부터 100점까지로 점수가 높을수록 회복력이 큰 것이다. CD-RISC는 회복력을 비교적 정확하게 측정할 수 있는 도구이며 25개 항목은 역량 지각Perceived Competence, 스스로의 직감에 대한 믿음, 부정적 효과에 대한 내성, 변화에 대한 긍정적인 수용, 영적인 영향력 등 5개 하위 척도로 나뉜다.

역량 지각은 낙관주의와 유사하며 어떻게 환경과 효과적으로 상호작용하고 삶에서 좋은 성과를 산출할 수 있는지를 보여주는 척도다. 역량 지각은 만족감 증가, 뛰어난 스트레스 관리 능력, 자제력과도 관련이 있다. 역량 지각은 성공에 필요한 행동이지만 낙관주의의 경우 긍정적 성과와는 관련이 없을 수도 있다. 그러나 역량 지각만으로는 성공을 거둘 수 없으며 성공은 긍정적인 사고보다는 개인의 역량에 좌우되는 일이 많다.

자신의 직관에 대한 믿음은 분석이나 깊은 생각을 요하지 않기 때문에 대체로 자동적이고 신속하며 '경솔'하게 보인다. 직감에 대한 믿음은 인류 진화에 큰 도움을 주었고 그 덕분에 인간은 위험에 신속하고 수월하게 대응할 수 있었다. 그러나 직감을 믿는 것이 항상 유리하지만은 않다. 인간의 뇌는 상황에 대한 반응 방식이나 반응 여부를 결정할 때 가장 최근에 겪은 생생한 생각이나 경험에 의존하려 한다. 반면에 정신과정mental processing, 감각과 지각을 통해 사물이나 현상을 파악하고 기억과 추론 등 사고 과정를 거쳐 결론을 내리는 과정 – 옮긴이을 거친 후 신속하고 본능적으로 대응하는 방식은 대체로 좋은 효과를 거둔다.

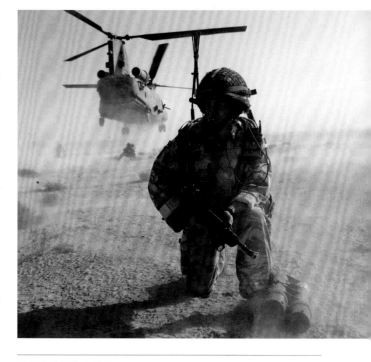

전쟁의 스트레스 경험
어떤 사람은 남들에 비해 외상성 사건에 대해 더 큰 회복력을 보인다. 긍정적인 관점, 도덕적 잣대, 인지적 유연성을 지닌 군인은 전쟁에서 부정적인 경험을 하더라도 빨리 회복된다.

나이와 경험에 따라 회복력에 대한 생각이 달라질 수 있는데 노인은 '부정적인 결과의 수용과 감내'가 회복력에 기여한다고 생각하는 반면, 젊은 성인은 '문제에 초점을 맞추어 적극적으로 대응'하는 능력이 중요하다고 보는 경향이 있다.

영적인 믿음도 세계관에 영향을 줄 수 있다. 특히 신앙은 혼돈의 시기에 위안을 주고 생각이 비슷한 공동체를 통해 사회적 지지도 제공하기 때문에 건강에 유익한 영향을 줄 수 있다.

회복력을 증진하는 요소

스트레스에 대한 회복력은 최소한 6가지 정신사회적 요소와 관련이 있다. 적극적인 대응방식, 규칙적인 운동, 긍정적인 관점, 도덕적 잣대, 사회적 지지, 인지적 유연성 등이 해당된다.

적극적인 대응방식은 문제해결과 공포, 스트레스가 유발하는 감정을 관리하는 데 초점을 맞춘다. 그러므로 이와 대조적으로 문제에 대한 부정과 회피, 물질 남용, 포기 등 수동적인 대응방식을 취하는 사람은 쉽게 우울해지므로 단계적인 접근을 통해 외상성 자극과 공포에 좀 더 능동적으로 대처하는 치료가 필요하다.

규칙적인 운동은 스트레스로 발생한 부정적 감정을 능동적으로 줄이는 대응책이다. 운동이 우울증을 개선하고 신체와 정서의 강인함을 키우며 기억력을 높인다는 것은 다양한 연구로 입증되었다. 운동을 하면 엔도르핀과 세로토닌 전구물질이 분비됨으로써 HPA 축의 활성을 억제하고 신경영양인자와 신경보호인자의 발현을 촉진한다. 신경성장인자와 뇌유도 신경영양인자BDNF는 운동으로 발생하는 신경영양인자로서 이 중 BDNF는 해마의 신경 발생을 촉진하여 학습과 기억 능력을 높이는 데 도움을 준다. 운동이 뇌의 가소성과 스트레스 적응력을 키워준다는 것을 알 수 있다.

긍정적인 관점은 유연한 사고를 통해 낙관주의를 강화하고 비관주의를 억제하는 방식이다. 우울한 사람은 자신이 여러 가지 문제를 끊임없이 겪고 있다고 느끼지만, 긍정적인 사람은 어려운 상황에서 밝은 면을 본다. 도덕적 잣대를 지닌다는 것은 의미 있는 원칙을 세우고 이타적으로 행동하는 것을 뜻한다. 도움을 주는 것은 받는 사람뿐 아니라 주는 사람에게도 유익하다. '필요한 존재로서의 유익함Required Helpfulness'이라는 현상이 주목을 받기 시작한 것은 제2차 세계대전 당시다. 폭격 후 다른 사람을 돌봐주었던 사람들이 다른 사람에 비해 외상 후 정신 병리로 고통을 받는 일이 덜했다는 것이다. 비극을 겪은 후 비슷한 상황에 있는 사람을 돕는 '생존자 서명'으로 외상을 치유하려는 사람들도 있다.

사회적 지지는 위험한 행동을 억제하고 적극적인 대응을 북돋우며 외로움을 덜고 자기 가치감을 상승시킬 뿐 아니라 객관적인 시각에서 문제를 바라보게 한다. 강력한 사회적 지지는 뛰어난 회복력으로 이어지는 반면 사회적 지지의 결핍은 우울, 스트레스, 질병 발생과 사망으로 이어질 수 있다. 자신이 존경하는 멘토와 유대관계를 맺고 있다고 느끼는 이는 멘토의 행동을 모방함으로써 스트레스에 대처하는 법을 배우고 교훈을 얻는다. 어떤 연구에 따르면 회복력이 강한 성인 대부분이 부모와 조부모를 비롯한 역할모델로부터 정직하고 강인한 사람이 되는 법을 배웠다고 응답했다.

인지적 유연성은 '인지적 재평가Cognitive Reappraisal'로도 불리는데 부정적인 사건을 긍정적으로 재구성하는 능력이다. 생애 초기의 극심한 외상은 회복력에 돌이킬 수 없는 손상을 주지만 가벼운 스트레스 사건은 오히려 회복력에 유리할 수 있다. 고통 극복에 성공한 사람은 비극을 긍정적으로 재구성하고 거기에서 의미를 찾는 경향이 있다. 나치의 유대인 대학살에서 살아남은 정신의학자 빅터 프랭클Viktor Frankl은 '의미 찾기Meaning making'의 중요성에 관한 저서를 남겼다. 그는 나치 집단수용소에서 겪은 고통을 내면적인 강인함을 단련하고 '용감하고 위엄 있으며 이타적인' 사람이 될 기회로 활용했다고 말했다. 뇌 영상 연구에서 인지적 재평가로 고난에 대응하는 사람은 감정 조절 능력이 뛰어나다는 사실이 밝혀졌다. 인지적 재평가를 활용하는 사람은 전전두피질을 활성화하고 상황에 대한 편도의 반응을 조절함으로써 스트레스에 대한 반응도 조절할 수 있다.

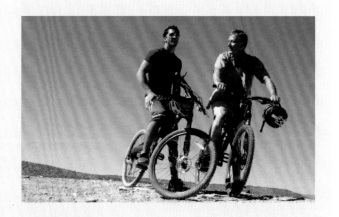

운동과 스트레스
규칙적인 운동은 뇌의 가소성을 촉진하고 스트레스 상황에서 교훈을 얻고 적응하는 능력을 강화한다.

스트레스 접종과 외상 후 성장

회복력 증진과 대응전략

人트레스 접종 훈련은 PTSD 환자를 대상으로 한 인지 행동 치료로서 외상의 기억에서 유래하는 불안과 공포에 자신감 있게 대처하도록 돕는 것을 목표로 한다. 예방 접종이 감염에 대한 저항성을 높이는 것과 마찬가지로 스트레스 접종 훈련은 외상과 스트레스에 대한 회복력을 키우도록 돕는다.

스트레스 접종으로 얻는 면역력은 외상성 사건으로 경험한 스트레스뿐 아니라 다른 스트레스 요인에도 적용된다. 훈련 초기에는 환자를 감당할 수 있는 스트레스에 노출시킴으로써 안 좋은 경험에 대한 회복력을 키워준다. 치료자는 어떠한 상황이 공포와 불안을 유발하는지 환자가 인식할 수 있도록 돕고, 환자는 근육 이완과 심호흡 등 불안을 처리하는 데 유용한 여러 가지 대응 전략과 사회적 지지, 자기 확신 Self-Assurance, 공포에 직면할 때 적절하게 반응하는 능력 등을 배운다.

외상 후 성장

회복력이 있는 사람 가운데 상당수가 '외상 후 성장 Post-Traumatic Growth, 이하 PTG'을 경험한다고 한다. 심리학자 리처드 테데시 Richard Tedeschi와 로렌스 캘훈 Lawrence Calhoun이 명명한 이 현상은 개인이 외상성 사건을 통해 긍정적인 성장을 이루는 것을 뜻한다. 삶의

스트레스 면역 훈련

전투군인이 받는 정기 훈련 가운데는 스트레스 접종도 있다. 군인들은 치료자들의 도움으로 스트레스 대처능력을 꾸준히 키워나가다가 최종 단계에서 현실과 똑같은 역경에 직면하는 모의 훈련을 받는다. 훈련 기간 동안 전쟁으로 인한 정서적 충격을 해소하고 회복력을 발휘하는 방법을 배우는 것이다. 훈련을 받은 전투군인은 좀 더 효율적으로 제 역할을 해낼 수 있게 된다.

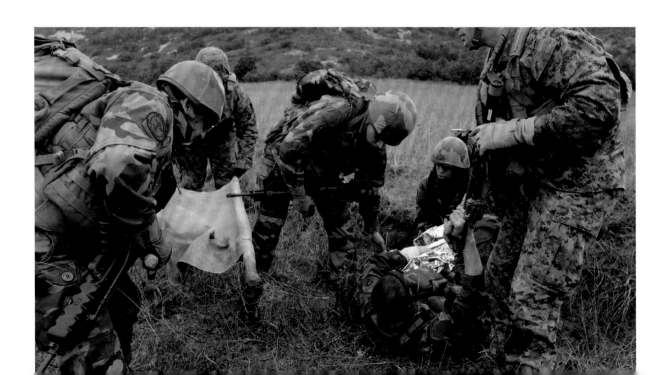

변화를 열린 태도로 수용하며 난국에 능동적으로 대응하는 사람은 PTG를 경험하고, 이들은 감정과 사고 측면에서 인생을 바꿀 정도로 중대한 심리적 전환을 겪으며 의미 있는 변화를 맞이한다. 테데시와 캘훈은 5가지로 긍정적인 성장 가능성을 측정하는 PTG 척도를 개발했다.

PTG의 5가지 척도

1. 새로운 가능성
2. 개인적 강점
3. 대인 관계
4. 삶에 대한 감사
5. 영적인 변화

예를 들어, PTG를 경험한 사람들은 외상성 사건 전에는 인식하지 못했던 새로운 가능성과 기회에 한층 더 열린 자세를 취하는 경향이 있고, PTG를 경험할 경우 지혜, 미덕, 가치에 대한 문제에 초점을 맞추게 되어 삶에서 진정한 의미를 이끌어낼 수 있다. 따라서 이를 경험한 사람은 대부분 이타주의적 사명감을 품거나 타인에 공감하는 능력이 발달한다.

그러나 테데시와 캘훈은 긍정적인 심리 변화를 유발하는 것과는 별도로 PTG가 사건의 고통을 덜거나 통증과 상실감을 완화하지는 않는다고 지적한다. PTG에 도달하려면 집중적인 심사숙고의 시기를 거쳐야 하며 외상이 유발한 상실감과 분노 등 감정적 고통을 해결해야 과거 사건을 차분하게 되돌아보고 변화와 성장의 기회를 수용할 수 있다.

항취약성

스트레스 접종이나 외상 후 성장과 비슷한 개념으로 항취약성Anti-Fragility이 있다. 충격이나 외상을 이겨냄으로써 회복력을 키울 뿐 아니라 스트레스 요인에 대응함으로써 취약성을 개선하고 강력하게 성장하는 것을 뜻하며 개인이 외상성 사건을 겪은 덕분에 오히려 회복력이 강화되고 스트레스 요인의 부정적인 영향에 좀 더 효과적으로 대응할 수 있다는 점에서 회복력을 통한 성장과는 다르다.

동물 연구에 따르면, 생애 초기에 스트레스 사건을 행동으로 통제하는 데 성공하면 전전두피질의 신경 가소성이 촉진되고, 그 결과 향후에 통제불가능한 스트레스가 발생하더라도 일부 부정적인 영향은 발현되지 않는다고 한다. 개인의 항취약성에는 환경이 중요한 역할을 한다. 특히 항취약성은 풍요로운 환경과 엄마의 일관되고 지지적인 양육으로 강화되며 그러한 환경에서는 새로운 경험에 노출될 기회가 많기 때문에 숙달 경험의 기회도 풍부하다. 부모의 양육으로 뇌, 신체, 행동에 나타나는 부정적, 긍정적인 결과는 세포 내 환경 변화가 유전자 복제 활동에도 영향을 끼치기 때문에 세대를 거쳐 유전되기도 한다. 회복력 증진 요법은 아직 실험 단계에 머무르고 있지만 유전적, 발달적, 신경생물학적, 정신사회적 위험, 보호 요인 사이의 복잡한 상호작용에 관한 연구가 좀 더 활발하게 이루어진다면 회복력에 관해서도 한층 더 많은 사실이 밝혀질 것이다.

회복력을 개발하는 법

적극적인 대응방식	문제해결에 초점을 맞추고 공포와 스트레스가 유발하는 감정을 관리함
규칙적인 운동	스트레스로 발생하는 부정적 감정을 줄이는 적극적인 접근법
긍정적인 관점	낙관주의를 강화하고 비관주의를 억제하며 유머를 받아들이는 식으로 유연한 사고방식을 형성함
도덕적 잣대	가치 있는 원칙을 개발하고 이타주의를 통해 원칙을 행동으로 옮김
사회적 지지	존경하는 멘토에게 유대감을 느끼는 이는 멘토의 행동을 모방함으로써 스트레스를 다루는 법을 배우고, 조언자의 경험을 활용함
인지적 재평가	부정적 사건을 긍정적으로 재구성하는 능력을 개발함으로써 의미를 찾음

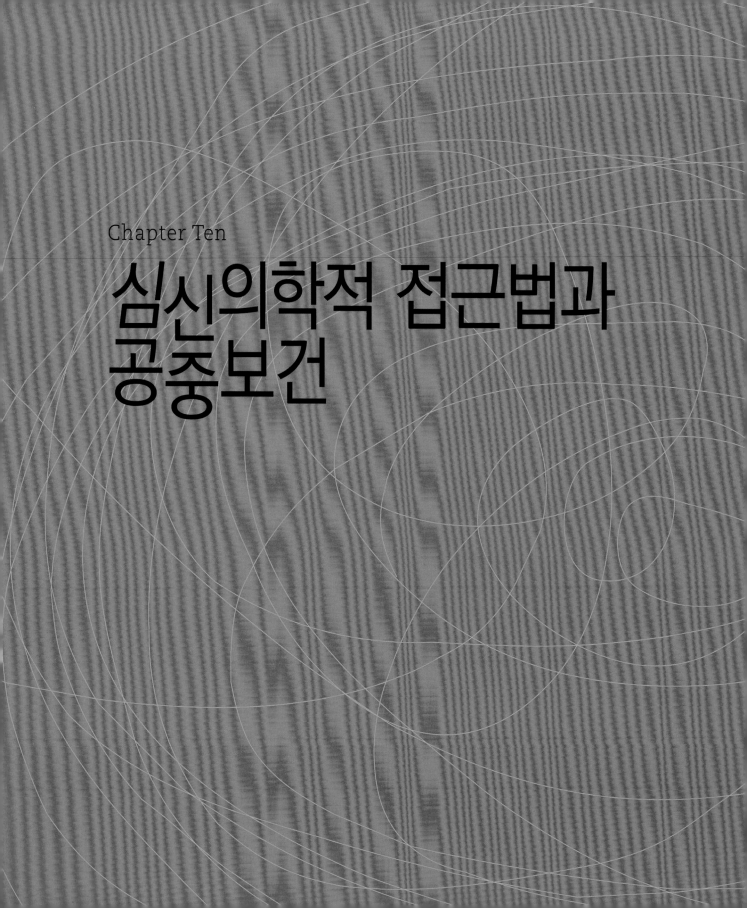

Chapter Ten

심신의학적 접근법과 공중보건

이책에서 우리는 스트레스 과학의 현황과 스트레스가 질병에 미치는 영향은 물론 21세기에 들어서 전 세계 최대 위기 중 하나인 스트레스성 만성 질환에 관해 살펴보았다. 스트레스성 만성 질환은 HIV, 결핵, 말라리아, 에볼라Ebola 등의 '감염성'질환과 반대로 '비감염성'질환이라 불린다. 우리는 이 책의 첫 부분에서 뇌, 심장, 면역계가 스트레스에 어떻게 대응하는지 알아보았고, 그런 다음 수면, 여성의 건강, 영양, 사회 경험과 스트레스의 관련성에 초점을 맞추었다. 그리고 뒷부분에서는 원인 측면에서 스트레스와 가장 밀접한 연관이 있는 '외상 후 스트레스 장애'를 다루었다. 마지막으로 새 시대의 개혁적인 보건의료 접근법으로 떠오르며 만성 질환을 효과적으로 관리하기 위해 고안된 심신의학의 현실적 중요성에 대해서 알아보고자 한다. 임상의학과 공중보건의 연계로 회복력 강화를 도모함으로써 2015년 유엔이 제시한 지속가능한 개발 목표를 달성할 수 있다면 그 중요성에 대한 관심이 세계적으로 확산될 것이다. 스트레스 과학에 대한 보편적인 이해가 중요한 것도 그 때문이다.

건강을 위협하는 요인

비감염성 질환은 건강에 어떤 영향을 미칠까?

의학과 사회는 교차하는 지점이 많다. 사회적으로 기능 장애가 확산될수록 의학 치료에 대한 요구가 커지며 의료계의 부담이 과도해지면 사회적 자원으로 치러야 할 비용도 커진다. 한마디로 의학과 사회는 서로 영향을 주고받기 때문에 개개인은 물론 사회 전체가 취약한 상황에 놓일 수 있다. 스트레스성 기능장애는 사회적 비용을 초래할 뿐 아니라 개인, 가족, 공동체에 직접적인 고통을 유발할 수 있다.

이 시대에는 임상진료뿐 아니라 공중보건까지 동원해야만 효율적으로 해결할 수 있는 스트레스성 질환이 있으므로 의대와 공중보건대를 따로 두어서는 안 된다. 심장질환, 만성 폐질환, 당뇨병, 관절염, 신경정신성 질환 등을 통틀어 스트레스성 만성 비감염성 질환이하 NCD이라고 부르는데, 치료를 하더라도 진행을 늦추는 방법 외에는 별 도리가 없어 1차 진료 의사의 골치를 썩이는 질환이기도 하다. 이처럼 치료 효과가 없는 질환이다 보니 환자의 고통은 이루 말할 수 없으며 이와 관련한 보건의료 비용은 눈덩이처럼 불어나 미국 국내총생산GDP의 18%를 차지하기에 이르렀다. NCD는 의료비 부담과 사망률 측면에서 21세기 세계 보건의료계가 해결해야 할 가장 중요한 도전과제다.

아동기의 역경

아동기의 역경은 대사증후군으로 가는 지름길이다. 학대나 방임 같은 독성 스트레스에 시달린 어린이는 훗날 만성 질병에 걸리기 쉽다. 그에 따라 발생하는 사회적 비용은 물론 개인이 받는 고통은 엄청나다.

발달 연구는 초기 아동기의 독성 스트레스가 건강, 교육, 형사 사법제도상의 복잡한 문제로 이어질 가능성이 크다는 점을 시사한다. 스트레스 관련 만성 질환이 공교육 실패나 수

감자 급증 문제와 동일한 근원에서 비롯된 것일 수 있다는 의미다. 따라서 아동기에 겪는 독성 스트레스를 간과하다가는 막대한 고통과 사회적 비용을 치르게 된다

전쟁에 따른 PTSD도 전 세계가 해결해야 할 도전 과제 중 하나다. 현재 타국의 전쟁터에서 고국으로 귀환하는 전투병들이 PTSD로 고통을 받고 있으며 그 가운데 외상성 뇌손상을 입은 군인은 더욱 극심한 고통에 시달린다. 이는 당사자는 물론 그 가족과 자손에게도 큰 위기가 되고, 노인 인구가 증가하는 가운데 노인을 부양해야 하는 가족의 스트레스가 날이 갈수록 커지는 원인이 된다.

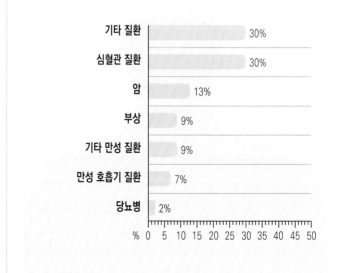

전 세계 비감염성 질환 현황
전 세계 사망률(%)

질환	비율
기타 질환	30%
심혈관 질환	30%
암	13%
부상	9%
기타 만성 질환	9%
만성 호흡기 질환	7%
당뇨병	2%

% 0 5 10 15 20 25 30 35 40 45 50

기후변화

현재 세계는 기후변화가 유발하는 악영향을 자각하기 시작했다. 홍수, 허리케인, 화재와 같은 자연재해가 직간접적으로 얼마나 큰 스트레스를 초래하는지 생각해보라. 그뿐만 아니라 재해가 일어난 지역을 떠나 다른 곳으로 이주하는 데 따른 인적, 사회적 낭비도 말할 수 없이 크다. 식량 부족과 가뭄으로 인한 식수 부족 역시 극도로 큰 스트레스를 일으키며 폭염이 인체 건강에 미치는 직접적인 영향도 빠뜨릴 수 없다. 이 모든 영향을 감안할 때 기후 변화의 희생자는 극심한 알로스테시스 과부하에 시달리다 각종 질병을 얻는다.

이 같은 스트레스 상황이 빚어낸 것이 21세기 최대 위협으로 떠오른 NCD 사태다. NCD는 위에 언급한 스트레스성 대사증후군의 여파로 발생하기 때문에 NCD로 개인과 사회가 치러야 할 비용은 실로 어마어마하다. 아래 수치는 NCD로 인한 사망률과 장애 보정 수명Disability Adjusted Life Year, DALY, 특정 질병으로 인한 사망률뿐 아니라 질병 관련 장애로 개인이 잃은 시간의 양을 합산한 것 자료다. 이것만으로도 그 심각성을 깨달을 수 있다.

NCD가 정부 재정에 초래하는 부담

NCD가 갈수록 중대한 도전 과제로 떠오름에 따라 세계경제포럼World Economic Forum은 하버드대 공중보건대학원에 NCD의 비용에 초점을 맞춘 연구를 의뢰했고, 그 결과는 다음과 같다.

- 심장 질환, 만성 폐 질환, 암, 당뇨병, 정신 질환은 총 47조 달러의 누적 생산 손실을 초래했다. 이는 2010년 미국 총 GDP의 75%에 해당하는 금액이다.
- NCD의 비용은 현재도 매우 크며 2030년까지 계속해서 큰 폭으로 증가할 전망이다. 특히 사망과 장애에 따른 생산성 손실이 막대할 것이다.

비감염성 질환
2005년도 세계 보건 기구WHO의 보고에 따르면 전 세계적으로 3,600만 명 이상이 NCD로 사망하는데 이는 전체 사망자의 60%에 달하는 비중이다. 또한 사망 가운데 80%는 저소득 국가와 중간소득 국가에서 발생한다.
출처: Courtesy of WHO

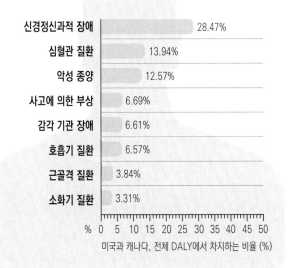

미국과 캐나다의 NCD
장애 보정 수명(DALY) (%)

질환	비율
신경정신과적 장애	28.47%
심혈관 질환	13.94%
악성 종양	12.57%
사고에 의한 부상	6.69%
감각 기관 장애	6.61%
호흡기 질환	6.57%
근골격 질환	3.84%
소화기 질환	3.31%

% 0 5 10 15 20 25 30 35 40 45 50
미국과 캐나다, 전체 DALY에서 차지하는 비율 (%)

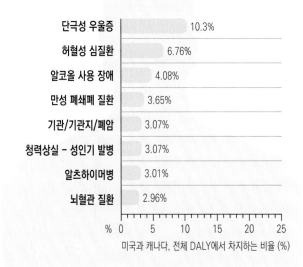

주요 단독 질환과 장애
미국과 캐나다의 특정 질환과 장애에 대한 DALY 자료

질환	비율
단극성 우울증	10.3%
허혈성 심질환	6.76%
알코올 사용 장애	4.08%
만성 폐쇄폐 질환	3.65%
기관/기관지/폐암	3.07%
청력상실 – 성인기 발병	3.07%
알츠하이머병	3.01%
뇌혈관 질환	2.96%

% 0 5 10 15 20 25
미국과 캐나다, 전체 DALY에서 차지하는 비율 (%)

스트레스와 건강

건강 증진과 질병 예방은 어떻게 해야 할까?

인류가 수억 년에 걸쳐 진화를 거듭하는 동안 인류의 정신 건강에 유리한 환경이 있음을 발견했고, 이는 바로 스트레스를 유발하지 않는 이완된 상태로 안정적인 애착 경험이 있을 때 형성된다. 영국의 정신과 의사이며 애착 이론의 창시자인 존 볼비John Bowlby, 1907~1990가 제기했듯이 포유류 중에서도 영장류의 건강은 애착이 좌우한다. 살다 보면 애착을 위협하는 요인이 도처에서 있어 스트레스가 만연할 수밖에 없다. 스트레스는 '스트레스 요인'이라는 환경 자극에 대한 생리적 반응을 포괄하는 용어인데 분리 불안이 가장 대표적인 스트레스 요인이다. 건강을 증진하는 데 사회적 애착과 지지가 반드시 필요하다고 보는 이유도 그 때문이다. 이 점을 감안하면 스트레스가 신체와 정신에 끼치는 악영향을 반드시 예방하고 치료해야 하며, NCD가 전 세계적인 위기로 떠오름에 따라 개인이 통합 건강관리 계획을 세울 때는 물론 정부가 공공 보건의료 개혁을 추진할 때도 스트레스성 질환의 예방과 치료를 목표로 삼을 필요가 있다.

특히 아동 학대는 아이의 일생에 걸쳐 건강에 타격을 준다. 이러한 생애 초기의 스트레스에 노출된 어린이는 시간이 갈수록 상당한 폭으로 질병 위험이 증가한다. 실제로 학대를 당한 어린이에게서는 염증표지자이며 허혈성 심장 질환의 위험 요인인 C-반응성 단백질 농도가 상승한다는 임상 보고도 있다. 스트레스로 인한 만성 면역계 활성화를 만성 질환의 근본 원인으로 보는 연구자들도 늘고 있다. 게다가 어린이 독성 스트레스는 섬유소원 농도를 높임으로써 혈관에 혈전 위험을 높이며 20년 후 성인이 되어서까지 백혈구 수를 증가시킨다. 다른 위험 요인과 잠재적인 매개 변수를 조정하더라도 결과는 달라지지 않는다. 학대, 사회경제적 불이익, 사회적 고립을 포함하는 부정적 아동기 사건ACE은 32세에 이르러서

까지 주요 우울증과 4대 대사증후군(비만, 고혈압, 고지혈증, 인슐린 수용체 민감성 저하)을 일으킬 수 있으며 앞서 언급했듯이 주요 스트레스성 만성 질환의 가장 큰 원인이 대사증후군이다. 선진 국민이 병원을 찾는 가장 흔한 이유가 바로 스트레스나 스트레스로 발현되는 증상 때문이다. 스트레스는 신체적, 정신적 건강, 업무 성과와 효율, 청소년과 청년기 교육에 심각한 타격을 준다. 정신사회적 스트레스는 세포 수준의 생물학적 체계에 영향을 끼쳐 산화스트레스를 유발하고, 산화스트레스가 생성하는 대사산물은 세포의 대사 효율을 떨어뜨리는 등 악영향을 끼친다. 산화스트레스는 우리 몸에서 유전적 요인뿐 아니라 환경적 우연에 의해서도 발생하는 질병 취약성을 증가시킨다.

'존재해야 하는 것(안정적인 애착이라는 고정된 목표 변수)'과 '존재하는 것(실제 변수)'이 일치하지 않을 때 우리는 그 경험을 스트레스로 받아들인다. 우리가 이러한 경험을 할 때는 신체적, 정신적인 평소 상태가 깨지므로 주의를 기울이고 행동하게 된다. 본질적으로 이러한 반응은 신경생리계를 자극하고 각성시키기 위한 경보 시스템이다. 이러한 맥락에서 스트레스는 균형이 깨지거나 안정성이 위협을 받는 상태라 말할 수 있다. 스트레스의 생화학적(신경전달물질, 펩티드, 스테로이드), 생리학적(심박수, 혈압), 행동적 영향(불안, 우울, 긴장)이 매개가 되어 질병 반응이 나타나면 앞서 다룬 산화 스트레스의 농도가 세포 수준에 이르기까지 높아진다.

앞서 잠깐 언급한 바와 같이 애착 이론은 스트레스에 대한 이해를 돕고 건강을 증진할 수 있는 단서를 제공한다. 애착은 다른 사람과의 동조Synchrony나 조율Attunement을 행동적으로 조절하는 메커니즘인 반면에 스트레스는 사회적 상호작

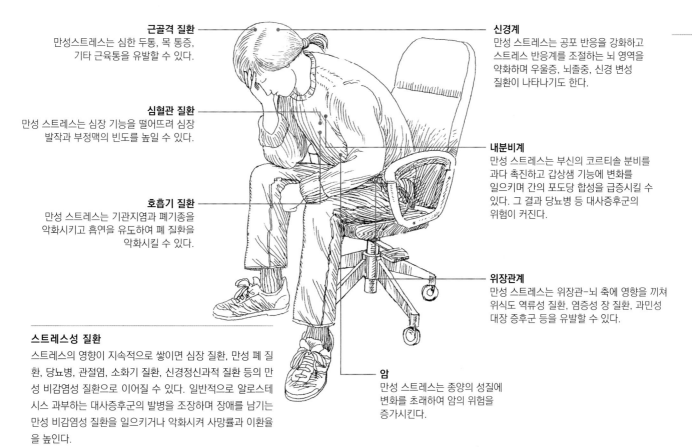

근골격 질환
만성스트레스는 심한 두통, 목 통증, 기타 근육통을 유발할 수 있다.

심혈관 질환
만성 스트레스는 심장 기능을 떨어뜨려 심장 발작과 부정맥의 빈도를 높일 수 있다.

호흡기 질환
만성 스트레스는 기관지염과 폐기종을 악화시키고 흡연을 유도하여 폐 질환을 악화시킬 수 있다.

신경계
만성 스트레스는 공포 반응을 강화하고 스트레스 반응계를 조절하는 뇌 영역을 약화하며 우울증, 뇌졸중, 신경 변성 질환이 나타나기도 한다.

내분비계
만성 스트레스는 부신의 코르티솔 분비를 과다 촉진하고 갑상샘 기능에 변화를 일으키며 간의 포도당 합성을 급증시킬 수 있다. 그 결과 당뇨병 등 대사증후군의 위험이 커진다.

위장관계
만성 스트레스는 위장관-뇌 축에 영향을 끼쳐 위식도 역류성 질환, 염증성 장 질환, 과민성 대장 증후군 등을 유발할 수 있다.

암
만성 스트레스는 종양의 성질에 변화를 초래하여 암의 위험을 증가시킨다.

스트레스성 질환
스트레스의 영향이 지속적으로 쌓이면 심장 질환, 만성 폐 질환, 당뇨병, 관절염, 소화기 질환, 신경정신과적 질환 등의 만성 비감염성 질환으로 이어질 수 있다. 일반적으로 알로스테시스 과부하는 대사증후군의 발병을 조장하며 장애를 남기는 만성 비감염성 질환을 일으키거나 악화시켜 사망률과 이환율을 높인다.

용에서 나타나는 비동조Misattunement 현상으로 정의할 수 있다. 타인과 다시 조화로운 관계를 맺는 재조율이 일어나면 스트레스로부터 회복된다.

35년간 진행된 장기 추적 연구에 따르면 양쪽 부모로부터 따뜻한 애정을 받아본 적 없고 유대관계가 약한 사람 전원이 중년기에 이르러 허혈성 심장 질환, 고혈압, 궤양성 질환, 알코올 중독 등의 진단을 받았다고 한다. 반면에 부모의 정과 친밀감을 받았다고 보고한 사람 가운데 45%만이 중년기에 위와 비슷한 진단을 받았다. 회복력(건강) 성향과 아동기의 안전한 애착 사이에는 강력한 연관성이 있는 것이다. 그러나 성인이 된 이후에도 안정적인 애착감을 강화하는 것이 가능하며 이를 통해 다양한 건강상 이점을 얻을 수 있다. 우리가 그렇게 믿는 데는 여러 가지 이유가 있다.

의학적 치료의 불충분함

의사들은 스트레스에 시달리는 환자의 대사증후군과 NCD의 발병 경로를 바꾸는 등 여러 가지로 도움을 줄 수 있지만, 대부분은 제한된 진료 시간 때문에 환자에게 심신 통합적 건강 증진이나 질병 예방 접근법을 소개하기가 어렵다. 그럼에도 심신 통합적 접근법을 통한 예방 계획을 환자에게 제시하는 것은 바람직하다.

예방은 현재 건강하거나 발병 위험이 있는 사람의 건강을 유지하는 데 초점을 맞추는 것이며 투약과 각종 치료법을 통해 스트레스성 만성 질환의 급성 악화를 예방할 수 있다. 또한 의사 입장에서는 임상 환경에서 적절한 공중보건 원칙을 실행에 옮길 수 있는 기회가 된다. 이처럼 예방은 환자 자신, 가족, 지역 공동체 모두에게 이롭게 작용하며 현재 건강한 사람의 스트레스와 회복력이 어느 정도인지 평가하고 심신 의학적 자기 관리 수칙을 실행에 옮기도록 유도할 수 있는 방안이다. 결국 NCD의 위험을 미리 방지하는 데 도움이 된다.

심신 통합 의학 방정식
건강 증진과 질병 예방의 지침

앞서 소개한 내용을 바탕으로 심신 통합 의학 방정식 Mind-Body Integrative Medicine Equation을 제시하고자 한다. 이는 일종의 질병 지수로, 건강 증진과 질병 예방 전략을 세우는 데 실용적인 지침이다. 우선 미국의 심리학자 조지 올비 George Albee, 1921~2006와 그의 동료들이 발표한 이론은 아직까지 그 진가를 인정받지 못했지만 정신 건강뿐 아니라 모든 스트레스성 질환의 호전과 예방에 필요한 개념을 종합했다는

점에서 큰 의미를 지닌다. 이들에 따르면 분자Numerator에 있는 신체적, 정신적 취약성을 줄이고 분모Denominator에 있는 건강한 행동, 사회적 능력, 지지, 사회적 관계를 늘려야 건강 증진과 질병 예방이라는 목표를 이룰 수 있다.

이러한 접근법을 실행에 옮긴다면 우리는 앞으로의 건강 상태와 질병 가능성을 어느 정도 예측할 수 있다. 예측 결과를 1차 진료 의사에게 보여주어 위와 같은 접근법으로 건강과 수행능력을 증진하고 질병을 예방하는 방안에 대해 상의하는 것이 좋다. 질병은 허약한 사람이 정신사회적 스트레스에 따른 대사기능의 손상으로 세포 수준의 산화스트레스를 다량으로 생성할 때 나타난다는 점을 명심해야 한다.

변화를 통한 안정성 유지

대사기능의 손상에 반응하는 방식은 그 사람의 회복력과 취약성 정도에 따라 다르게 나타난다. 따라서 건강 증진과 질병 예방 전략을 마련할 때는 회복력을 강화하고 질병 취약성을 감소시킬 수 있는 방법도 전략의 일부로 포함해야 한다. 그러한 방법을 통해서만이 만성 스트레스성 질환의 위세를 꺾는 데 성공할 수 있다.

심신 통합적 접근법으로 알로스테시스 과부하를 줄이고 스트레스 반응의 부정적인 영향을 역전시킬 수 있을까? 분자(스트레스의 양과 부정적 영향)를 줄이고 분모(회복력과 건강에 대한 긍정적 영향)를 증가시킨다면 답은 "그렇다."이다. 이완 반응과 마음챙김을 유도하는 명상 기법, 인지 능력 훈련, 사회적 지지, 낙관주의 등의 심신 접근법은 보상과 동기 유발의 메커니즘, 공포반응의 감소, 적응적 사회 행동을 통해 회복력을 강화한다.

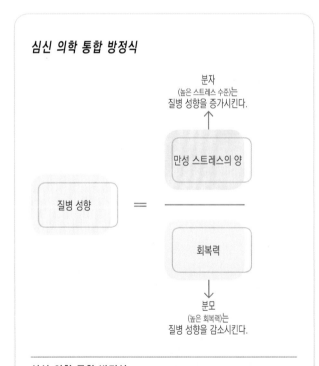

심신 의학 통합 방정식

심신 의학 통합 방정식

위의 방정식은 질병에 대한 취약성과 건강 성향Health Propensity을 간단하게 산출하는 방법이다. 만성 스트레스(분자)를 감소시키고 회복력(분모)을 강화하는 방법을 익히면 질병 지수를 낮추고 건강을 유지할 수 있다.

운동의 효능

규칙적인 운동은 심신 의학 통합 방정식 측면에서 경이로운 효과를 거둘 수 있다. 운동은 특히 공포 중추인 편도의 과다 활성화를 억제하는 뇌 영역을 강화한다. 예를 들어, 유산소 운동은 신경 호르몬인 BDNF를 증가시켜 해마의 신경발생을 촉진한다고 알려졌다. 달리기는 해마의 국소 억제 메커니즘을 자극하여 편도의 과다 활성화를 중화하고 스트레스성 산화스트레스를 감소시킴으로써 세포의 미토콘드리아 저장 능력을 강화한다. 따라서 운동을 하는 사람은 스트레스가 적고 회복력이 커져 건강한 상태를 유지한다.

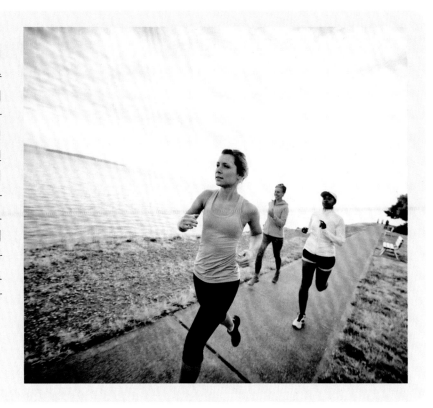

고통 분자의 감소

미국의 의학자 허버트 벤슨Herbert Benson, 1935~이 1970년대에 소개한 이완 반응Relaxation Response은 스트레스 반응의 영향력을 반전시키는 자기 유도 자극 방식이다. 앞에 소개한 방정식의 분자를 감소시키는 것이다. 반복적인 정신, 신체적 활동에 참여하고 주의를 흐리는 생각을 수동적으로 무시할 때 몸에 발생하는 일련의 변화를 통틀어 이완 반응이라고 한다. 호흡 기법, 마음챙김 명상, 특정한 형식의 기도, 태극권, 기공, 요가, 아우토겐 훈련Autogenic Training, 자율 이완 훈련 등을 통해 이완 상태에 돌입할 수 있다. 이완 반응은 호흡 효율Breathing Efficiency, 산소 소비를 줄이고 이산화탄소를 제거하는 호흡을 개선하고 심박 수, 동맥 혈압, 호흡 수 등을 낮춤으로써 대사 작용을 억제한다고 알려졌다. 이완 반응은 맞섬도피 반응과는 생리학적으로 대조적인 변화를 일으킨다. 즉, 스트레스성 불안과 우울 증상을 경감하고 고혈압과 심혈관 질환 등 몇 가지 질환에 특히 효과를 발휘하는 것으로 보인다.

이완 상태를 이끌어내는 데는 특히 명상이 효과적이다. 명상으로 도달하는 이완 상태는 사랑하는 사람과 안정적인 애착을 경험할 때와 비슷한 생리적 변화를 이끌어낸다. 이완된 명상 상태에 도달할 때 엄마와 아이 사이의 동조를 연상시키는 유대감이 바닷물처럼 온몸을 부드럽게 감싼다고 하는 이유도 그 때문이다. 명상을 하는 동안에는 부교감 신경계가 자극을 받아 심박 수 감소, 혈압 완화, 피부 전도 반응Skin Conductance, 정서적 각성도를 나타냄 -옮긴이 감소, 복식호흡의 진폭 증가, 흉식 호흡 속도의 감소, 심박 변동의 빈도 증가와 같은 생리적 변화가 일어난다.

마음챙김

마음챙김은 마음 속 한 가지 초점에 선택적으로 주의를 집중함으로써 명확한 자각을 얻는 의식의 측면을 말한다. 마음챙김 기반 스트레스 감소Mindfulness-Based Stress Reduction, MBSR는 8주 과정으로 이완을 촉진하는 한편 선택적 주의력을 향상하고 좀 더 건강한 인지적 평가 방식을 택하는 데 중점을 둔다. 자신과 관련된 왜곡된 인식과 목표에 대한 주의를 감소시키고 현재 순간에 대한 주의를 강화하는 방식인데, 현실을 덜 위협적으로 재인식할 수 있다. 결과적으로 마음챙김을 훈련하는 사람들은 사회적 분리 상황에 직면하더라도 이를 위협이나 적대적인 요인으로 인식하는 일이 덜하기 때문에 자동적으로 스트레스 반응을 보이는 일도 적다. 마음챙김 훈련은 스트레스 지각을 감소시킬 뿐 아니라 통제하려는 욕구를 떨쳐버리게 함으로써 역설적으로 통제감을 높인다.

회복력 분모의 증가

회복력을 높이려면 표준적인 건강 지침을 따를 필요가 있다. 좋은 수면 위생의 기본은 하룻밤에 7~8시간 동안 푹 자는 것이다. 좋은 영양은 표준 식품 피라미드의 권장에 따르고, GI가 낮은 식품으로 구성된 식단을 적당한 양만큼 먹는 것이다. 좋은 운동 요법은 하루에 30분 이상은 노력을 들여야 하기 때문에 주중의 생활방식을 재정비할 때 가능하다. 이러한 3가지 생활 방식을 택하는 한편 과도한 음주를 피하고 어떤 종류든 담배나 마약성 약물을 사용하지 않는다면 심신의학 통합 방정식의 분모가 증가할 것이다. 적절한 운동, 식생활, 수면 위생은 모두 세포 내 미토콘드리아의 에너지 생성 능력을 강화하는 요인이다.

인지행동치료

인지행동치료CBT를 통해 인지적 기법을 습득하면 불안과 우울을 유발하는 부정적 사고를 긍정적 사고로 대체할 수 있다. CBT는 일반적으로 1주일에 한 번씩 치료자와의 개별 세션 형태로 6~12주 동안 진행된다. CBT를 받는 환자는 자동적인 생각과 그에 자동적으로 수반되게 마련인 감정을 과제로 작성해 온다. 특히 불안과 우울을 유발하는 상황을 중점적으로 기술한다. 그런 다음 치료자가 그러한 기분 상태를 호전시키는 대안 행동을 제안하면 환자는 이를 연습한다. CBT는 불안과 우울증 치료에 효과가 있다고 알려졌으며 만성 스트레스성 질환을 앓는 환자에게도 어느 정도 효과가 있는 것으로 나타난다.

회복력의 구성 요소

우리의 회복력은 주로 5가지 구성 요소로 이루어진다.

1. 낙관주의와 삶에 대한 높은 자신감으로 내재된 보상과 동기부여를 자극하는 능력
2. 공포 반응을 조절하는 능력. 이를 통해 두려움을 느껴도 능동적인 대응 전략을 통해 효율을 잃지 않는다.
3. 사회적 적응 행동을 활용하는 능력. 사회적 유대관계와 팀워크를 통해 지지를 얻고 다른 사람에게도 지지를 베푸는 이타주의를 발휘한다.
4. 인지 기술을 융통성 있게 활용하는 능력. 살면서 겪은 부정적인 사건의 의미를 긍정적인 관점에서 재해석할 수 있다.
5. 삶에 대한 목적의식과 도덕적 잣대를 개발하는 능력. 의미와 영적인 교류로 가득한 삶을 살 수 있다.

마음챙김 기반 인지 치료Mindfulness-Based Cognitive Therapy; MBCT는 MBSR과 CBT를 결합하여 우울증적 반추와 부정적 사고를 치료하는 기법이다. MBCT의 핵심은 '탈중심화De-Centering'다. 이는 생각을 현실의 정확한 반영으로 간주하는 것이 아니라 마음에서 생겨났다가 곧 사라지는 사건으로 바라보는 태도를 말한다. MBCT는 우울증의 재발 방지에 항우울제만큼 탁월한 효능이 있는 것으로 밝혀졌다.

사회적 관계는 지지, 식단, 운동과 같은 건강 증진 행동에 도움을 주며 이 요인은 건강과 관련된 생물학적 체계에 영향을 줌으로써 건강 성향이나 질병 위험을 초래할 수 있다. 사회적 관계는 뇌의 건강 관련 생물학적 체계에도 직접적인 영향을 끼치기 때문에 신체적, 정신적 상태를 좌우한다. 사회적 자원은 개인의 스트레스 지각 평가에 영향을 줄 수 있으며 사회적 관계로 애착 안정성이 강화되면 질병 취약성이 감소한다.

사회적 스트레스 요인

사회적 스트레스 요인은 분리 위협을 유발함으로써 고립, 부부나 다른 가족과의 불화, 사회적 갈등, 직업적 부담, 실직, 신체적 질병, 은퇴, 사회적 불평등을 포함한다. 심혈관 질환, 과민성 대장 증후군, 불안 장애, 우울증 등 다양한 질환에 관한 연구를 통해 사회적 지지가 질병의 위험을 떨어뜨리고 건강하게 한다는 것이 밝혀졌다.

플라시보 반응

환자가 의사와 치료의 효능을 진심으로 믿으면 상태가 호전될 가능성도 커진다. 앞으로 건강을 회복하리라는 기대감은 뇌의 보상과 동기부여 회로를 자극하여 스트레스를 줄이고 마음을 안정시킴으로써 '플라시보ₚₗₐcₑᵇₒ, '기분 좋게 하다'라는 라틴

> **회복력을 키우는 요인**
> · 사회적 지지/사회적 친화력   · 운동
> · 인지 기술   · 영양
> · 긍정적인 심리   · 수면 위생
> · 영적인 교류   · 건강한 습관

어 단어에서 유래함 – 옮긴이' 반응을 유발한다. 이를 통해 환자가 안정감과 조율을 되찾은 상태가 되면 스트레스로 인한 신경, 혈관, 면역계의 과잉 활성화를 전반적으로 억제할 수 있을 뿐 아니라 뇌의 보상 메커니즘을 작동시켜 산화스트레스를 줄이고 건강을 회복할 수 있는 토대를 만든다.

플라시보 반응이 긍정적인 효과를 초래하는 반면에 환자가 의사나 치료법을 불신할 때 나타나는 노시보ₙₒcₑᵇₒ 반응은 부정적인 효과를 낸다. 이 경우에는 미래에 대한 비관적인 예상이 부정적인 정서를 촉발하여 연쇄적인 스트레스성 질환을 일으킨다. 노시보는 우울이나 불안과 같이 심장 관련 사건을 일으킬 수 있는 부정적인 정서를 유발함으로써 특히 심장 질환을 크게 악화시킨다. 이와 대조적으로 긍정적인 기대

감이나 낙관주의 등의 긍정적 정서를 품으려 의식적으로 노력한다면 심장 질환 병력의 유무와 상관없이 심장 건강이 호전된다고 알려졌다. 낙관주의는 건강 상태의 전반적인 향상으로 이어지고 모든 원인의 사망률을 줄이며 기분을 개선하는 것으로 보인다.

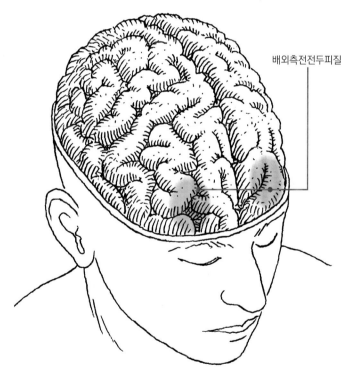

배외측전전두피질

플라시보 반응이 뇌에 끼치는 영향
실험 연구를 통해 배외측전전두피질이 플라시보 반응을 일으키는 데 가장 크게 관여하는 뇌 영역으로 밝혀졌다. 이 영역은 기대와 믿음 같은 정서 조절 등 몇 가지 복잡한 기능에 관여하며 천연 진통제인 내인성 아편유사제의 분비를 직접적으로 유발하기도 한다.

건강, 행복감, 수행 능력의 향상

스트레스 요인에 어떻게 대응할 것인가?

심신 의학 통합 방정식의 분자와 분모를 뒤집기만 해도 통합 건강 지표를 얻을 수 있다. 최적의 건강과 수행 능력을 얻을 수 있느냐는 분리 스트레스 및 유전적 취약성(분모)과 애착 해결책(회복력) 및 유전적 요인(분자) 간의 관계에 따라 결정된다. 이완 반응을 이끌어내는 능력, 인지 기술, 부정적 사고 회피, 사회적 지지, 사회친화적인 행동, 긍정적인 심리, 영적인 교류, 적절한 수면, 운동, 식생활과 같은 심신 접근법은 통합 건강 지수를 높이는 데 기여한다.

산화스트레스와 NF-kB

산화스트레스를 유발하는 메커니즘과 염증성 시토카인의 생성에 관여하는 염증 매개인자이자 유전자 전사인자인 NF-kB의 작용만 보더라도 스트레스가 만성 질환의 발생과 진행에 어떠한 역할을 하는지 뚜렷하게 이해할 수 있다. 스트레스와 만성 질환 사이에는 명백한 관계가 성립한다. 물론 명백한 인과관계를 입증하려면 좀 더 많은 연구가 이뤄져야겠지만 인과관계가 있음을 시사하는 연구가 꾸준히 나오고 있다. 정신사회적 스트레스로 활성화되는 NF-kB는 혈관 내벽의 기능에 직접적인 영향을 끼쳐 심혈관, 뇌혈관, 콩팥 질환의 추가적인 위험 요인이라 할 수 있다. 고혈압, 비만, 인슐린 저항성 당뇨병, 고지혈증 같은 대사증후군도 NF-kB를 활성화하고, 심리적인 요인으로 생성된 산화스트레스, 시토카인, 성장인자, 기타 스트레스의 영향을 받는 분자구조 역시 NF-kB를 활성화할 수 있다.

스트레스에 대한 정면 대응

아동기에 겪은 부정적 사건과 독성 스트레스 때문에 불안정한 애착관계가 형성되고 이러한 관계가 해결되지 않은 채로 성인기까지 지속되는 경우에는 당사자의 질병 지수가 상

NF-kB에 관한 최신 연구

최근 벤슨-헨리 심신의학 연구소 등 몇몇 연구 기관에서 스트레스의 영향력을 세포 수준까지 추적한 연구 결과가 나와 흥미를 끈다. 심신 접근법 가운데서도 이완 반응을 이끌어내는 명상과 요가는 NF-kB의 유전자 경로 활성화를 억제하고 산화 대사 효율을 강화하는 것으로 나타났다. 후천적 환경 요인으로 유전자 발현이 변화함에 따라 타고난 유전적 건강성 및 회복력과 유전적 취약성 및 스트레스 사이에 연관성이 있는 것으로 보인다.

스웨덴에서는 1952~1956년 육군에 복무했던 남성 23만 7,980명을 추적하는 대규모 공중보건 연구가 진행되었다. 1987~2010년에 이르는 추적 기간 동안 체력이 강한 사람은 심장 질환의 위험이 감소했지만 스트레스 회복력이 낮은 사람은 그 효과가 크게 상쇄된 것으로 드러났다. 이는 스트레스로부터 회복하는 능력이 떨어진다면 운동으로도 심장 질환의 위험을 크게 줄일 수 없다는 것을 시사한다. 심신 의학 통합 방정식에 대입하여 생각해본다면 스트레스 회복력이 낮은 상황에서는 건강을 유지하거나 개선할 가능성이 거의 없다.

생물학적으로는 세포 수준에서 나타나는 스트레스와 질병 간의 연관성을 어떻게 설명할 수 있을까? 앞서 소개한 연구에서는 병원성 매개인자가 세포의 유전자 발현을 변형시킴으로써 질병을 유발하는 단백질 구조로 만든다고 보고 있다.

승한다. 이러한 사람은 스트레스를 긍정적으로 평가하기보다는 부정적인 위협으로 인식할 가능성이 크기 때문이다. 게다가 그에 따른 대인관계의 스트레스는 회복력을 더욱 떨어뜨린다. 다양한 논문에서 불안정한 애착과 질병 위험 사이에 연관성이 있음을 입증했고, 스트레스에 대한 취약성과 알로스테시스 과부하는 물론 약물과 알코올 같은 외부 매개인자의 남용으로 회복력을 높이려는 부적응적인 행동(의약품 과다 복용 등)과 방어적인 행동이 질병 위험을 높인다고 보았다. 질병은 그 자체로 분리 위협으로 작용하는 스트레스이기 때문에 한 번 질병이 발생하면 문제는 한층 더 복잡해진다. 바로 그런 이유에서 세계 각국이 아동기 독성 스트레스를 최소화하는 데 온갖 노력을 기울이는 것이다.

의료 전문가도 환자를 진단할 때 이러한 상황을 염두에 두어야 한다. 진료 상황에서는 환자의 스트레스 수준과 회복력을 좀 더 객관적으로 가늠해야 할 필요가 있다. 스트레스 수준과 회복력을 평가한다면 환자의 분리 스트레스와 애착 상태를 좀 더 정확하게 파악할 수 있을 뿐 아니라 분자와 분모의 균형을 회복시키기 위해 어떠한 조치를 취해야 할지 결정할 수 있으며 통합 건강 지수를 높이는 지름길이다.

심신 의학 통합 치료법은 스트레스를 줄이는 방법을 제시하는데 그 예로 명상, 사회적 지지를 통한 회복력 구축, 인지 기술의 개선, 긍정적인 정서, 영적인 교류 등을 들 수 있다. 건강한 행동과 치료법을 병행하면 내면에 형성된 애착의 안정성을 증진할 수 있을 뿐 아니라 사회적 교류가 활발한 환경을 조성할 수 있다. 한마디로 스트레스로 인한 충격을 완화하고 회복력을 키우는 데 효과적인 접근법이며 도전이 끊이지 않는 이 세상에서 우리의 건강을 가장 확실하게 유지할 수 있는 방법이기도 하다.

영적 교류

환자와 의사 사이의 애착감은 환자에게 긍정적인 기대감을 유발함으로써 치유 능력을 높일 수 있다. 그렇다면 같은 믿음을 지닌 사람이나 인간의 사랑보다 한층 더 큰 사랑을 주는 존재와의 교류 역시 건강에 유익한 영향을 줄 수 있을 것이다. 영적 교류는 긍정적인 기대감을 키워주는 한편 사회적 지지를 강화하는 힘이 있다. 이완 반응을 이끌어내는 명상 전통도 영성을 바탕으로 한다. 이러한 방식의 영적인 삶은 회복력의 기본 토대를 쌓는 데 도움을 준다. 오디용 르동Odilon Redon의 〈석가모니The Buddha, 1905년 경〉

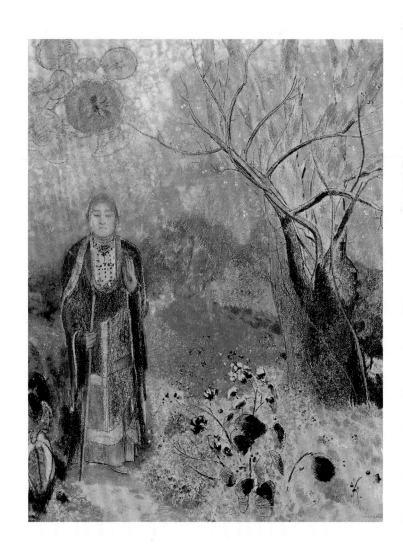

용어집

급성(Acute) 갑자기 나타나거나 금세 사라지는 성질.

부신피질(Adrenal Cortex) 부신의 바깥층.

부신(Adrenal Glands) 좌우 콩팥 위에 있는 기관으로 스트레스 반응에 관여하는 호르몬 몇 가지를 분비한다.

부신속질(Adrenal Medulla) 부신의 안쪽에 있는 부분.

아드레날린(Adrenaline) 에피네프린(Epinephrine)의 다른 이름.

부신피질자극호르몬(Adrenocorticotrophic Hormone, ACTH) 스트레스 반응의 일환으로 뇌하수체에서 분비되는 호르몬.

알로스테시스(Allostasis) 신체적, 정신적 스트레스 요인이 있을 때 우리 몸이 안정성이나 항상성을 유지하기 위해 변화하는 능력.

알로스테시스 과부하(Allostatic Load) 만성 스트레스로 인한 알로스테시스의 영향으로 조직이나 세포 내부가 손상을 입고 비감염성 질환이 발생하는 현상.

편도(Amygdala) 공포 등의 정서 반응과 기억 처리에 관여하는 대뇌변연계의 영역. 좌반구와 우반구의 피질 밑에 하나씩 있으며 해마와 연결된다.

전측대상피질(Anterior Cingulate Cortex) 대상피질의 앞부분으로 신피질 바로 밑에 있다. 편도의 정서 신호와 시상의 일반적인 감각 정보를 처리하며 스트레스 상황에서 애착, 고통 완화, 의사결정 등의 작용을 하는 데 관여한다.

항원(Antigen) 면역계가 이질적이고 해로운 물질로 인식하는 분자로 바이러스 등이 있다.

죽상경화증(Artherosclerosis) 흔히 '동맥경화'로 불리며, 혈관 내벽에 콜레스테롤, 지방, 칼슘으로 이루어진 플라크(판)가 쌓이는 질환이다.

자율신경계(Autonomic Nervous System, ANS) 말초신경계의 일부로 기관과 그 이외의 신체작용을 조절한다. 일반적으로 자율신경계의 신경신호는 의식적으로 조절되지 않는다.

B세포(B cell) 백혈구 세포의 일종으로 골수(Bone Marrow)에 있기 때문에 골수의 영어 첫 글자를 따서 B세포라 부르며 후천면역계에서 없어서는 안 될 부분이다.

뇌유도 신경영양인자(Brain-Derived Neurotrophic Factor, BDNF) 신경세포와 시냅스의 발생을 촉진하고 기존 신경세포와 시냅스를 보호하는 뇌 단백질.

뇌줄기(Brain Stem) 뇌에서 가장 오래 전에 진화된 부분으로 척수 맨 위에 있다. 뇌와 신체가 주고받는 신호는 모두 이곳을 지난다.

심혈관질환(Cardiovascular Disease) 심장(Cardio)이나 혈관(Vascular)과 관련된 질환을 뇌졸중, 협심증, 심장 발작 등이 해당된다.

카테콜아민(Catecholamine) 한 개의 아민(-NH2)기와 한 개의 카테콜(2개의 수산기를 지닌 탄소고리, -OH)기를 지닌 분자구조로 이루어진 화합물로 에피네프린, 노르에피네프린, 도파민이 해당된다.

대뇌피질(Cerebral Cortex) 대뇌와 피질 항목을 참조하라.

대뇌(Cerebrum) 뇌의 최상위 영역으로 가장 큰 부분을 차지한다. 이랑과 고랑이 깊게 파인 대뇌 피질에는 뇌의 가장 두드러지는 특징인 이랑과 고랑이 깊게 파여 있다. 대뇌는 두 개의 반구로 나뉘며 감각을 인지하고 근육 조절을 지시하며 언어를 처리하고 '집행기능 조절(Executive Control)'을 담당하는 영역으로 이루어진다.

염색체(Chromosome) 세포 속에 들어있는 46 가닥의 DNA 구조물. 각각의 염색체 끝부분에 있는 텔로미어는 스스로를 마모시킴으로써 DNA 손상을 막는다.

만성(chronic) 오랜 기간 지속되는 성질.

대상피질(Cingulate Cortex) 좌반구와 우반구의 대뇌 내면에 있으며 대상다발(Cingulum Bundle)과 변연계 사이에 있으며 정서를 처리하는 부변연피질(Paralimbic Cortex)과 인지 기능에 관여하는 신피질로 이루어진다.

인지행동치료(Cognitive Behavior Therapy, CBT) 우울증, 불안장애, 외상후 스트레스장애 등의 정신질환을 다루는 치료법.

피질(Cortex) 기관의 가장 바깥쪽을 이루는 층. 대뇌피질과 부신피질이 대표적이다.

코르티코트로핀분비호르몬(Corticotropin-Releasing Hormone, CRH) 시상하부에서 분비되는 스트레스 호르몬. CRH는 HPA축 반응의 일환으로 뇌하수체를 자극하여 다른 호르몬을 생성한다.

코르티솔(Cortisol) 스트레스 반응의 일환인 HPA 반응의 마지막 단계에서 부신피질이 생성하는 글루코코르티코이드 스테로이드 호르몬. 혈당 농도를 높이고 면역계 반응과 뼈 성장 등 중요한 작용에 필요한 에너지를 스트레스 반응에 투입함으로써 우리 몸의 경계 상태를 강화하고 위협에 대비하도록 돕는다.

시토카인(Cytokine) 화학물질을 전달하는 전령 단백질로서 시토카인이 세포 한 곳에서 생성되거나 분비되면 다른 세포에 변화가 일어난다. 시토카인 중 일부는 염증반응, 상처 치유 등 중요한 면역작용을 한다.

고통 환자가 스트레스 요인에 적응하거나 대응할 수 없는 상태.

디엔에이(DNA) 데옥시리보스를 함유하는 핵산을 뜻하는 화학적 화합물이며 DNA의 분자에 암호 상태로 저장된 유전자 정보는 분자에 변이가 일어날 때 발현된다.

배외측전전두피질(Dorsolateral Prefrontal Cortex) 의사결정, 계획 수립, 동작 제어 등 집행기능에 관여하는 전전두피질의 일부.

내인성 아편유사제(Endogenous Opioids) 신체 내부에서 생성되는 아편유사제로 엔도르핀이 대표적이다.

내피(Endothelium) 혈관 내부의 벽.

후성유전학(Epigenetics) 유전자 발현의 요인을 연구하는 학문.

에피네프린(Epinephrine) 아드레날린의 다른 말. 맞섬도피반응에 관여하는 주요 호르몬으로서 교감신경계의 통제 하에 부신속질에서 분비된다.

적정스트레스(Eustress) 알로스테시스를 통해 충분히 조절할 수 있는 일반적이고 일시적인 스트레스 요인.

섬유소원(Fibrinogen) 혈액 응고를 촉진하는 단백질.

맞섬도피반응(Fight-or-Flight Response) 교감신경계의 주요 스트레스 반응. 호르몬의 연쇄적인 분비로 인해 심박수, 호흡수, 혈당이 증가하면서 뇌의 각성도가 높아지고 몸은 동작을 취할 준비가 된다.

감마아미노부티르산(GABA) 신경세포 사이에 있는 시냅스의 활성을 억제하는 신경전달물질로서 긴장 이완을 촉진하며 스트레스 반응과 불안을 감소시킨다. 명상과 이완을 통해 농도를 높일 수 있다.

유전자 DNA 중에서 특정한 단백질을 합성하는 데 필요한 정보를 담고 있는 부분. 인간의 유전체(Genome, 게놈)은 2만 개 정도의 유전자로 구성된다.

글루코코르티코이드(Glucocorticoid) 스테로이드 호르몬의 일종으로 코르티솔이 대표적이다.

포도당(Glucose) 음식물의 탄수화물이 분해되어 만들어지는 당 화합물. 포도당은 혈액을 따라 순환하면서 세포 활동에 필요한 연료를 온몸에 전달한다.

당원(Glycogen, 글리코겐) 근육과 간세포의 포도당에서 만들어지는 에너지 저장용 화합물. 혈당(포도당) 농도가 높을 때 인슐린이 당원의 생성을 촉진한다. 코르티솔과 에피네프린은 스트레스 반응에 필요한 에너지를 빠른 속도로 만들어낼 수 있도록 당원의 분해를 촉진한다.

이랑(Gyrus) 물결 모양으로 주름이 진 대뇌피질 구조에서 '솟아오른' 부위를 이르는 해부학 용어.

해마(Hippocampus) 대뇌 변연계의 영역으로서 기억 생성, 편도의 활성 억제, 공간지각에 관여한다. 좌반구와 우반구에 하나씩 있다.

항상성(Homeostasis) 혈액의 산소 농도, 체온, 혈압 등 신체의 상태를 일정하게 유지하는 작용.

호르몬(Hormone) 혈액을 따라 체내를 순환하면서 기관의 작용을 조절하는 화합물로 샘에서 만들어진다. 인체는 에피네프린, 노르에피네프린, 인슐린, 코르티솔 등 70여 종의 호르몬을 생성한다.

HPA축(HPA axis) 시상하부-뇌하수체-부신 축을 뜻하며 스트레스 반응에서 중요한 역할을 한다. 우선 시상하부가 코르티코트로핀 분비호르몬을 분비함으로써 뇌하수체를 자극하면 부진피질자극호르몬이 분비된다. 부신피질자극호르몬의 자극을 받아 부신피질이 코르티솔을 분비하면 이것이 부신속질을 자극하여 에피네프린과 노르에피네프린을 분비시킨다.

고혈압(Hypertension) 혈압이 정상 수치보다 높은 증상. 심혈관질환의 주요 요인이다.

시상하부(Hypothalamus) 대뇌 아래, 뇌줄기 가까이에 있는 조그만 부위로 체온, 허기, 갈증, 수면 등의 변수를 조절하는 몇 가지 호르몬을 생성한다. HPA축의 일부인 시상하부는 코르티코트로핀 분비호르몬을 분비함으로써 스트레스 반응을 일으키는 데 중요한 역할을 담당한다.

면역계 세균과 바이러스 등의 병원체와 질병으로부터 몸을 방어하는 세포, 조직, 작용을 통틀어 이르는 말.

염증(Inflammation) 큰포식세포의 활성화와 활성산소종 생성으로 이어지는 화학 반응을 연쇄적으로 일으키는 선천면역계의 작용. 급성 염증이 일어나면 병원체가 죽고 상처 치유가 빨라지지만 만성 염증은 심혈관질환을 비롯한 비감염성 질환의 주요 요인이다.

염증반응(Inflammatory Response) 급성 염증.

섬피질(Insular Cortex) 대뇌 부변연계의 일부로서 정서 체험 등의 여러 가지 감정 작용과 뇌와 심장의 연계에 관여한다.

인슐린(Insulin) 췌장의 특수한 세포에서 생성되는 호르몬으로서 혈당 농도가 높아질 때 분비가 촉진된다.

당원으로 저장되는 포도당의 양을 증가시킨다.

대뇌변연계(Iimbic System) 뇌의 피질 아래, 가운데 부분에 있는 몇 가지 구조를 이르며 감각경험에 정서적인 측면을 더하는 역할을 한다. 대뇌변연계에는 해마, 편도, 천장, 중격, 유두체, 대상이 있다.

청색반점(Locus Coeruleus) 스트레스 반응에 집중적으로 관여하는 뇌의 부위. 노르에피네프린을 가장 많이 생성하는 부위 중 하나이며 그 이외에도 편도 등 다른 영역의 시냅스에 신호를 보냄으로써 노르에피네프린의 분비를 촉진한다.

큰포식세포(Macrophage) 선천면역계에서 중요한 부분을 차지하는 백혈구.

내측전전두피질(Medial Prefrontal Cortex) 전전두피질의 안쪽. 좌반구와 우반구의 중앙에 하나씩 있다. 스트레스 상황에서 편도의 활성을 억제한다.

대사증후군(Metabolic Syndrome) 고지혈증, 고혈압, 몸통비만, 인슐린 수용체 기능 저하 등이 함께 나타나는 현상이며 인슐린 저항성을 일으켜 2형 당뇨병을 유발한다. 건강에 나쁜 식단뿐 아니라 만성스트레스로도 나타날 수 있다. 대사증후군은 심혈관질환과 스트레스에 의한 여러 가지 비감염성 질환의 발병 위험을 증가시킨다.

미생물군 유전체(Microbiota) 위장관을 비롯한 인간의 체내에 서식하는 미생물을 총체적으로 이르는 말로 몸에 이로운 미생물과 병원성 미생물을 모두 포함한다.

미토콘드리아(Mitochondria) 모든 세포 내에 있는 소기관으로서 포도당으로부터 에너지를 얻는 세포 호흡에 중요한 역할을 한다.

모노아민(Monoamines) 한 개의 아민기를 지닌 신경전달물질의 집합으로서 세로토닌과 히스타민이 대표적이다. 신체의 스트레스 반응에서 가장 중요한 역할을 하는 모노아민은 카테콜아민, 에피네프린, 노르에피네프린이다.

신피질/신피질 영역(Neocortex/Neocortical Areas) 대뇌 피질의 주요 영역으로 고차원적인 인지 작용이 대부분 이곳에서 일어난다.

신경화학물질(Neurochemical) 신경세포의 활동에 구체적으로 관여하는 화합물.

신경발생(Neurogenesis) 새로운 신경세포의 생성.

신경펩티드(Neuropeptides) 단백질로 된 신경화학물질이며 신경세포의 신호 분자 역할을 한다.

신경전달물질(Neurotransmitter) 신경세포의 내부에서 생성되어 시냅스에서 분비되는 신경화학물질.

NF-kB 활성화 B세포의 핵인자 카파 경쇄 증진자 (Nuclear Factor Kappa-Light-Chain-Enhancer of Activated B Cells). 염증반응에 관여하는 단백질로 만성적으로 높은 NF-kB 농도는 만성 염증으로 이어져 비감염성 질환의 위험을 증가시킬 수 있다.

비감염성 질환(Non-Communicable Disease, NCD) 세균이나 바이러스 같은 병원체의 전파 없이 일어나는 질환으로 전염성이 없다.

노르아드레날린(Noradrenaline) 노르에피네프린 참조.

노르에피네프린(Norepinephrine) 스트레스 반응에 관여하는 주요 화학적 화합물. (시냅스에서) 신경전달물질과 (혈관에서) 호르몬으로 작용한다.

중격의지핵(Nucleus Accumbens) 뇌의 시상하부 옆에 있는 작은 영역. 보상, 쾌락, 탐닉의 조절에 중요한 역할을 한다.

아편유사제(Opioids) 모르핀과 마찬가지로 통증을 줄여주는 화합물. 합성 아편유사제는 의약품에 사용되지만 체내에서도 엔도르핀과 같은 내인성 아편유사제가 생성된다.

안와전두피질(Orbitofrontal Cortex) 전전두피질의 일부로 좌반구와 우반구에 하나씩 있으며 눈 윗부분 바로 뒤에 위치한다. 실험에 따르면 고차원적인 의사결정에 관여하는 것으로 보인다.

산화스트레스(Oxidative Stress) 활성산소종이 DNA를 비롯한 세포 내 분자에 가하는 손상. 산화스트레스는 만성스트레스가 있을 때 심화되며 암과 심혈관질환 등 다양한 비감염성 질환의 요인이 된다.

부변연피질(Paralimbic Cortex) 대뇌피질의 일부이지만 신피질에 속하지 않으며 편도를 비롯한 대뇌변연계 구조와 교신한다.

부교감신경계(Parasympathetic Nervous System) 자율신경계의 일부. 맞섬도피반응이 끝나면 신체를 정상 상태로 되돌려 놓는 작용을 한다.

말초신경계(Peripheral Nervous System) 뇌와 척수의 바깥에 있는 신경계.

조롱박피질(Piriform Cortex) 후각에 관여하는 뇌 영역으로 편도 등의 대뇌변연계와 교신한다.

뇌하수체(Pituitary Gland) 뇌의 호르몬 샘으로 뇌줄기 바로 위에 있다. 부신피질자극호르몬 등 몇 가지 중요한 호르몬을 분비하며 HPA축의 일부로서 스트레스 반응에 관여한다.

외상후 스트레스장애(Post-Traumatic Stress Disorder, PTSD) 생명을 위협할 정도의 극심한 스트레스를 경험하고 나서 발생하는 심리적 반응.

일차감각피질(Primary Sensory Cortex) 일차몸감각피질의 줄임말. 대뇌피질의 일부로서 온몸에 있는 촉각수용체가 전달한 신경신호가 이곳에 도착한다.

솔기핵(Raphe Nucleus) 뇌줄기에 있는 그물체의 일부로서 기분조절에 관여하는 신경물질 세로토닌을 생성한다.

활성산소종(Reactie Oxygen Species, ROS) 화학적 반응성이 높아 DNA 등 다른 분자에 손상을 입힐 수 있는 분자. 세포 내에서 일어나는 여러 가지 화학반응인 대사과정의 일반적인 산물이며, 세포 내에는 활성산소종을 제거하거나 활성산소종이 입힌 손상을 복구하는 메커니즘이 존재한다.

그물체(Reticular Formation) 뇌줄기의 일부로 의식과 호흡에 관여하며 신경전달물질 세로토닌을 생성한다.

감각피질(Sensory Cortex) 대뇌피질에서 감각신경세포가 전달하는 신호를 처리하는 부분.

중격영역(Septal Region) 중격 혹은 사이막영역이라고도 한다. 뇌의 중앙에 위치하며 해마, 시상하부와 긴밀하게 연결되어 있다. 대뇌변연계의 일부다.

스테로이드(Steroid) 특정한 배열(스테로이드 배열)의 탄소고리로 구성된 분자 화합물.

스트레스(Stress) 몸이 스트레스 요인에 대해 반응하는 방식.

스트레스 요인(Stressor) 유기체의 건강이나 생존을 위협하는 모든 요인. 정신적, 신체적 요인을 포괄한다.

고랑(Sulcus) 물결 모양으로 주름이 진 대뇌피질에서 움푹 들어간 부분.

교감신경계(Sympathetic Nervous System, SNS) 자율신경계의 일부. 동공 확대, 심박수 증가, 소화 저해, 소변 억제 등을 통해 맞섬도피반응을 유도한다.

시냅스(Synapse) 신경세포 사이의 작은 공간. 어떤 신경세포의 정보는 시냅스를 통해 다른 신경세포에 전달된다.

T세포(T cell) 가슴샘(Thymus)에서 성숙하는 백혈구로 **후천면역계의 중요한 부분이다.**

텔로미어(Telomeres) 염색체의 끝에 있는 부분으로 염색체가 복제될 때마다 스스로를 닳아 없어지게 함으로써 염색체의 DNA를 보호하며 단백질 합성 정보를 담고 있다.

측두엽(Temporal Lobe) 좌반구와 우반구에 하나씩 있는 대뇌 주요 영역이며 귀 바로 밑에 있다. 측두엽은 시각 기억, 몇 가지 언어 능력, 일부 정서 처리 기능을 관장한다.

시상(Thalamus) 대뇌피질의 아래 영역으로 뇌의 정중앙에 있다. 시상은 (코를 제외한) 감각기관의 신경세포 정보를 받아들여 뇌의 여러 영역으로 전달한다. 또한 수면과 각성에도 관여하는 것으로 보인다.

독성스트레스(Toxic Stress) 아동기 학대나 무관심을 가리키는 용어로 훗날 정신건강에 만성적인 문제를 초래하는 것은 물론 비감염성 질환을 일으키기도 한다.

복측피개영역(Ventral Tegmental Area) 뇌 깊숙이 해마 옆에 위치하며 탐닉, 쾌락, 보상 등의 감정에 집중적으로 관여한다. 이곳의 신경세포는 뇌의 여러 영역과 교신한다. 동기부여에도 관여하는 것으로 보인다.

참고문헌

ASTIN, J. A., and S. L. SHAPIRO, D. M. EISENBERG, K. L. FORYS. "Mind–body medicine: state of the science, implications for practice." *The Journal of the American Board of Family Practice.* (2003) 16: 131–47.

BARROWS, K. A., and B. P. JACOBS. "Mind–body medicine. An introduction and review of the literature." *Medical Clinics of North America.* (2002) 86: 11–31.

BHASIN, M. K., and J. A. DUSEK, B. H. CHANG, M. G. JOSEPH, J. W. DENNINGER, G. L. FRICCHIONE, H. BENSON, T. A. LIBERMANN. "Relaxation response induces temporal transcriptome changes in energy metabolism, insulin secretion and inflammatory pathways." *PLoS One.* (2013) 8: e62817.

BOWLBY, J. *Attachment and Loss,* 2nd edition. New York: Basic Books, 1982.

EPEL, E. S., and E. H. BLACKBURN, J. LIN, F. S. DHABHAR, N. E. ADLER, J. D. MORROW, R. M. CAWTHON. "Accelerated telomere shortening in response to life stress." Proceedings of the National Academy of Science of the USA. (December 7, 2004) 101(49): 17312–5.

FEDER, A., and E. J. NESTLER, D. S. CHARNEY. "Psychobiology and molecular genetics of resilience." *Nature Reviews Neuroscience.* (2009) 10: 446–57.

FRICCHIONE, G. L. *Compassion and Healing in Medicine and Society. On the Nature and Uses of Attachment Solutions to Separation Challenges.* Baltimore: Johns Hopkins University Press, 2011.

LAZAR, S. W., and G. BUSH, R. L. GOLLUB, G. L. FRICCHIONE, G. KHALSA, H. BENSON. "Functional brain mapping of the relaxation response and meditation." *Neuroreport.* (2000) 11: 1581–5.

MCEWEN, B. S., and P. J. GIANAROS. "Central role of the brain in stress and adaptation: links to socioeconomic status, health, and disease." *Annals of the New York Academy of Sciences.* (February 2010) 1186: 190–222.

MCEWEN, B. S. "Protective and damaging effects of stress mediators." *The New England Journal of Medicine.* (1998) 338: 171–9.

MILLER, G. E., and E. CHEN, J. SZE, T. MARIN, J. M. AREVALO, R. DOLL, R. MA, S. W. COLE. "Functional genomic fingerprint of chronic stress in humans: blunted glucocorticoid and increased NF-kappaB signaling." *Biological Psychiatry.* (2008) 64: 266–72.

NABI, H., et al. "Increased risk of coronary heart disease among individuals reporting adverse impact of stress on their health: the Whitehall II prospective cohort study." *European Heart Journal.* (2013) 34(34): 2697–2705.

NAGAI, M., and S. HOSHIDE, K. KARIO. "The insular cortex and cardiovascular system: a new insight into the brain-heart axis." *Journal of the American Society of Hypertension.* (July–August 2010) 4(4): 174–82.

NARAYAN, K. M., and M. K. ALI, J. P. KOPLAN. "Global noncommunicable diseases—where worlds meet." *The New England Journal of Medicine.* (2010) 363: 1196–8.

PROVENCAL, N., and E. B. BINDER. "The effects of early life stress on the epigenome: from the womb to adulthood and even before." *Experimental Neurology.* (June 2015) 268: 10–20.

ROOZENDAAL, B., and B. S. MCEWEN, S. CHATTARJI. "Stress, memory and the amygdala." *Nature Reviews Neuroscience.* (2009) 10: 423–33.

RUBERMAN, W., and E. WEINBLATT, J. D. GOLDBERG, B. S. CHAUDHARY. http://www.ncbi.nlm.nih.gov/pubmed/6749228?ordinalpos=1&itool=EntrezSystem2.PEntrez.Pubmed.Pubmed_ResultsPanel.Pubmed_Default ReportPanel.Pubmed_RVDocSum" "Psychosocial influences on mortality after myocardial infarction." *The New England Journal of Medicine.* (1984) 311: 552–9.

SAMUELSON, M., and M. FORET, M. BAIM, J. LERNER, G. L. FRICCHIONE, H. BENSON, J. DUSEK, A. YEUNG. "Exploring the effectiveness of a comprehensive mind–body intervention for medical symptom relief." *Journal of Alternative and Complementary Medicine.* (2010) 16: 187–92.

STAHL, J. E., et al. "Relaxation response and resiliency training and its effect on healthcare resource utilization." *PLoS ONE.* (2015) 10(10): e0140212.

SHONKOFF, J. P. "Leveraging the biology of adversity to address the roots of disparities in health and development." Proceedings of the National Academy of Science of the USA. (October 16, 2012) 109, Supplement 2: 17302–7.

SOUFER, R., and H. JAIN, A. J. YOON. "Heart-brain interactions in mental stress-induced myocardial ischemia." *Current Cardiology Reports.* (2009) 11(2): 133–40.

STEPTOE, A., et al. "Disruption of multisystem responses to stress in type 2 diabetes: investigating the dynamics of allostatic load." Proceedings of the National Academy of Science of the USA. (November 4, 2014) 111(44): 15693–8.

STEPTOE, A., and A. J. MOLLOY. "Personality and heart disease." *Heart.* (July 2007) 93(7): 783–4.

World Health Statistics 2010 report http://www.who.int/whr/en/index.html.

찾아보기

감사의 말

감사의 말

우리는 허버트 벤슨(Herbert Benson) 명예소장을 비롯한 매사추세츠 종합병원 벤슨-헨리 심신의학 연구소의 동료와 직원들에게 고맙다는 말을 전하고 싶다. 매사추세츠 종합병원의 제럴드 로젠봄(Jerrold Rosenbaum) 정신건강의학과 원장, 마우리치오 파바(Maurizio Fava) 정신건강의학과 부원장/임상연구소장의 지원과 조언에도 감사한다.

또한 존 카바트-진(Jon Kabat-Zinn) 박사, 브루스 매큐언(Bruce McEwen) 박사, 소냐 뤼피앙(Sonia Lupien) 박사, 앤서니 비글런(Anthony Biglan) 박사, 마거릿 체스니(Margaret Chesney), 스티븐 사우스위크(Steven Southwick) 박사, 모하메드 밀라드(Mohamed Miland) 박사 등 학회와 연구소 방문을 통해 우리에게 유용한 조언을 나누어준 스트레스 분야의 선도적인 전문가들에게도 고마움을 전한다.

개인적으로 아내 캐스린(Kathryn)과 딸 크리스틴(Kristen), 마리엘(Marielle), 아들 존(Jon), 사위 에리히(Erich)에게 고맙다. 가족이 사랑과 지원을 보태주지 않았다면 내 삶은 스트레스로 고통스러워졌을 것이다!
- 그리고리 L. 프리키오니

나는 아내 샤론(Sharon)과 내 딸 재닛(Janet), 앨리시아(Alicia)의 지원에 고마움을 전한다. 또한 룬 펑(Run Feng), 맥스 마틴슨(Max Martinson), 앨리시아 융(Alicia Yeung)의 도움에도 감사한다.
- 앨버트 S. 융

남편 션(Sean)의 지원이 없었다면 도서관에서 긴 시간을 보내면서 이 책을 쓰는 데 필요한 정보를 얻을 수 없었을 것이다. 남편과 더불어 두 돌 된 딸 소피아(Sofia)도 스트레스 완화효과가 있는 화학물질에 관해서 그 어떤 책보다 많은 것을 내게 알려주었다. 또한 스트레스에 대한 내 열정을 인정하여 이 책을 함께 쓰자고 제안해준 그리고리 프리키온에게도 감사의 뜻을 전한다. 마지막으로 지원과 영감을 끊임없이 제공해 주시는 부모님께도 감사한다.
- 애너 이브코비치

그림출처

다음의 저작권 자료들을 재사용하도록 허락해주신 것에 감사드립니다.

page 13: Adam Clark/Getty Images
page 14: *The Death of Major Peirson, 6 January 1781* by John Singleton Copley/Getty Images
page 17: Ariel Skelley/Blend Images/Getty Images
page 19: David Deveson/ArabianEye FZ LLC/Getty Images
page 25: Dr. Fred Hossler, Visuals Unlimited/Science Photo Library
page 27: John Lund/Blend Images LLC/Getty Images
page 30: Wellcome Department of Cognitive Neurology/Science Photo Library
page 33: Peter Muller/Image Source/Getty Images
page 38: *Scene of the Massacre of the Innocents*, 1824 (oil on canvas), Léon Cogniet/Musée des Beaux-Arts, Rennes, France/Bridgeman Images
page 39: Wellcome Department of Imaging Neuroscience/Science Photo Library
page 41: Thomas Deerinck, NCMIR/Science Photo Library
pages 43 and 44: Laguna Design/Science Photo Library
page 45: Science Photo Library
page 47: Godong/Getty Images
page 48: iurii/Shutterstock

page 49: Jacques Morell/Getty Images
page 55: Science Photo Library (top); Dr. P. Marazzi/Science Photo Library (bottom)
page 57: MRC Cyclotron Unit/Science Photo Library
page 61: GJLP/Science Photo Library
page 64: Prof. P. Motta/Department of Anatomy/University "La Sapienza," Rome/Science Photo Library
page 65: R. Bick, B. Poindexter, B. Frazier (Texas Heart Institute), UT Medical School/Science Photo Library
page 72: Steve Gschmeissner/Science Photo Library
page 77: Dr. Robert Friedland/Science Photo Library
page 80: Steve Gschmeissner/Science Photo Library
page 81: J. C. Revy, ISM/Science Photo Library
pages 86 and 89: Hank Morgan/Science Photo Library
page 91: Laguna Design/Science Photo Library
page 94: Spencer Sutton/Science Photo Library
page 95: Cultura RM/Alamy

page 99: BSIP SA/Alamy
page 100: Jianming Tian/Cpressphoto Ltd./Getty Images
page 103: *Sleeping Beauty* by Edward Burne-Jones DEA/G. DAGLI ORTI/Getty Images
page 108: Alfred Pasieka/Science Photo Library
page 107: Jasper Cole/Getty Images
page 110: Tom Grill/Getty Images
pages 112 and 113 Alfred Pasieka/Science Photo Library
page 117: Bob Kreisel/Alamy
page 123: Prof. E. Tamboise, CNRI/Science Photo Library
page 127 (bottom right): Anthony Baggett/iStock
page 128: *Still Life with Seafood* by Jacob Fopsen van Es/Superstock/Getty Images
page 129: Adison Pangchai/Shutterstock
page 134: Richard Heathcote/Getty Images
page 135: *The Wolf and the Lamb*, c.1819-20 (oil on panel) by William Mulready/Royal Collection Trust © Her Majesty Queen Elizabeth II, 2016/Bridgeman Images
page 137: Janos Radler/Getty Images

page 139: Cristina Muraca/Shutterstock
page 141: Spencer Platt/Getty Images
page 142: GlobalStock/iStock
page 145: guvendemir/iStock
page 150: Laguna Design/Science Photo Library
page 153: *Execution of the Defenders of Madrid, 3rd May, 1808*, 1814 (oil on canvas), Francisco Goya/Prado, Madrid, Spain/Bridgeman Images
page 154: Marco Di Lauro/Getty Images
page 155: Li Kim Goh/iStock
page 156: Serge Mouraret/Demotix Ltd./Getty Images
page 165: Thomas Barwick/Getty Images
page 169: *The Buddha*, c.1905 (pastel on paper), Odilon Redon/Musée d'Orsay, Paris, France/Bridgeman Images
All reasonable efforts have been made to trace copyright holders and to obtain their permission for the use of copyright material. The publisher apologizes for any errors or omissions in the list above and will gratefully incorporate any corrections in future reprints if notified.